ダニエル・マードン式
モダンリンパドレナージュ

リンパの解剖生理学

リンパドレナージュセラピスト
アロマプレッシャー代表
高橋結子

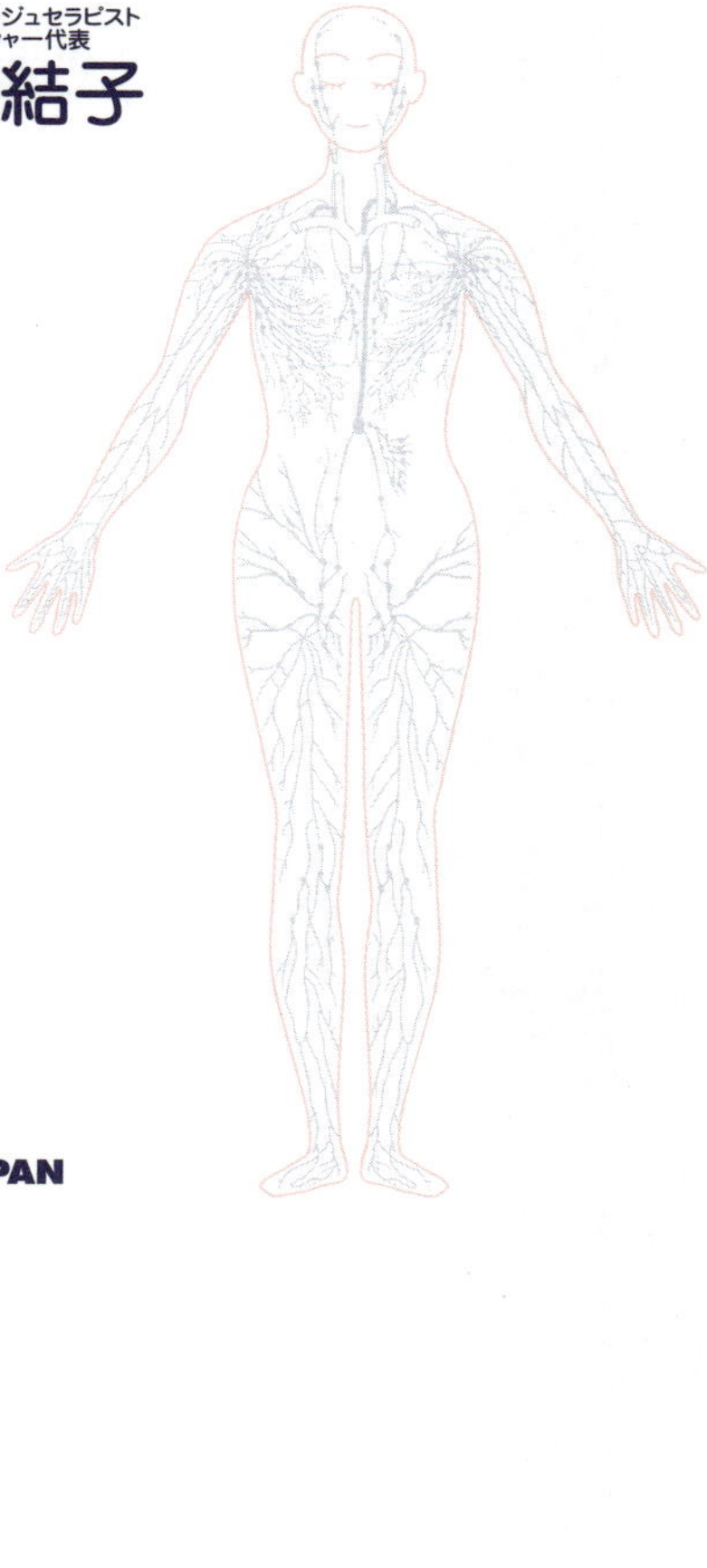

BAB JAPAN

序文　アロマプレッシャー®モダンリンパドレナージュ開発者 ダニエル・マードン

近年のスパブームにより、世間に広くボディトリートメントを受ける必要性が理解され始めたことは、大きな収穫です。

そして、自らの身体に意識を向ける心が、地球を心配する心と通じているということは、とても興味深いことです。

自らをケアすることが、母なる自然にもヒーリングが必要であることに気づかせてくれているようです。

しかし、その逆のことも言えるのではないでしょうか？　地球が病んでいるからこそ、私たちにも〝自分を守りたい〟という気持ちが芽生えたのでないか？　私にはそう思えるのです。これは「にわとりが先か、卵が先か」という話のようです。いずれにせよ、そこに相関性があるのです。

地球を癒すことと、自分を癒すことが関係していることを、あの２０１１年3月11日以来、日本の皆さんは強く実感されているのではないでしょうか。

放射能に苦しめられている悲惨な現状において、健康のことを考え、毒素を取り除くことが必要なのは、地球にとっても、人の身体にとっても同じであり、無関係ではないことは、実感されていることでしょう。

しかし、どんな場合であっても、実際に起きている状況に大きな責任があることを受け入れなくてはいけません。現在の状況には、これまでの我々の振るまいに原因があるからです。だからこそ、私たちは自らの振る舞いを変えなければなりません。

健康的な食習慣、身体のケア、心のバランス。これらを、調和のあるひとつのグループとする新しいライフスタイルは、私たちを救うことができ、ひいては地球も救うことができるでしょう。そこに、モダンリンパドレナージュが貢献できるはずです。

80年代に理学療法を学びはじめた時、当時の私は、もちろん、古代の魚の従兄弟《いとこ》が人類の起源であることは知っていましたが、身体のことをただ固い組織と筋肉でできていると思っていました。

そして、たとえ人が水から離れても、水は私たちから決して離れないこと、人は今でも水の中で生きていることを、意識して考えてはいませんでした。
呼吸で取り込まれた酸素でさえも、私たちの体内を流れる川で運ばれ、身体の中の海を通じて、身体の細胞に届けられます。

私たちの身体の中は水で満たされていて、細胞はその中で生きています。

それはまるで海の中の魚たちのようです。そして、私たちの身体の中の細胞たちは身体のシステムによって制御されています。それは、実際の魚の群れがひとつの生き物のように振る舞う様子とイメージが重なります。

ただし、魚の群れも、身体のシステムも、正しく振る舞えるかどうかは、その周りの水次第です。身体のシステムが正しく働けるかどうかは、細胞の内と外を満たす水の循環の良さにかかっていることが証明されています。

理学療法を学び、身体に対する認識を深めるうちに、やがて注目すべきなのは、身体の中にある水と、その循環であるという結論に至ったことは、自然なことでした。

私が、内なる海を守る「グリーンピース」になった時、私の人生は一変したのです。

是非、本書を通じて人間の身体の仕組みを知り、セラピストとして多くの人たちの内なる海を守るグリーンピースとして活躍して欲しいと考えています。


本書を手掛けるYuko O'hia Takahashiと、はじめて話をした時、セラピーに対する彼女の知識と情熱の素晴らしさを、すぐさま感じとることができました。

後日、彼女から「ハワイアンロミロミマッサージ」のテクニックを受ける機会があったのですが、正直なところ、日本人女性の手技には大きな期待は抱いていませんでした。

しかし、数分後、私は本当に驚き、考えを改めたのでした。彼女のテクニックはとても純粋で、かつて私が経験したことのないほどのものでした。それまでにも素晴らしいハワイアンのスペシャリストから、何度もロミロミマッサージを受けたことはありました。それでも、Yuko O'hiaのスタイルに、私はたいへん感動したのでした。

私はいまでも、彼女を「最高レベルのロミロミの先生であり、私が出会ったなかで最高のセラピスト」という言葉で表現しています。

彼女は、アロマプレッシャーのテクニックを学ぶことに決め、ホノルルに来ました。国家試験の準備のために地元のマッサージスクールの授業も受けました。その後、ハワイ州のライセンスを取得し、今現在も保持しています。

また、毎年フランスに滞在し、私の兄の病院で勉強を重ねています。

Yuko O'hiaに、私はいくつかのテクニックを教わりました。そして、それはアロマプレッシャーのメソッドに取り入れられています。Yuko O'hiaは現在、アロマプレッシャーのテクニックと理論を受講生に教える素晴らしい先生であり、そして、私をアシストしてくれる世界で最良の人です。

Daniel Mardon
ダニエル・マードン

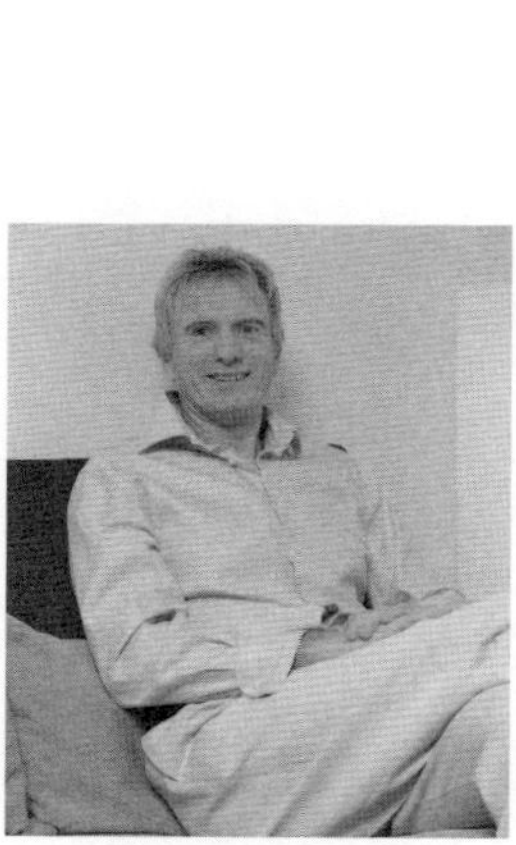

はじめに

リンパドレナージュ、あるいはリンパマッサージという技術は5年前くらいから日本のエステ業界やマッサージ業界が注目し、今ではすっかり定番のメニューになりました。

「やせる」「セルライトがなくなる」「小顔になる」「健康になる」……。まるで〝魔法の技術〟のようです。「リンパが詰まる」とか、「リンパを流す！」などと説明されると、かなり効果がありそうに感じますよね。

しかし、その本当の価値や知識については、曖昧なまま。リンパドレナージュが、元々医療の一環として開発されたことすら知らない方も多いようです。

リンパドレナージュは魔法ではなく、医学や解剖生理学の裏付けをもった、科学的な技術です。正しい知識を持って行ってこそ、安全に、高い効果を発揮できるのです。

それだけに、本来は正確なトレーニングを受けていない者が行うと、逆にダメージを与えてしまいかねません。筋肉にアプローチする方法で、「痛い＆気持ちいい」というのはＯＫですが、痛くしてしまったり、皮膚にアザを作ってしまうのはＮＧです。リンパドレナージュとは、医学や解剖生理学、とくに〝リンパシステム〟についての知識を持ったセラピストのみが行う手技なのです。

リンパドレナージュの「落とし穴」は、見た目はソフトなマッサージのようで、技術を学ぶこと自体は、それほど難しそうではないことです。

残念ながら日本では、そうした背景が理解されずに、曖昧なままで行われているのが現状です。日本人特有のブームで拡がっていくなか、多くのセラピストの教育が不十分なことに危険性を感じています。

リンパドレナージュは、学ぶことが簡単な技術ではないと、私は考えています。とくに日本人にとってはいくつもの壁があるのです。

それは先に述べたように、医学や解剖生理学的な知識が必要なこと。そして、リンパドレナージュが考案されたフランスで学ぶには、言語の壁が立ち塞がっていることがあります。

ましてや間に通訳の人を入れると、さらに困難になるでしょう。解剖学や生理学だけでなく、ボディワーク、セラピー全般をやっている人の通訳でないと、ニュアンスを掴むことは難しく、先生が話したことを100%通訳してくれたかどうかも、分かりません。

今は、私が通訳する側でもあるので、難しさを痛感します。

たとえば、「Smooth muscle（スムーズ マッスル）」。何だと思いますか？

スムーズな筋肉＝なめらかな筋肉と思ってしまいそうですね。正しくは、内臓や血管などの壁を構成する筋肉の「平滑筋」のことなのです。ドキッとしませんか？

私は、語学堪能なフランス人の先生から、英語とフランス語で学びました。

すでに、解剖学と生理学は勉強していましたが、専門的なことや今まで習ったことがない視点での講義には、とても苦労しました。

リンパドレナージュを受けるクライアントの方にとっては、そのサロンのセラピストが、しっかりとした教育と正確なトレーニングを受けているのか？　そして、実際にそれができているのか……？　そうしたことは分かりません。せっかく施術を受けても、痛みやダメージを受けてしまって、リンパドレナージュをそういうものとして知ってしまったとしたら、とても残念なことです。

多くのクライアントが、不調の改善を求めてセラピーにいらっしゃいます。〝不調〟は病気ではないので、それを改善する治療方法は病院にはありません。だから、改善方法を求めて、セラピーに訪れるのです。

そこで質問です。あなたなら、１００年前の歯医者さんに行きたいと思いますか？　……当然、行きたくはないですよね。

今、私たちは、21世紀に生きています。科学も医学も、日々新しい発見があります。ならばマッサージも、医学や科学が反映されていて、かつ解剖学や生理学を勉強したセラピストから受けたいというのが、不調の改善を求めるクライアントの気持ちでしょう。私も長年さまざまな不調に悩まされていただけに、同じ気持ちでした。

私の場合、交通事故の後遺症で頭痛、腰痛、肩こり、耳鳴り、手足や顔のしびれ、自律神経失調症etc……に悩まされ、随分病院に通いましたが、西洋医学では治りませんでした。

そんな私を元気にしてくれたのは、紙袋いっぱいの睡眠薬や痛み止めの薬ではなく、人の手によるボディワークでした。とくに、私にとって価値があったのが、ダニエル・マードン先生の考案されたアロマプレッシャーでした。

Aromapressure（アロマプレッシャー）は、ホリスティックなボディトリートメントメソッドで、「モダンリンパドレナージュ」と、「フィジカルセラピー（理学療法・リハビリ技術）」、「クリニカルアロマセラピー」などが融合された、筋肉や骨のバランスをとりながら行うリンパドレナージュです。

私はその効果に感動し、それを習得したくてダニエル・マードン先生のドアを叩きました。考案者のダニエル・マードン先生の見識は広く、フィジカルセラピスト（日本でいう理学療法士）でありながら、救急医療を学び、スピリチュアルなことも大切にされている先生です。スピリチュアルなコースも指導されていますが、それ以外は「効果を出す技術と知識」を重視されています。

その中で、とくに鍵になるのが、本書で紹介するモダンリンパドレナージュ（新しいリンパドレナージュ）という繊細な技術です。

この本では、リンパシステムを中心として、人間の身体について「ダニエル・マードン式」の分かりやすい解説をしていきたいと思います。それは「モダンリンパドレナージュ」を理解・実践する上で必須の知識であり、正しく安全にモダンリンパドレナージュを行うためのガイドとなります。

今まで解剖生理学を学んでこなかった方や、解剖生理学が苦手な方にとって、本書が学びの入口になること。そして、より効果的なモダンリンパドレナージュを提供できるセラピストが増え、それによって多くのクライアントに喜ばれることを願っております。

CONTENTS

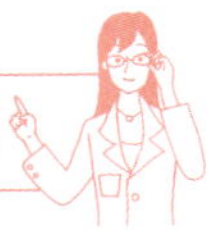

序文 2
はじめに 6

1章 初級〜中級

リンパの解剖生理学入門
ようこそモダンリンパドレナージュの世界へ

医学とリンパドレナージュ 14
簡単にセラピストになれる国？ 14
マッサージのはじまりは、お母さんの手当 18
マッサージを医療に使った　医学の父ヒポクラテス 20
マッサージを医療として広めた偉大な三銃士 22
医療現場で用いられるリンパドレナージュ 24
誰でも受けられるリンパドレナージュへ 25
アロマプレッシャーとモダンリンパドレナージュ 28
コラム 日本のリンパドレナージュは痛い？ 35

身体の中の海 36
水のなかの私たち（地球の水と体内の水の割合は同じ） 36
水の中のブドウ、ブドウの中の水（身体の中の水分量とは） 38
コラム 身体の水分量を計算してみよう 40

モダンリンパドレナージュを深く知る 43
田んぼに水が溢れている（むくみの水をリンパ管へ正しく誘導する） 43
水はどこへ行く？（スリミングと代謝について） 46
コラム 小顔でやさしい顔になる 49
水の流れを守れ（水を流し続けることが大切） 50

水の流れを清流に！（エイジングは細胞がエネルギーを失うこと） 51
水の流れを守ること（アンチエイジングとインボルーション） 53
皮膚の下に水がある（モダンリンパドレナージュは筋肉までのアプローチ） 54
解毒（＝デトックス）とは何でしょう？ 58
セルライトとむくみ （セルライトの原因はむくみである） 61
水の流れを妨げるものは？（濾過《ろか》と吸収のアンバランスから起こるむくみ） 63
皮下組織をリハビリする（シクソトロフィー・ジャングルカット・ポンピング） 66
体内の水の抵抗が減ると循環がスムーズになる（きれいな海で魚が生きるには） 69
痛みを押し流す（トリートメントと神経の関係） 72

2章

上級

モダンリンパドレナージュ リンパシステムの解剖生理学

身体の基本構造の復習 81
身体に存在する「管」、リンパ管と血管 81
ひとつの細胞が、1個体に「解剖生理学的分類」 86
血管系は循環、リンパ系は一方向 92
Skin (Integumentary System) 皮膚の構造 96
Circulation 循環 98
コラム 赤い血液と青い血液 101
コラム コスモロジーとは？ 104
サメ、ポンプ、クリーナー、ハンマーの仕事 106
リンパ節について 108
リンパとは何か？ 111
「リンパ球」は今日も身体の中をパトロール！ 114
リンパ管の解剖学的構造 120

リンパ管のはじまり 123
リンパ管が、静脈に合流するところ 132
リンパ器官 133
コラム モダンリンパドレナージュと脳脊髄液 137
リンパシステムの特殊な特徴 138
右手のリンパ液は、右リンパ本幹に、右足のリンパ液は、胸管に流れる!? 138

3章

技術

モダンリンパドレナージュ基本の手技

モダンリンパドレナージュの手技 144
トリートメントの基本 145
正しい立ち方と手の使い方 146
モダンリンパドレナージュ基本施術 149
オープニング 150
フェイスセッション 152
スカルプセッション 158
デコルテセッション 160
アームセッション 162
レッグセッション 170
コラム 誰でもスタート地点では初心者 185
バックセッション 186
おわりに 192

1 章【BASIC 初級〜中級】

リンパの解剖生理学入門

ようこそ
モダンリンパドレナージュ
の世界へ

Welcome to the world of Lymph Drainage

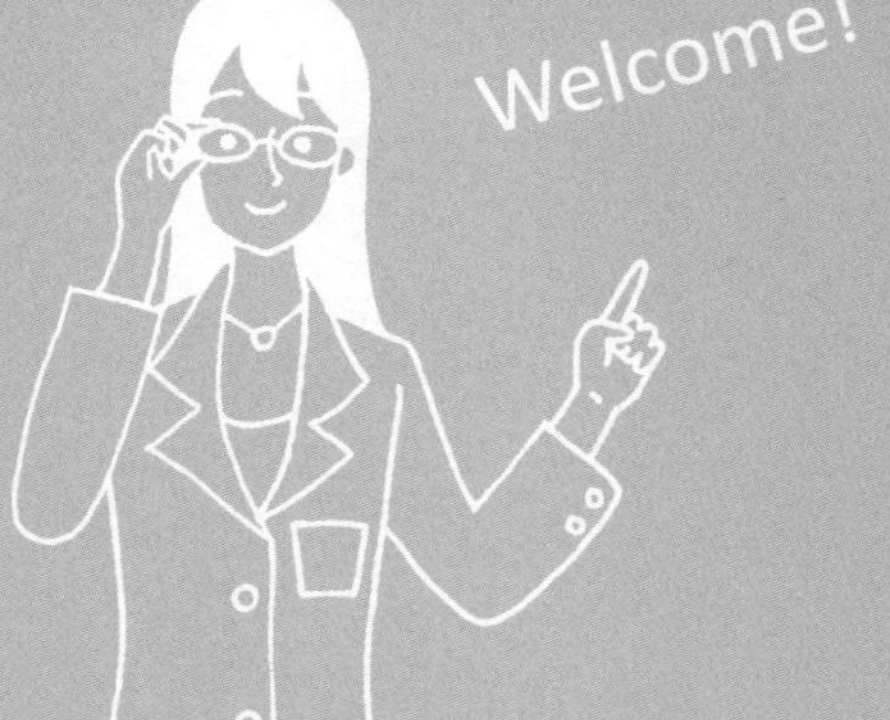

医学とリンパドレナージュ

＊簡単にセラピストになれる国？

「マッサージ」と聞くと、何を想像しますか？

日本人であれば、「肩がこった時の肩もみ」を想像する人が多いと思います。最近では、スポーツマッサージという名前も耳にしているかもしれません。

日本ではいわゆる「あはき法」という厚生労働省に基づく国家資格があります。按摩（あんま）、指圧、鍼（はり）、灸（きゅう）を行う人は、国家資格を取り、マッサージ師として仕事をしています。日本では医師以外に「マッサージ」という表記が使用できるのは、こうした按摩・鍼・灸の資格を持った人に限られています。

マッサージ師の資格を持っていない場合、「マッサージ」という言葉は使用できないことになっています（医療行為でないことや、按摩・鍼・灸の行為に抵触しない、ということをハッ

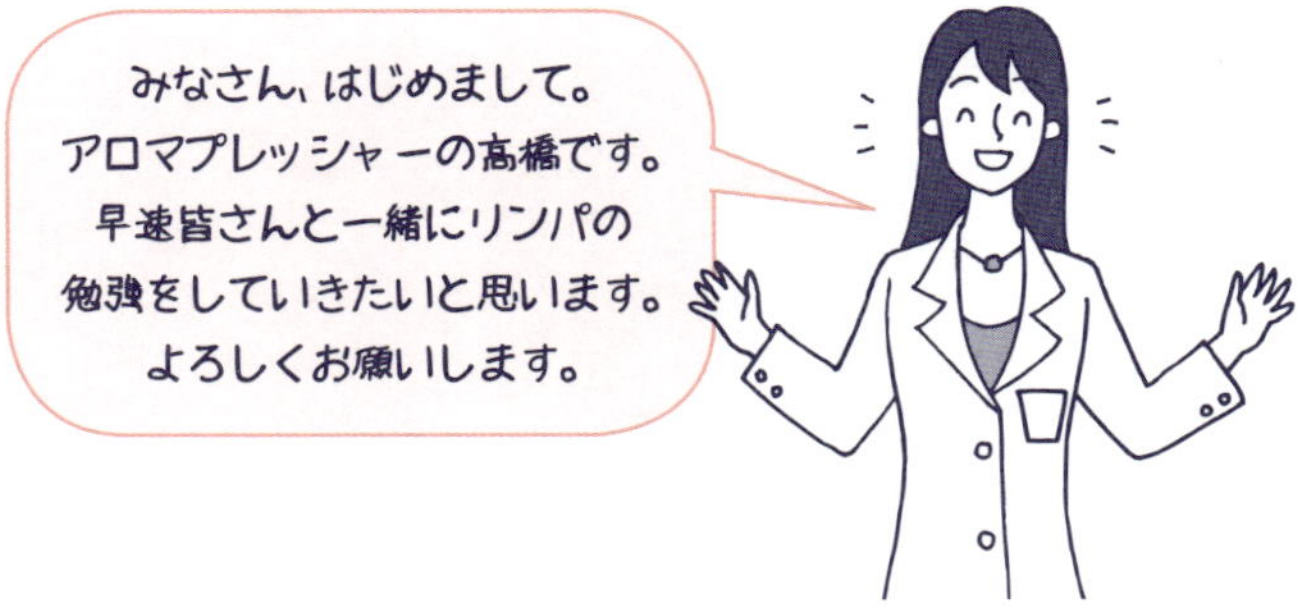
みなさん、はじめまして。
アロマプレッシャーの高橋です。
早速皆さんと一緒にリンパの
勉強をしていきたいと思います。
よろしくお願いします。

キリ明記すれば、この言葉を使用できるという例もあるようですが、このあたり、論議になることがあるようです）。

このマッサージ師に当てはまらないセラピストは、民間療法として施術院やサロンでセラピーを提供することになります。

実は世界的に見ると、日本はとても簡単にサロンを開くことができる国です。フランスやアメリカでは、国や行政のライセンスがないと、「マッサージセラピスト」として働くことはできません。たとえそれが、リラクゼーションマッサージのような、日本で「あはき法」に含まれないものであっても、ライセンスは必須です。学校に行き、決められたプログラムを履修・修了し、ライセンステストに合格しないと仕事ができないということです。

そのためか、海外でマッサージセラピストとして働く人たちは、〝プロ意識〟と自信を持って仕事をしているように感じます。

ところが日本では、たった2〜3日の研修をしただけで、セラピストとして働いている人がたくさんいます。1〜2ヶ月、現場研修をするところもありますが、その期間がすべて施術やそのための学習に当てられるかといえば、そうでもないことも多いようです。

サロンによっては、お客様に販売する商品についての勉強が、研修時間のかなり割合を占め、取り扱っている商品数が多いところでは「商品について覚えるだけで大変！」だそうです。そして、なんと「技術は、重要視していない」ところもあると聞きます。

セラピストを目指す人のなかには、1週間から1ヶ月程度の短期で、海外のマッサージスクールに参加する人もいます。しかし、学ぶことより、レジャーやショッピングに夢中でバケーション気分になってしまい、肝心の技術や知識がなおざりになってしまった……という話もよく耳にします。せっかくの海外だし、開放感もあって、スクールが厳しくないとなれば、無理もないのですが……。

冒頭から辛口になってしまいました。

なぜ、私がこんなことを言うかというと、ヨーロッパやアメリカと比べると、日本では「技術に自信を持っていないセラピスト」に多く出会うからなのです。

なぜ施術に自信が持てないかと言えば、圧倒的に学習や実習が足りないから。

私たちのところには、全国から受講生が集まってくれます。積極的に宣伝はしていませんが、私たちのことを見つけて来てくれるのです。そうした方々から日本におけるセラピー業界の現状を聞くにつけて、私は危機感を覚えるのです。

リンパマッサージをしているセラピストの方が、私たちのところに、トリートメントを受けにいらした時、リンパについてたくさんの基本的な質問をされて驚いたことがあります。

普段行っている手技について聞くと、「リンパ節の周辺を強くグリグリ押して流す」「リンパについてはよく知らないから、いつお客さんに質問されないかと不安」と話してくれました(その日は、次の予約が入っていなかったこともあり、そのままその方とリンパについて色々とお話をしていたら、5時間も経っていました)。

これが日本における現状の、その一端なのでしょう。おそらく、多くのセラピストが同じ不安を持っているのでしょう。

どの先生に習うのか？は、とても重要な選択です。今は、どこのスクールでも、ディプロマ（修了証）を発行しているので、受講すれば、ほぼ確実にディプロマはもらえます。そして、先ほども述べたように、日本では開業が簡単にできます。

でも、満足させるものを提供しないと、クライアント（お客様）は来ません。当然、営業も成り立ちません。

大切なのはディプロマを持っていることではなく、〝何を修得したか〟です。

セラピストとして働くために、ディプロマさえもらえればいい、というものではないのです。

セラピストは、クライアントの身体を触ります。セラピストの仕事は、医療行為ではありませんが、身体に直接触れることなので、解剖学や生理学の勉強は絶対に必要だと、私は考えています。

スクールに通うのはそう簡単なことではありません。スクール代そのものはもちろん、遠隔地なら飛行機代や宿泊費はそう安くはありません。海外ならとくにそうです。会社も退職してセラピストを目指す方もいます。頑張って貯めたお金は、すぐになくなってしまうでしょう。

また、既にサロンワークをしているけれど、新しい技術をコースに取り入れたい方や、効果を出せる技術を探している方などもいます。

日本には、こうした頑張ろうとしている志の高いセラピストがたくさんいるので、底上げのサポートは絶対にやっていきたいことです。ですから、私たちのところへ来て下さる方には、全力で教えます。自分が生徒だった頃のことを思うと手は抜けません。

そして、本書を手にとって下さった方は、きっと志の高いセラピストやそれを目指す方だと信じて、冒頭から辛口なことを書かせていただきました。

次節では、マッサージがいかに医療と密接なものであったかを、簡単に歴史を振り返りながら説明しましょう。

*マッサージのはじまりは、お母さんの手当

マッサージという言葉……手元にある私の英語の辞書には、

「The action of rubbing and pressing a person's body with the hands to reduce pain in the muscles and joints.」(筋肉や関節の痛みを軽減するために、手を用いて、人の身体を擦ったり、押したりする行為)とあります。

日本語として考えた場合、広辞苑では「手や特殊な機械を用いて行う」とあったところに違いがありますが、〝マッサージ〟はカタカナなので、元々は外来語ということが分かります。(※)

私は、外国でマッサージを習ったので、「マッサージ」というと「手によるもの」を想像します。そして「暖かい手」「技術を持った手」「心が表される手」を連想します。

セラピストの人柄やマッサージに対する姿勢というのは、手に表れるものです。

「もうすぐ退社時間だから早く終わらせたい」とか、「今日はなんとなくイライラしている」という気持ちは、受ける側にすぐに伝わります。

そういった意味で、「手に心が表れる」という意識は忘れてはいけません。私たちの研修では、「クライアントに接する時は、その日どんなことがあったとしても、よい精神状態に自分をもっ

※本書では、マッサージという言葉を、英語の意味での「マッサージ」としてとらえ、治療法の意味を持つ「トリートメント」という言葉を使用していきます。

ていくこと」と伝えています。

もし、あなたが施術時間や施術にかかる手間のことを考えてしまうようなら、

「マッサージのはじまりは、お母さんの手当て」ということを思い出してください。

地球のさまざまな国や地域で、古代から「手当て」という行為が行われてきました。マッサージの歴史は、インドが古いとか、中国、エジプト、アラブの国に由来があるとか……色々な説はありますが、どこで始まったかは限定できることではないでしょう。

子どもが病気になった時、痛がるところを母親がさすったこと。病気の父親のひたいに、子どもが手を置いたかもしれません。

その手こそが、マッサージの始まりなのです。この頃は、「マッサージ」という言葉はなかったので、用いられたのは「マッサージのような手技」というべきでしょうか。

子どもが「お腹が痛い」と言った時、お母さんが暖かい手でお腹をさすってあげたり、ただ手を置いてあ

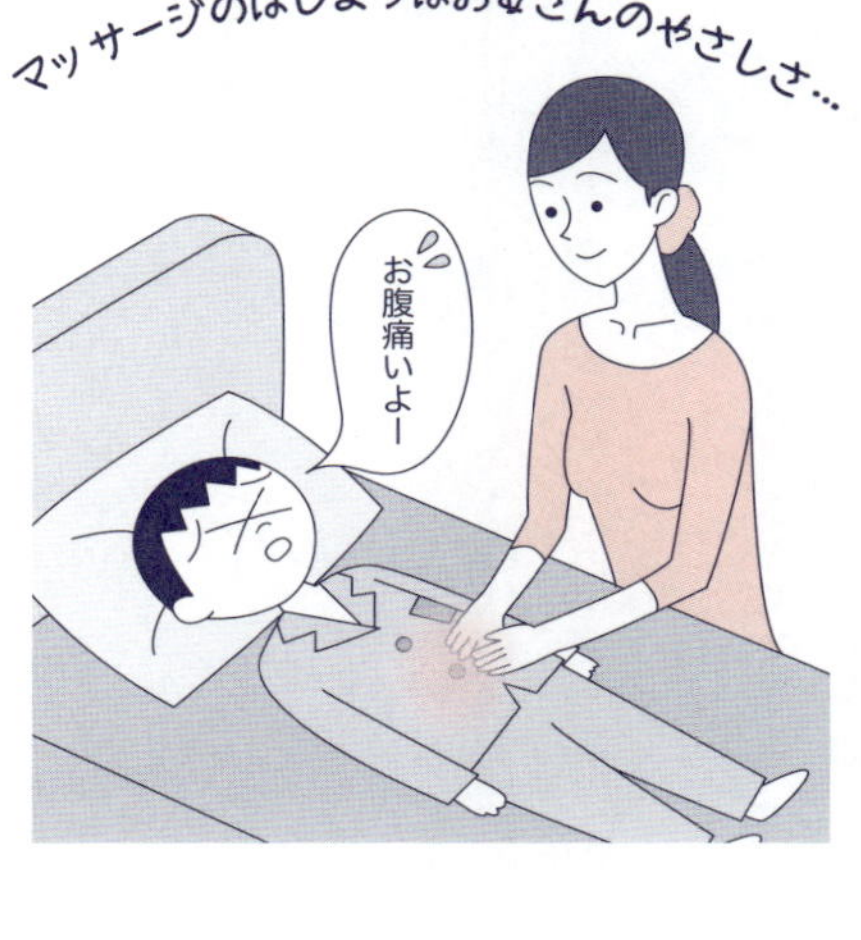

マッサージのはじまりはお母さんのやさしさ…
お腹痛いよー

げるだけでも痛みや気持ちがやわらぐことを、私たちは経験的に知っています。こんな時「良くしてあげたい」という気持ちが手のひらから出ているはずです。エネルギーが見える特別なメガネをかければ、お母さんの手から出ている癒しのエネルギーが見えるに違いありません。

また、私たちが何かを祈る時、手と手を合わせます。違う宗教でも同じ行為が見られますね。祈りをこめる手は、宗教儀式にも関連していました。特別な力を持ったとされるシャーマンが、祈りと共に薬草を使ったりして、手当をしたとも伝えられます。

＊マッサージを医療に使った　医学の父ヒポクラテス

私がスクールの授業で語る人物の筆頭に、ヒポクラテスがいます。

ヒポクラテスは、「医学の父」「医学の祖」「医聖」などと呼ばれる、古代ギリシャ時代の医者です。このヒポクラテスという人物は、「マッサージのような手技」を、医学の治療法として使ったはじめての人物でもあります。

ヒポクラテスは、紀元前４６０年頃、エーゲ海のコス島のケファロスという町に生まれました。代々、医術を施してきた家系に生まれたことからでしょう。医者になって、多くの人を助けたことが言い伝えられています。

それまでの古代ギリシャの病気の治療法は、聖職者や魔術師たちが祈りを捧げたり、呪術をするものでした。そうした中、ヒポクラテスの大きな功績は、「病気は、神々が与えた罰ではない」ということを人々に説き、病気を科学的に観察して、医術を呪術や迷信から引き離したことにあります。

また、医師を育て、医師という職業を確立しました。薬草の研究も、手を使って患者の身体を擦ったりする行為も、ヒポクラテスにとって医療行為のひとつでした。

「ヒポクラテスの誓い」(The Hippocratic Oath)というものがあるのをご存知ですか？これは、医師の倫理や任務などについて謳ったギリシャ神への宣誓文で、現在北米のほぼすべての医学学校の卒業式では、この宣誓文が誓われているそうです。

一部を紹介すると、次のようなことが書いてあります。

「純粋と神聖をもってわが生涯を貫き、わが術を行う。」

「いかなる患家を訪れる時もそれはただ病者を益するためであり、あらゆる勝手な戯れや堕落の行いを避ける。女と男、自由人と奴隷の違いを考慮しない。」

「医に関すると否とにかかわらず他人の生活について秘密を守る。」(小川鼎三訳)

患者のために精一杯頑張ること、差別しないこと、秘密を守ること(守秘義務)など、医療倫理の根幹となる患者の権利や医師としての尊厳について述べられ、現在の医学倫理に大きく影響していることが分かります。現代では考え方が変ってきている言説(例えば中絶の禁止など)もありますが、2000年以上前にこのような考え方を持つ人が存在していたことにとても驚きます。


2000年以上の時を経て、私たちはどれだけ「進歩」しているでしょうか？

現代における医学の主流は、西洋医学です。最近は、さまざまなセラピーが代替医療や補完医療として見直されてきていますが、マッサージを始めとするそうしたセラピーと、現代の西洋医学との間には壁があります。

今の医学界をヒポクラテスが見たら、改革したいと思うかもしれません。ヒポクラテスがなぜ患者にマッサージを施したか？　それは効果があったからに違いないからです。彼にとって、「身体をよい状態にするための術」が「医術」であり、現代のような「壁」はありませんでした。

＊マッサージを医療として広めた偉大な三銃士

【アンボワーズ・パレ】

偉大なる医学の父、ヒポクラテスが没した後、しばらくの間、医学としてのマッサージは研究されることなく、民間療法として伝わるのみになりました。そして16世紀になってようやく、フランスの医師アンボワーズ・パレ（Ambroise Paré）という人物が、マッサージの手技を医療法として研究して、その価値を示しました。

パレは、患者の患部にマッサージを施すことで症状が快方に向かう効力があることを、医師たちに広めました。パレの働きにより、フランスではマッサージ療法が治療法として見直されるようになり、そして徐々に広まっていきました。

【パー・ヘンリック・リング】

18世紀になるとスウェーデンのパー・ヘンリック・リング（Per Henrik Ling）がマッサージを研究し、世の中に広げる活動をしました。リングは、フェンシングや体操の教師をするなかで、運動療法のような手法や、マッサージの手法を開発しました。研究所を設立し、ドイツやイギリス、オーストリア、ロシアなどの医師にも教えました。

今では、リングはスウェーデン式マッサージ（スウェディッシュ・マッサージ）の基礎を築いた人物として有名で、彼の死後もスウェーデン式マッサージは、アメリカ、ヨーロッパ、世界へと広がりました。日本でも、スウェーデン式を取り入れているサロンはたくさんあります。

【エミール・ヴォッダー博士】

20世紀になり、フランスでエミール・ヴォッダー（Emil Vodder）博士と、彼の妻のエストリッド(Estrid)が、「リンパドレナージュ」という手法を開発しました。ヴォッダー博士は、元々はフィジカルセラピスト（日本でいう理学療法士）でした。

ある時、ヴォッダー博士を鼻炎で悩む患者が訪れた時、患者の首周辺のリンパ節が腫れていることに気付き、マッサージをしたところ症状が軽減しました。そこから研究を重ね、停滞しているリンパ液を排出（＝ドレナージュ）する技術を開発したと言われています。

ヴォッダー博士の手技は、正式には「ヴォッダー式マニュアルリンパドレナージュ」と言い、ソフトなタッチでリンパ液を流すのが特徴です。その効果から、フランスの医療現場でリンパ浮腫《ふしゅ》の治療に用いられるようになり、ヨーロッパ各国に広まっていきました。リンパドレナージュが生まれた国は、アロマセラピーと同じ、フランスなのですね。

その後も、新しい研究者よって、ヴォッダー博士が考案したリンパドレナージュは研究されていきました。リンパ浮腫《ふしゅ》の患者さんのケアのために、包帯やストッキングなどを併用する、複合的な治療法であるフェルディ式などもその一つです。

モダンリンパドレナージュを考案した四番目の銃士ダニエル先生も、ヴォッダー博士を「リンパドレナージュの父」と心から尊敬しています。

＊医療現場で用いられるリンパドレナージュ

これまで見てきたように、リンパドレナージュとは、医師、あるいはそれに準じた医学を学んだ人たちによって開発・研究がされてきました。

今でこそ、エステティックの分野でも用いられるようになりましたが、そもそもヨーロッパでリンパドレナージュは、乳がん、前立腺がんなどの治療のためにリンパ節を切除した患者さんに対するケアとして用いられてきました。

例えば、乳がんの治療では、転移を防ぐために腋窩《えきか》（わきの下）周辺のリンパ節を切除することがあります。

しかし、手術の後（数年後に発症することもある）に腕全体がむくむ、という症状が出やすくなります。そこで、セラピストがリンパドレナージュによって、むくんでいる部分やその周辺の体液を流すように、ソフトなタッチでマッサージします。すると、体液の循環が促され、むくみが改善されるのです。

日本では、医療従事者が行うことができるリンパ浮腫のケアが、2008年に保険適用として認可されました。これは乳がんなどの手術を受けた後に、起こりやすいむくみ(リンパ浮腫)が対象なので、一般の人は受けられません。

ちなみに浮腫とは、水腫《すいしゅ》とも言います。「腫」は腫《は》れるという漢字で、むくみがひどいと腫れているのと同じなのです。

＊誰でも受けられるリンパドレナージュへ

このように、患者さん(の患部)に行うのが、一般的なリンパドレナージュです。

しかし、一般的に「健康」というカテゴリーに入る人でも、多くの人が足などのむくみに悩んでいます。

生まれつき腎臓の機能が、ちょっとだけ弱いという理由で、むくみがちになる人もいます。水分を回収する静脈やリンパ系の働きが、ちょっとだけ弱い、という人もいます。また、成長や加齢に伴ってむくむ体質になってしまう人もいます。病気、怪我、ライフスタイルなども原因になりますが、症状がひどくなければ一般的には「健康」と言えます。

しかし、「健康」というカテゴリーに入っていても、「不調」を抱えている人はたくさんいます。

オフィスワークで、座っている時間が長い人は、循環が悪く、冷え性も多いでしょう。立ち仕事の人は下半身、とくにふくらはぎや足首がむくんで、やはり冷え性も多いです。そして、

○むくんだ状態

細胞と細胞の間には多量の水分がある。体液の循環が悪いと細胞は元気がない

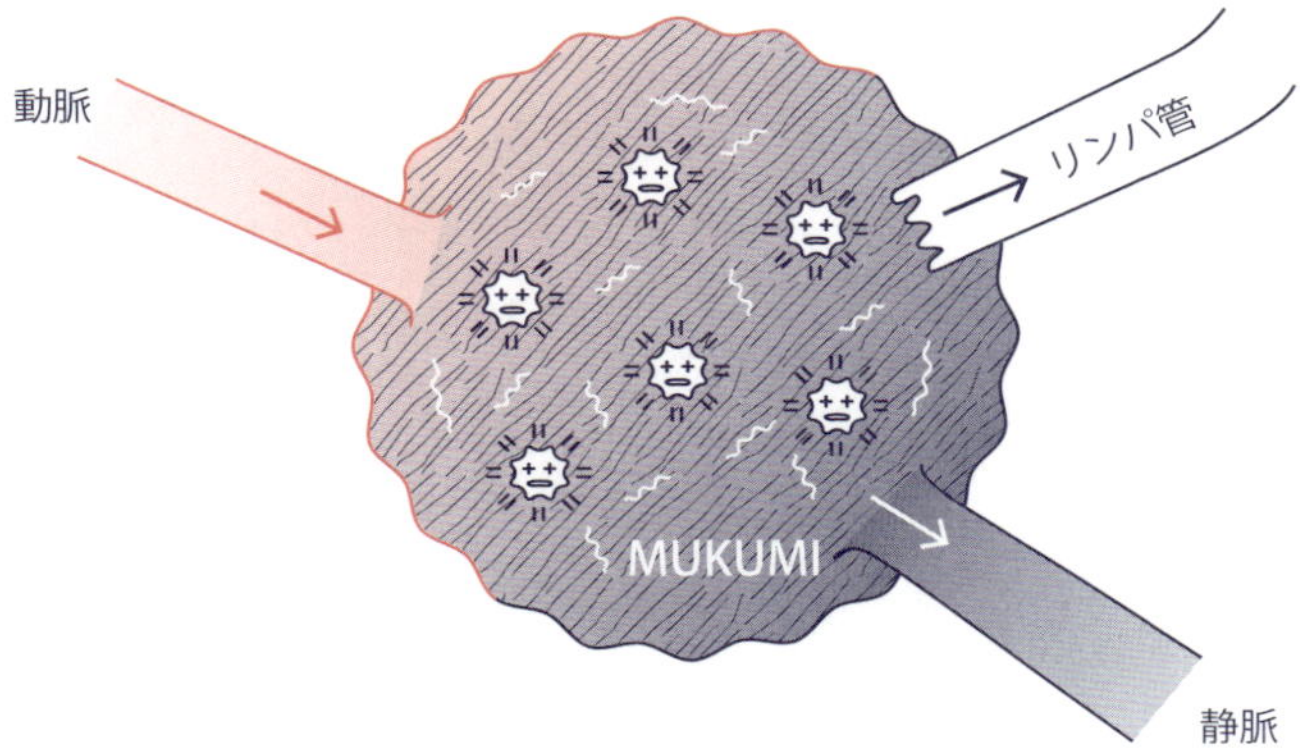

○むくみがない状態

栄養分やガス交換がスムーズに行われているので、細胞は元気！

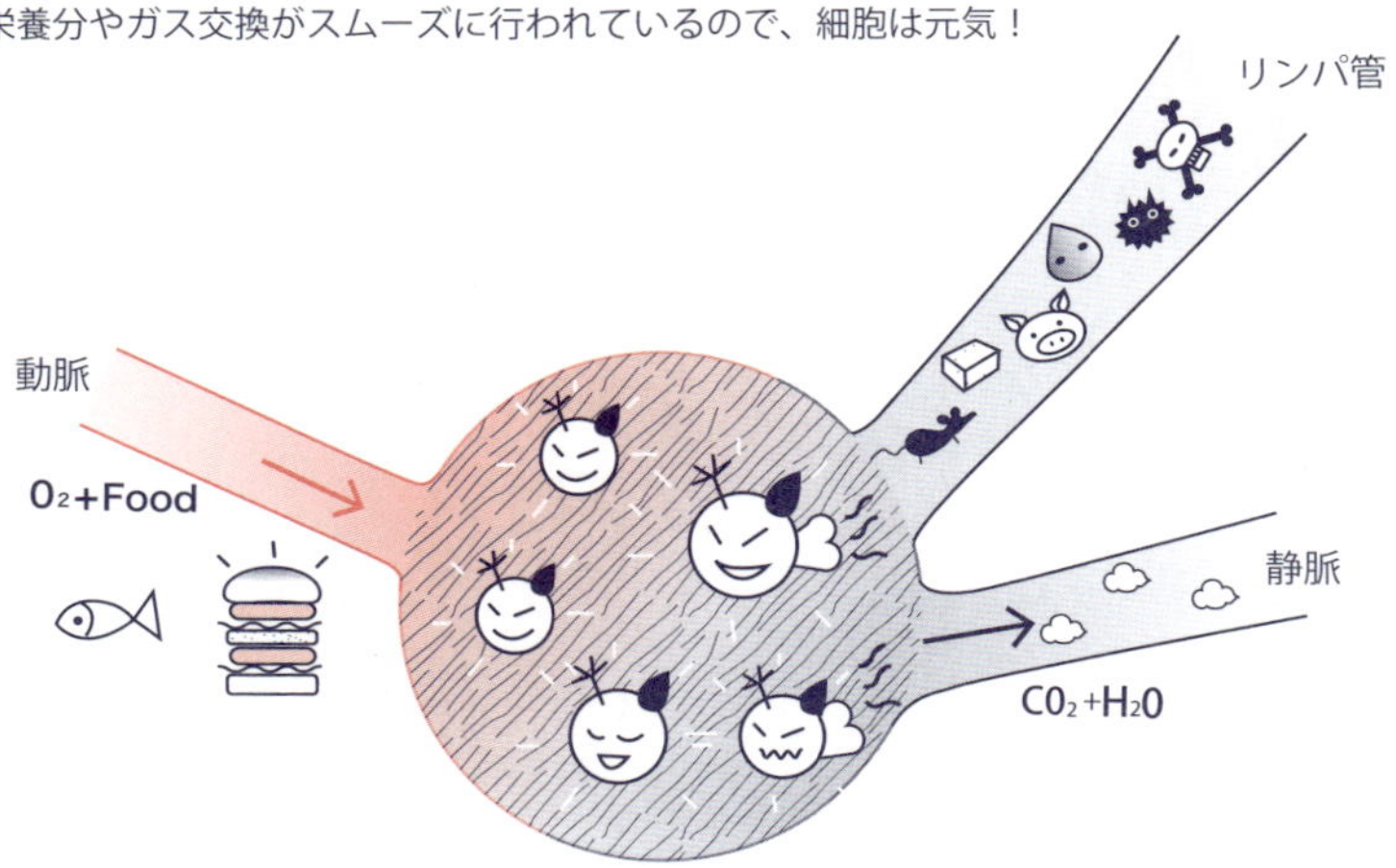

それはセルライトができる原因にもなります。

詳しくは後述しますが、体液の循環が悪ければ、免疫機能の低下を招きます。

モダンリンパドレナージュの創始者ダニエル・マードン（Daniel Mardon）先生は、科学や医学の進歩に伴って、マッサージの技術も進化すべきであり、老若男女問わず、誰でも受けることができるメソッドが求められていると考えました。

先ほど「マッサージを医療として広めた偉大な三銃士」を紹介しましたが、私にとってはダニエル先生が四人目の銃士――ダルタニアンです！

１９８０年代、ダニエル先生は、フランスの医療機関でがん患者の方々へのケアに携わっていました。放射線治療は治療後にリンパ浮腫を起こしやすく、また皮下組織へのダメージをケアするためのトリートメントとして、リンパドレナージュが有効でした。

同時期にダニエル先生はプロサッカーチームやトップモデルのフィジカルセラピストとしても活動していました。

そこで、ダニエル先生は、新しいリンパドレナージュの技術と、フィジカルセラピー（リハビリで使われる理学療法）、それにオリジナルオイルを使って行う方法を考案。これをサッカー選手やトップモデルに対して実践したところ、効果を上げることに成功したのです。

これが「アロマプレッシャー」という、新しいトリートメントメソッドの誕生につながっていきます。

＊アロマプレッシャーとモダンリンパドレナージュ

アロマプレッシャーは、
「モダンリンパドレナージュ」
「フィジカルセラピー」
「クリニカルアロマセラピー™」
「プレッシャーポイントセラピー」
を統合し作り上げたメソッドです。

このアロマプレッシャーというトリートメントメソッドの中で、重要な要素がモダンリンパドレナージュです。モダンリンパドレナージュを訳すならば、「新しいリンパドレナージュ」とか、「進化したリンパドレナージュ」という意味になるでしょうか。

モダンリンパドレナージュの代表的な仕事は次の3つがあります。

〝むくみの軽減〟〝デトックス〟〝免疫力アップ〟です。

それでは、このモダンリンパドレナージュの特徴を紹介しましょう。

誰でも受けられる

前節で紹介したように、ダニエル先生は、モダンリンパドレナージュを誰でも受けられる手技として考案しました。

私自身の例でいうと、私はいわゆる病気ではありませんでしたが、全身の痛みや偏頭痛のほ

○モダンリンパドレナージュは医療と美容の架け橋

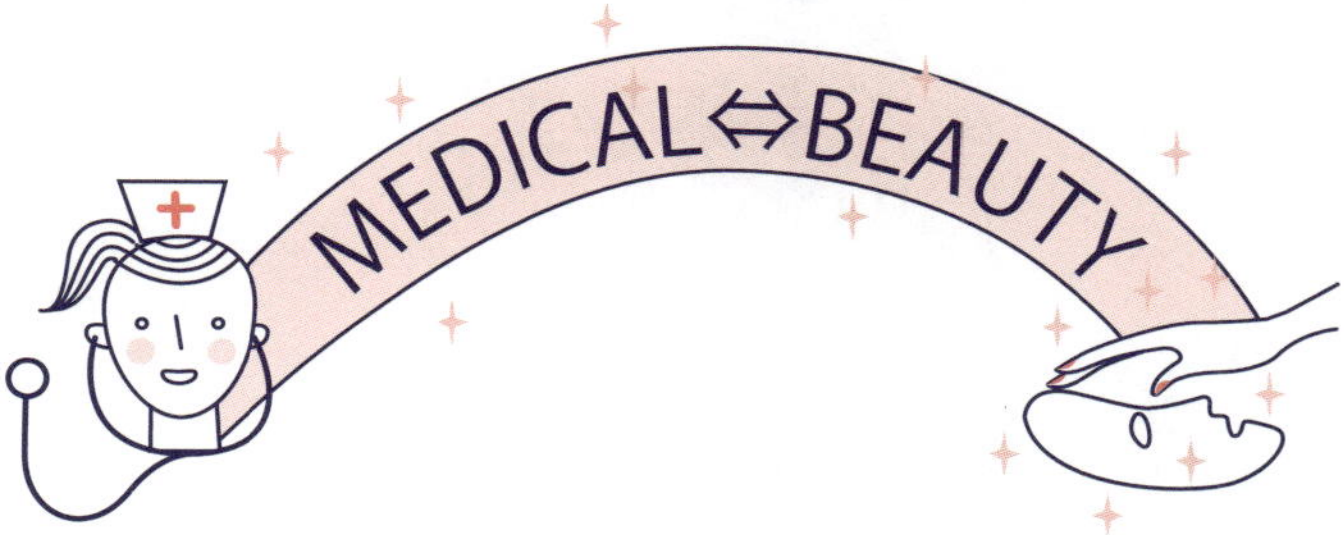

かにも、むくみや冷え性に悩んでいました。今では、随分と循環が滞ってしまっていたことに原因があったのだと分かります。
ダニエル先生からモダンリンパドレナージュを受けた時、その直後に足と顔のむくみがとれたことが分かりました。そして、トイレに何度も行ったことを覚えています。ダニエル先生には、「たくさんの水を抱えていたんだよ」と教えてもらいました。何回か受けるうちに、循環も良くなってきたように感じられました。

もし、体温が平熱37度から1度下がると、免疫力は37％下がり、酵素活性は50％失われ、代謝は12％低下してしまいます。

モダンリンパドレナージュによって代謝が良くなることで、免疫機能の向上が期待できます。これは体液の循環と毒素の排出によるものと、体温の上昇によるものとの、2つの要因が関係します(このあたりついては、のちの章で詳しく説明します)。

モダンリンパドレナージュを学び、そして指導する立場になっても、私は自分の健康のために、定期的にモダンリンパドレナージュを受けています。

また、コスメティックにも有効で、むくみが解消されるので、手足が細くなり、小顔になります。こうした効果から「コスメトロジー」として、心身によい影響を与えると考えられます。ですから、不調がなくとも積極的に受けてほしいと考えています。メディカルとエステティックの架け橋として、モダンリンパドレナージュは最適な手技です。こうした私が修得したことを、他のセラピストとシェアしたいと考えています。

全身へ行う

医療的に行われるリンパドレナージュは、身体の患部や患部に関連した部位に行うものなので、全身に行えるリンパドレナージュという技術は、それまでありませんでした。

ダニエル先生がフランスの医療機関で患者さんに行っていたのも、「むくみの部位に対し集中的に行う」トリートメント方法でした。ヨーロッパやアメリカ、日本など、医療機関ではどこもほぼ同様で、リンパドレナージュは全身ではなく、片腕、もしくは上半身のみというように部位的に行うものです。

「むくみは、偏っているように見えるが、全身にトリートメントを行ったらもっと効果がでるのでは!?」と考えたダニエル先生は、自身のクライアントである、アスリート、トップモデルに全身のリンパドレナージュを行ったところ、よい結果を出すことに成功します。

どうして全身に行った方が効果的なのでしょうか？

例えば、足がむくんでいるとしましょう。この場合、足だけをマッサージするのと、全身をやるのとでは、どちらが効果的だと思いますか？　そうです、全身を行うほうが効果的です。部分的に行ってももちろん効果は出るのですが、全身のほうが身体全体の水分を循環させて流すので、よい結果につながります。

溜まっていた毒素なども、「ここにとどまっていては、いけないよ！」と、排出を促すのがイメージできますね。

こうしてダニエル先生は確信を持って「全身に行えるリンパドレナージュの方法」を考案していきます。

ただし、モダンリンパドレナージュの創出には時間がかかりました。

全身のリンパについて研究を重ねて、どのような方法論がよいのかを、医学博士のメディカルアドバイザーと共に、間違いのないように、そして効果をだすようにと作られました。

リンパドレナージュは時間のかかる施術です。それを短縮しても効果が得られるように、またあまり極端に効果を出しすぎないように、安全な範囲で全身のトリートメントが行えるように配慮してあるのです。

クリニカルアロマセラピーオイルを使用する

一般的にリンパドレナージュでは、マッサージオイルを使用しません。使用するセラピストの方もいますが、リンパドレナージュを行った後に、オイル塗布する方法をとられています。

アロマプレッシャーでは、クリニカルアロマセラピーオイルを使用して、モダンリンパドレナージュを行います。これがアロマプレッシャーが「アロマ」を冠する理由であり、実はとても画期的なことです！

私はハーバリストで、アロマセラピストでもあります。講師として活動しながらも、アロマセラピーオイルなどの商品開発に携わっていた〝植物大好き人間〟です。ですから、ダニエル先生が「アロマセラピーオイルを使うモダンリンパドレナージュ」を考案されたことに、とても感謝をしています。

しかし、私たちはアロマセラピーオイルに頼っているわけではありません。技術が一番に大切だからです。でも、アロマセラピーオイルがもたらす薬理効果と精神的な働きかけは、モダンリンパドレナージュとの相乗効果が生まれると考えています。特に後述するシクソトロフィーには必須アイテムです。

マッサージオイルを使用すると、難しいと思うかもしれませんが、特別な調合をしたオイルを使い、技術も細かく確認をしていくので、受講された方は上手に実践できるようになります。また、オイルの原料は厳選しています。品質が悪いマッサージオイルを使い続けると、セラピストの手が荒れてしまうからです。マッサージオイルの質は、それを毎日使うセラピストに良くも悪くも、影響が出やすいのです。アロマプレッシャーのマッサージオイルを使って下さっている施設のセラピストの手はきれいです。

私たちにとって、セラピストは財産であり、そしてセッションの主役です。心も身体も、よい状態でいてほしいと願っています！

心も身体も万全の状態でこそ、クライアントとも向かい合えるのです。

「圧」を意識する

「アロマプレッシャー」のアロマは、「クリニカルアロマセラピー」のオイル、というお話をしました。では、「プレッシャー」は？　プレッシャーとはそう、「圧」のことですね。ダニエル先生は、「圧」の大切さをアロマプレッシャーの名前に込めています。

「圧」といえば、何が思い浮かびますか？

まずは、手技を用いる時の「手の圧」ですね。これは部位やクライアントによって違う「圧」が必要なので、技術の中ではかなり難易度が高く、実際に習って身に付けることが大切です。

では、私たちの身体の中の「圧」についてはどうでしょう？

まず思い付くのが、「血圧」、つまり血液が流れる時の圧力（動脈圧、静脈圧）ですね。同じように、リンパ管を「リンパ液が流れる圧」もあります。

それだけではありません。身体には水が満たされているので組織圧、細胞にかかる圧、細胞からの圧が関わってきます。さらに、体液の循環を語る上では、「浸透圧」もとても重要な要素になります。

普段、私たちはあまり意識することはありませんが、私たちの身体にはさまざまな「圧」が関係しているのです。

コスメトロジー

フランス語で、Cosmetique（コスメティック）という言葉は、「外見からの美」を意味します。モダンリンパドレナージュは、このコスメティック効果も大切だと考えています。見た目がよくなると、精神的な健康にもつながってくるからです。

外見を気にする人はたくさんいます。むしろ、見た目が気になるのが普通です。

足がむくみがちな人は、「足がきれいじゃないから、スカートをはかない」と、悲しそうな顔であきらめたように話します。すこし皮膚をつまんでみると、セルライトもできています。確かにスカートをはきたくない気持ちも分かります。

でも、むくみが減ってスッキリしたら、どうでしょう？　ヒールのある靴で、ふくらはぎまでジーンズをめくって、でかけてみようかな♪　というポジティブな気分になってきそうですね。そんな時は、実は、免疫力UPが体内で起こっています。

重い・痛い・だるいなどの超不快感が軽減され、「気持ちいい〜」と感じると、この時も免疫力UPにつながっています。

つまり、むくみなどが改善されて、痛みが和らいだり、ボディラインが美しくなると、『喜び』の感情が生まれ、このポジティブな感覚が脳に伝わると、体内の免疫細胞（特にNK細胞）が活性化して、免疫力があがるのです。『笑うと、免疫力が高まる』ことと同じメカニズムです。

コスメティック効果も、大切なのですよ。

Column

日本のリンパドレナージュは痛い？

日本でリンパマッサージやリンパドレナージュを受けたことがある人にその印象を伺うと、多くの人が「痛い」と答えます。「痛い」手技は、逆にむくみを引き起こしたり、あざを作ってしまう危険があります。

私たちは、8年ほど前から六本木にあるアカデミーヒルズで、不定期にセミナーを開催しています。一般・初心者向けのセミナーなので、2時間という限られた時間の中で、脚・顔・腕などのむくみを効果的に軽減させる方法を教えています。

そこにはOLさんや主婦のようなアマチュアの方から、エステティシャン、美容外科の先生、看護師さん、理学療法士や鍼灸師、アロマセラピーのセラピストの方々も参加してくださいます。皆、真剣にノートをとって受講してくれます。たくさんの人がむくみ持っていて、どうにか改善したいと思っていることに改めて驚かされる場面です。

実習になると、参加者のほぼ全員が「こんなにソフトなのですかっ！」と驚かれます。本来の医療用のリンパドレナージュがソフトタッチであることが、いかに日本では知られていないかが分かります。

指圧や鍼灸、あん摩は、中国伝来のものでもありますが、日本での歴史も長く、高いレベルを持っています。しかし、リンパドレナージュなどヨーロッパから新しく入ってきた技術は、日本での歴史が浅く、ヨーロッパと比べるとかなり遅れをとっているのが現状です。

身体の中の海

＊水のなかの私たち（地球の水と体内の水の割合は同じ）

はるか昔、私たちは海の中に住んでいました。進化の過程で陸に上がり、それから人類が生まれるまで陸上で暮らしてきました。

ところが、私たちの細胞は、今も水の中に存在しています。そう、人間の身体の半分以上は水分。陸上の生き物は「水」を身体という袋の中に詰め込んで、陸に上がったのです！

なぜ、水が必要なのでしょうか？　それは、生命活動を営むためのさまざまな化学反応は、水があることで成立しているからです。水がないと、化学反応は上手に行えないのです。

化学反応というと、理科の実験を思い浮かべますが、人の身体の中ではタンパク質・脂質・糖などが、色々な化学反応を行っています。それらは体液があってこそ起きるのです。

また、生きていくのに必要なものは、すべて体内の水によって運ばれています。栄養分も、酸素も、水によって細胞に届けられるのです。

人間も、微生物も、地球も、水なしには生命をはぐくむことはできません。水というのは、生命力（Life-force）を運ぶ乗り物で、私たち生き物は水から生命力を受け取っているのでしょうか。そもそも、水それ自体が生命力（Life-force）なのかもしれません。

○水は生命の泉である

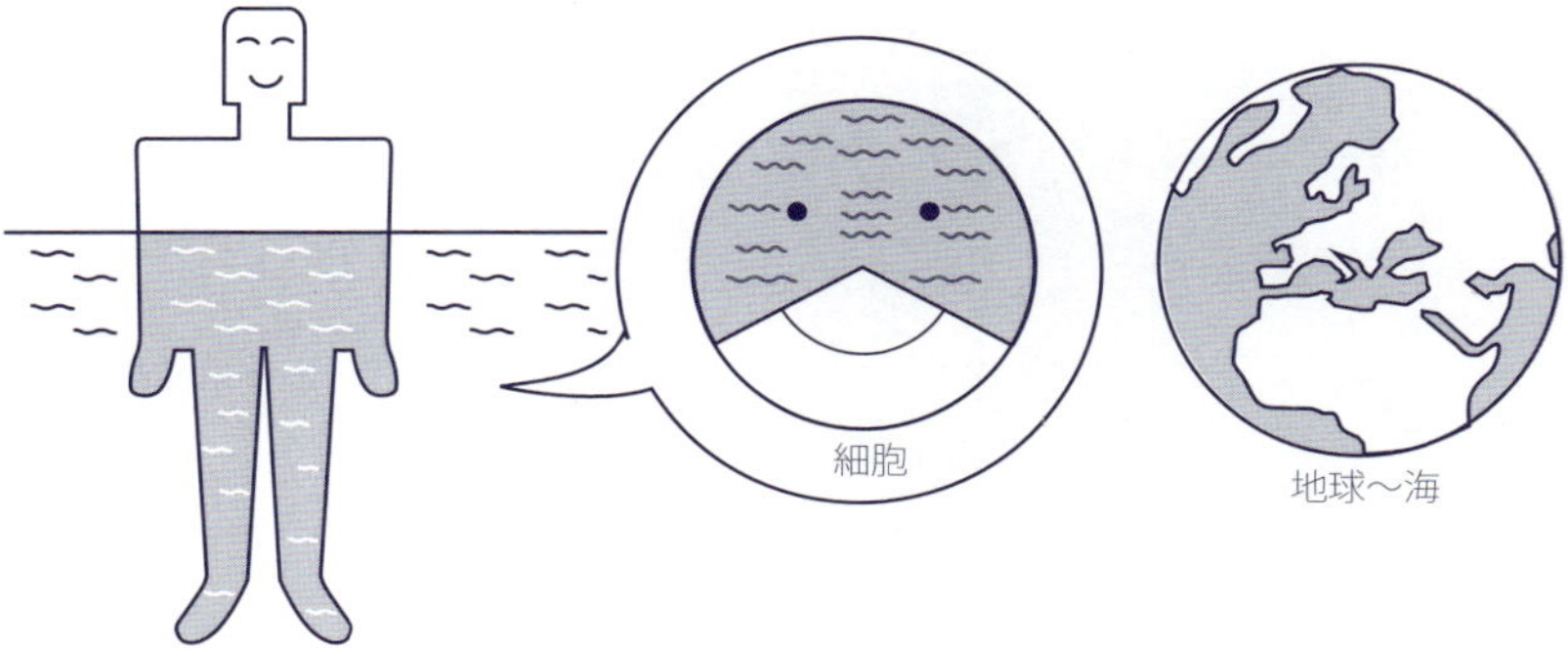

地球も身体も細胞もLife-forceを運ぶ水を抱えている

生命あるところには水があり、命には生命力（Life-force）を運ぶ乗り物が必要なのです。生き物は身体の中に水を持っていて、それはまさに〝生命の海〟だと言えます。

地球に生命が誕生したのは、豊富な水が地球上に存在したからなのですね。こうしたことを知るだけでも、私たちの身体の中の水分がきれいであることや、適切な水分量を保つことが、身体の全機能と健康に大きく影響することが、容易に想像できるはずです。

上の3枚のイラストを見て下さい。

地球は、約3分の2が海です。

人間の身体も、約3分の2が水分です。

私たちの身体を構成する細胞の一つひとつも、平均すると約3分の2が水分です。

不思議ですね……。これまでの身体に対するイメージが変わったのではないでしょうか？

＊水の中のブドウ、ブドウの中の水（身体の中の水分量とは）

もうひとつ、身体のイメージを変えてみましょう。

次のイラストを見て下さい。身体の中に粒がたくさん入っていますね。アロマプレッシャーの授業では、この粒のことを〝Grape〟といいますが、本書では日本語でブドウと呼ぶことにしましょう。

このブドウ一粒が、私たちの身体を作る細胞一つだとイメージしてください。

先ほども説明した通り、身体の中は水で満たされています。そして、ブドウはその水の中にあります。さらにブドウ一粒の中にも水があります。

ブドウの中の水を「細胞内液」、ブドウの外の水を「細胞外液」といいます。

身体全体で考えると、身体の液体の総量の約3分の2が「細胞内液」で、残りの約3分の1が「細胞外液」です。身体の水分量は体重の約65％（成人男性）ですから、その内訳は「細胞内液＝約43％」「細胞外液＝約22％」となります。

水分と水分でない部分（＝固体）の割合を考えると、いかに身体には水分が多いか！ということに、驚きませんか？

○「細胞内液」と「細胞外液」

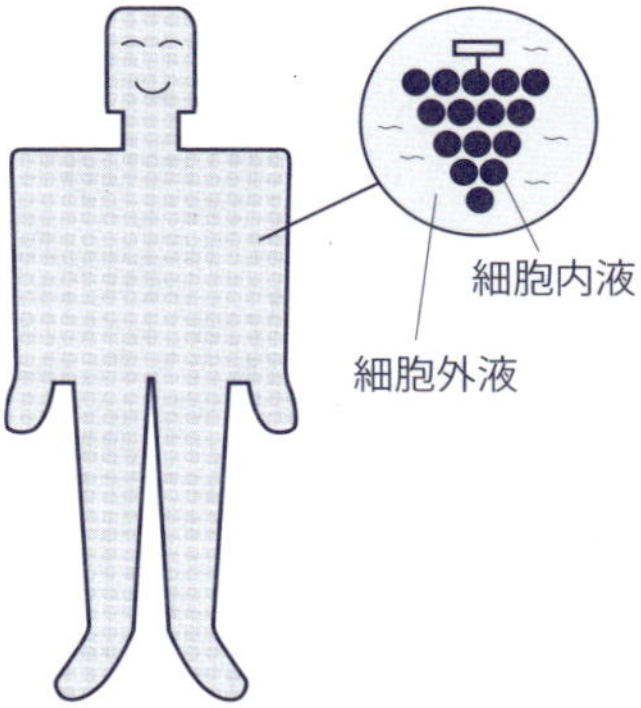

身体の中の水分量の多さに驚きますね！

なお、身体の水分量は、性別や年齢、あるいは体脂肪の量によって違いがあります。

男性の水分量は体重の約65％で、女性の水分量は体重の約60％です。男性よりも女性の水分量が少ないのは、女性は、男性よりも脂肪が多く、脂肪組織には含まれる水分量が少ないためです。肥満の人では、45％くらいまで水分の割合が低くなるそうです。

赤ちゃんの水分量は75％～80％くらいと成人より多く、逆にお年寄りになると、水分量は50％～55％くらいに減少します。年を取ると水分の量が減るのは、加齢とともに細胞内の水分の量が減るためです。

○身体の水分量と固体の割合

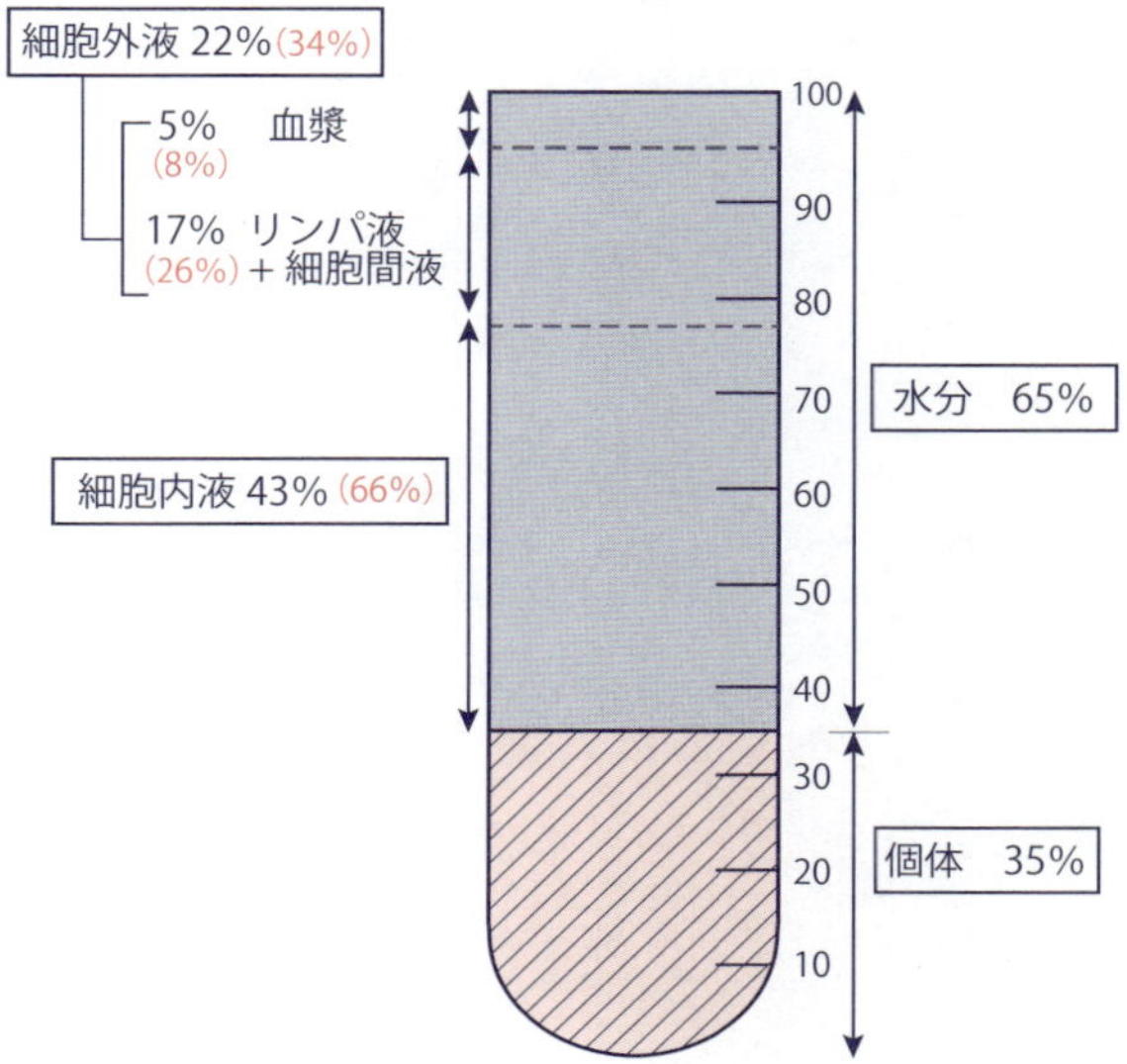

体重の65％を水分とした場合の身体に含まれる水分と個体の割合と成分

※(　)内の数字は水分を100とした場合

Column

身体の水分量を計算してみよう

身体の水分量について、実際に計算してみましょう。ご自分の体重をもとに計算してみると、自分がいかに水と一緒に生きているかを、より強く実感できるはずです。

男性の場合、体重の約65％が水分で、その他の部分＝固体成分は約35％です。

総水分量の約22％が細胞外液で、そのうちの約５％が血漿、約17％がリンパ液と組織間液になります。

残りの約43％は、細胞内液になります。

女性の場合、体重の約60％が水分で、その他の部分＝固体成分が40％です。

総水分量の約20％が細胞外液で、そのうちの５％が血漿、約15％がリンパ液と組織間液になります。

残りの約40％は、細胞内液になります。

※その他に、髄液、唾液、胃液、尿、便などの体液もありますが、複雑になるためにここでは考えないことにします。

例題1 体重70kgの男性の水分量とその内訳は？

体重が70kgの男性なら、その約65％、つまり約45.5ℓが水分（体液）です。

その内訳は、
細胞外液＝約15.4ℓ（血漿が3.5ℓ、リンパ液と組織間液が約11.9ℓ）、
細胞内液＝約30.1ℓです。

例題2 体重55kgの女性の水分量とその内訳は？

体重が55kgの女性なら、約33ℓが水分（体液）になります。
その内訳は、
細胞外液＝約11ℓ（血漿が約2.75ℓ、リンパ液と組織間液が約8.25ℓ）、
細胞内液＝約22ℓです。

さあ計算してみよう！

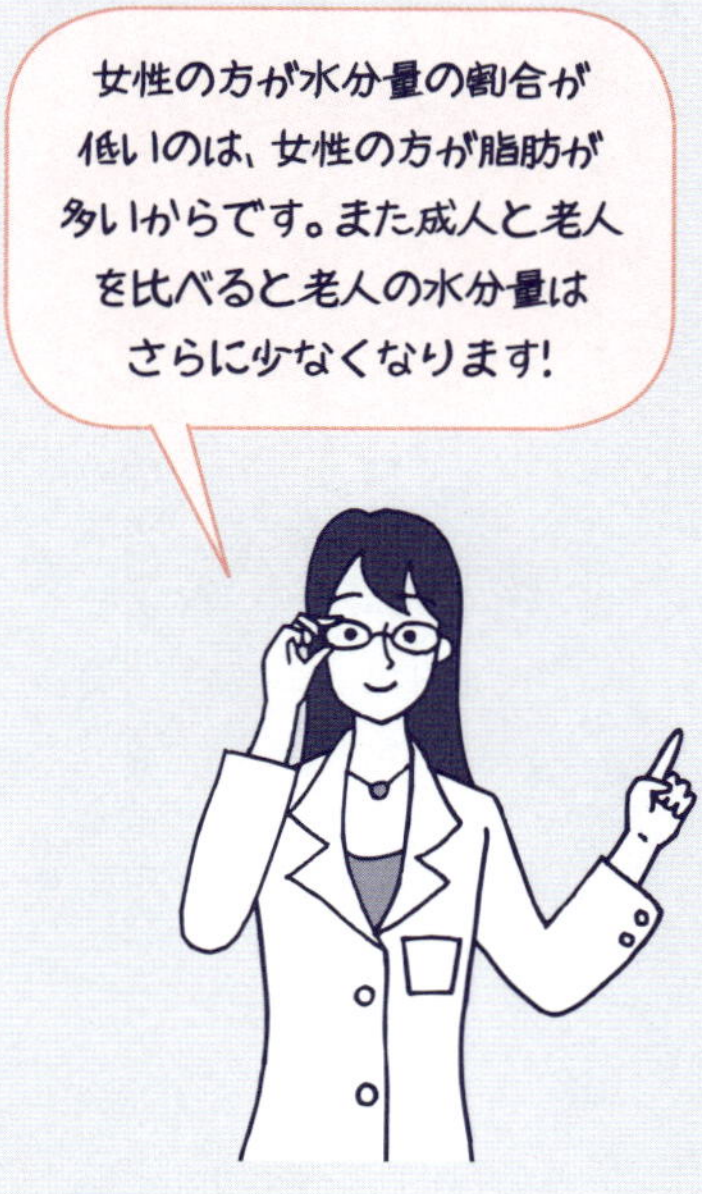
女性の方が水分量の割合が低いのは、女性の方が脂肪が多いからです。また成人と老人を比べると老人の水分量はさらに少なくなります！

細胞にも意識がある？

細胞。私たちの身体を形作っている、この小さなミクロのつぶつぶにも、「意識がある」と言ったら、皆驚かれるでしょう。

細胞には脳がありませんが、不思議なことに、自と他、つまり〝自分〟と〝自分以外〟を認識しているかのような振る舞いをするのも確かなことです。これは、細胞膜と組織液の間でも起こっているようです。

体液の中に存在している細胞は、細胞膜に包まれ、ひとつぶひとつぶの中には水があり、栄養を取り入れ、排泄物を出し、呼吸しています。

それだけ聞けば、細胞一つひとつが生き物のように思えてきます。

先ほど、人間も、地球も、細胞も、約3分の2が水分だというお話をしました。同じように、細胞一つひとつが生命であり、生物はその細胞の集合体であり、もしかしたらその生物の母である地球の活動もやはり、一つの生命としての振る舞いとしてみなせるのかもしれません。

世界はこうしたフラクタルな構造を持っているのです。とても不思議な生物と地球との関わりに思いを馳せてもらえたでしょうか。

モダンリンパドレナージュを深く知る

＊田んぼに水が溢れている（むくみの水をリンパ管へ正しく誘導する）

ある日、田んぼに行ってみると、水が溢れて大切な稲が水に浸かっていました。
田んぼには常に適量の水が張ってあるのですが、多すぎる水はかえって稲を痛めてしまうものです。このまま水が流れずに溜まっていては、水が汚くなって、稲が病気になるか、腐ってしまうでしょう。

なぜ、田んぼに水が溢れているのでしょうか？ 川が氾濫したのでしょうか？ 排水用の用水路が詰まっているのかもしれません。とにかく急いで、必要以上の水を外へ流し出してしまわなければなりません。

……何の話かといえば、これは体内のむくみの構造を、田んぼに例えたお話です。
例えば、ふくらはぎがむくんだ状態というのは、「ふくらはぎの皮膚の下に、水分が溜まっている状態」のことです。

私たちの身体の中では、一つひとつの細胞が、それぞれの役割をこなして生きています。
細胞たちが生きていくために必要な酸素や栄養素は、血液（動脈）から全身の各細胞に送られています。

○水が循環せず
稲が腐ってしまった田んぼ

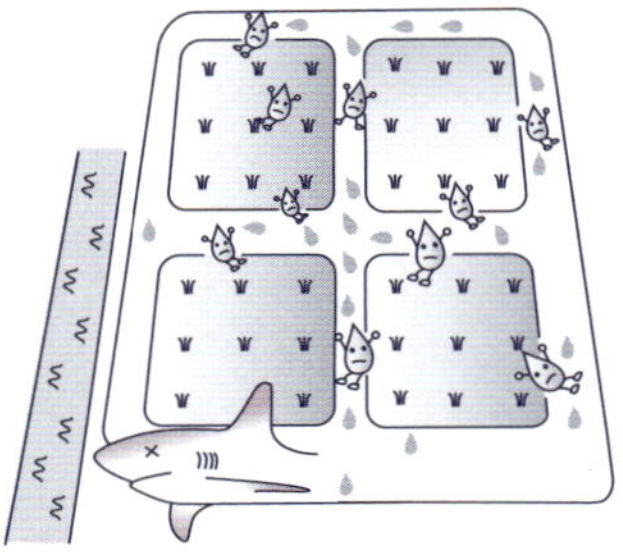

○水がうまく循環し
稲も健康な田んぼ

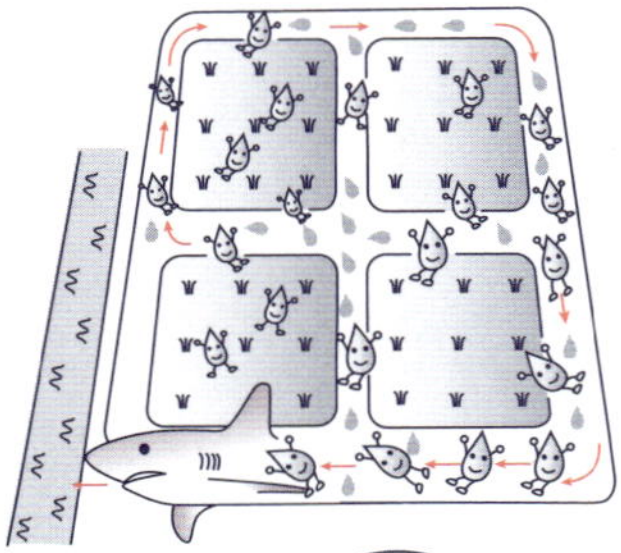

※モダンリンパドレナージュではリンパ管＝サメなどオリジナルの表現で解説していきます（詳しくは106ページをご覧下さい）

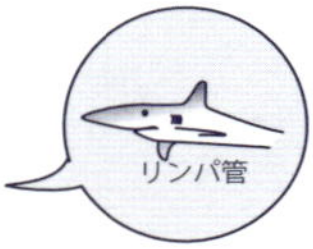

そして、細胞からは二酸化炭素や老廃物が出されます。

通常、老廃物を含んだ水は、リンパ管と血管（静脈）で回収され、細胞が元気に生きるための環境が保たれています。

ところが、水が回収されずに、老廃物と一緒に皮下組織に溜まったまま放置されたとしたらどうでしょう？ よいことはなさそうですね。

ふくらはぎには、腓腹筋、ひらめ筋などの筋肉があります（左ページイラスト）。２本足で生活する私たちの足は酷使されていて、夕方になるとふくらはぎの筋肉はクタクタ。パンパンにむくんでしまいます。皮下組織では、水も老廃物も、回収されずに溜まったままになっています。

これが「むくみ」。むくみは、病気ではなく、症状です。

その皮膚の下の水分をリンパ管の中へ誘導しようというのが、モダンリンパドレナージュの基本コンセプトです。

田んぼに溢れている水を、川（用水路）に戻したい！

↓

ふくらはぎの皮下組織に溢れている水を、リンパ管に流したい！

ということになりますね。

この時、いきなり大きな川には出せないので、田んぼの場合はまずは用水路に流すことになります。用水路にも流せる水の許容量があるので、用水路が詰まらないように、適度な水量を流します。

身体もこれと同じで、皮下組織に溜まった水をやさしいしい圧で、用水路である「毛細リンパ管」へ運びます。

そのためには角度や方向を変えて丁寧に行う数種類の地道な作業が必要で、「さする」という一般的に行われている動きでなく、水を誘導するための特別な技術を使います。モダンリンパドレナージュにはそ

○ふくらはぎの皮下組織とむくみの関係

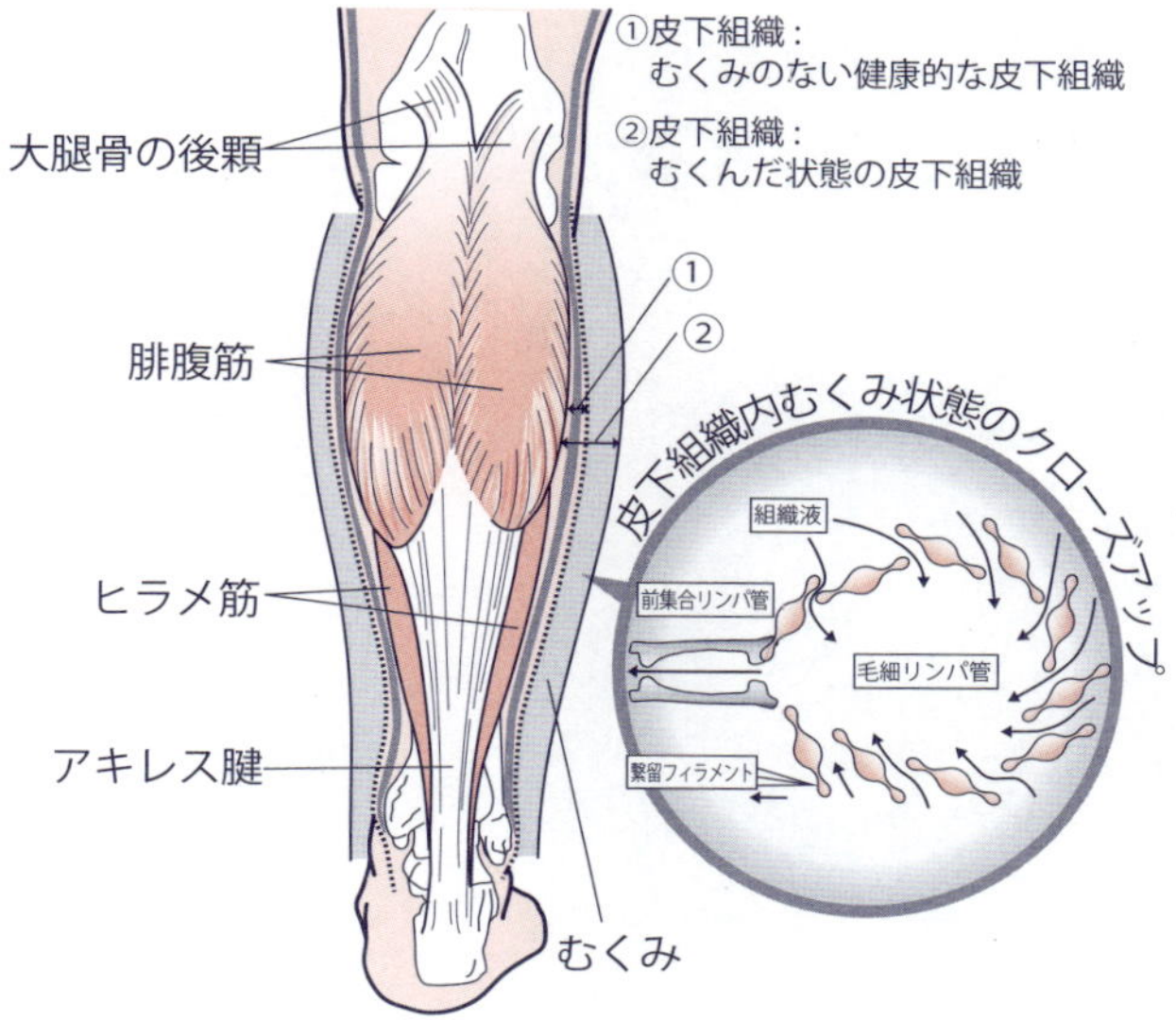

うした技術が備わっていることが素晴らしさのひとつです。

ちなみに、私たちのスクールでは、「水分を心臓に向かって流す」とか、「むくみの水分をリンパ節のほうに流す」という表現はしません。正しくないか、もしくは不十分だからです。その理由は、本書を読み進めていただければ分かるはずです。

※ただし、むくみがひどいとか、状態が回復しない時は、腎臓や心臓の病気の可能性が考えられるので、クライアントには検査をするようにおすすめしています。

＊水はどこへ行く？（スリミングと代謝について）

田んぼの溜まった余分な水は、用水路を通って、川へと流れていきます。では、人間の身体に溜まっていた余分な水分は、どこへいくのでしょうか？

そう、尿として身体の外へ出て行くのですね。

成人の1日の尿の量は、季節や男女差はありますが、1～1.5ℓくらいです。一回の尿の量は、200～400ccくらい。

その尿の量は、トリートメントを受けると確実に増えます。

トリートメント後は、継続してトイレに行きたくなり、いつもよりも多い量の尿が出ます。「この水は、どこから来たんだろう?」と驚きつつも、「全身から集まってきたのね」と納得してしまいます。

私は技術研修をする際に、前後で体重を量ることがあります。技術研修の間のたった数時間の間に2〜3回トイレに行くことがよくあり、研修後に体重を量ると、だいたい0.6〜0.8kgは減っています。

水は4℃の時、1cc＝1gなので、計算すると約700ccもの尿が出たことになります。

午後にトリートメントを受けて、その日の夜に14回もトイレに行ったクライアントもいます。他にも、尿の色が濃くなることや、久しぶりに受けると茶色っぽくなるとフィードバックしてくれる方もいます。

こうしてむくみの原因となっていた余分な水分（＋毒素）が、尿と一緒に身体の外に出ていくので、必ずと言ってよいほど体重が減少します。

でも、これで「やせた」というのは、誇大広告と同じ。脂肪が燃焼していないのですから。

では、モダンリンパドレナージュにスリミング効果がないかと言えば、そうではありません。

皮下組織にたくさん溜まっていた水が、トリートメントによって身体の外に排出されると、今まで水があった所はどうなっているでしょうか？

細胞と細胞の間にあった水（むくみの水分）が減ることで、細胞と細胞の間の距離が縮まってきます。想像できますか？

簡単に説明すると、細胞の近くには、細胞に必要な栄養素を運んだり、老廃物を受け取る毛細血管や、リンパ管があります。これらの距離が近づくと、仕事が潤滑にできるようになります。これが代謝の促進につながるのです。

イメージとしては次のイラストのような感じになります。

○むくんだ状態が続くと上手に代謝が行えない

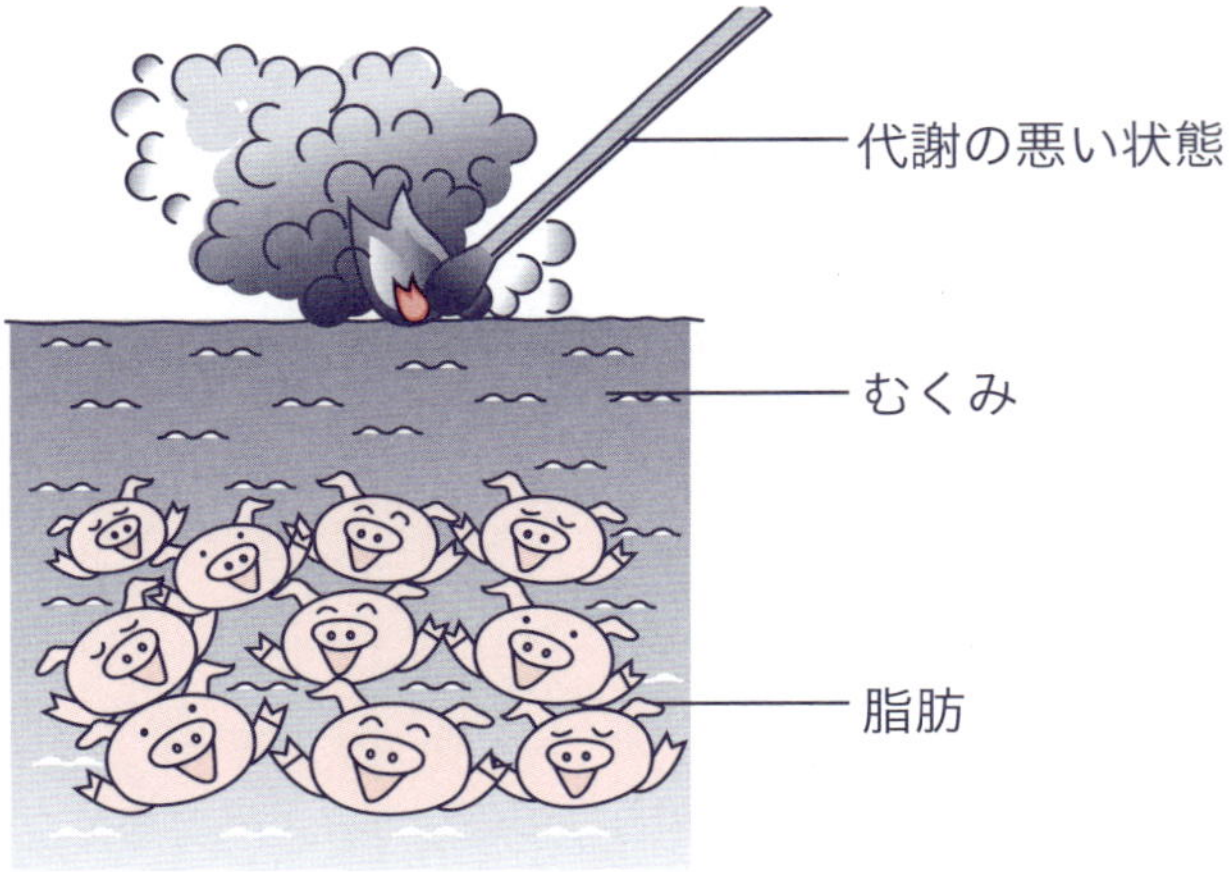

○むくみが取れると、代謝がしやすい状態になる

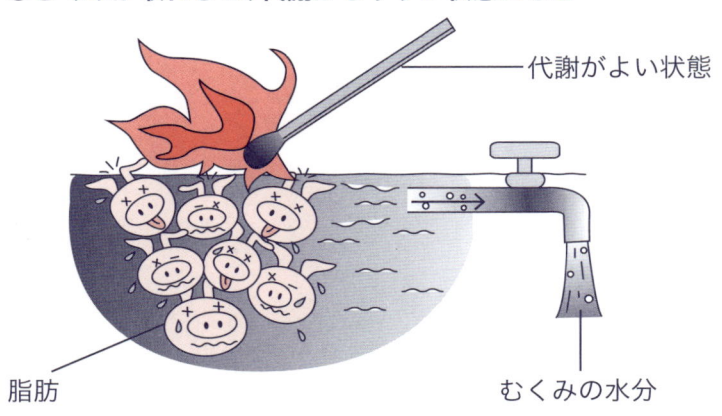

Column

小顔でやさしい顔になる

私たちのトリートメントを受けたトップモデルさんたちは、いつも顔の変化に驚いているそうです。

トリートメントを受けると、顔のむくみがとれて、目が大きくなったり、ほほがすっきりして小顔になります。

筋肉の緊張をほどきつつ、むくみをとっていくので、確実に小顔になり、ほほやこめかみの辺りがリフトアップして、ぐっと若返ります。

続けていけば、代謝や免疫力を高く保てるので、肌の調子も良くなります。

受けた方は、こうした効果に驚いてくれますが、その他に「顔の表情がやさしくなること」も、効果としてあげたいところです。

トリートメントの後は、皆さん、顔がリラックスして、柔和な表情に変わります。本当ですよ！　目全体のカーブが丸くなって、鼻筋の緊張がとれ、くちびるもリラックスするようで、左右のバランスが整います。

これは、皮下組織の老廃物を取る時に、筋肉と筋膜の緊張もほどくことで生まれる結果だと考えています。

私は、トリートメント後のクライアントのお顔を拝見するのが、大好きです！　私までやさしい気持ちになれるのです。

＊水の流れを守れ（水を流し続けることが大切）

田んぼが水浸しになった場合、稲の健康を守るためには、余分な水を用水路から流さなければいけません。次は、その用水路のお話です。

田んぼには上流から水が流れ込み続けています。実際には、川の上流や山の方で降った雨が、川になって流れ、田んぼを潤しているわけです。

身体の場合、毛細血管から漏れだした水が、皮下組織へと溜まっていきます。その量、全身で一日に約20ℓ。この水を静脈とリンパ管が受け取るのですから驚きますね。

身体には全身の水分バランスを保つ機能が備わっていますが、毛細血管に戻る水分量はほぼ一定で、柔軟性がありません。ですから、水分が多くなっても大量の水分を排除することはできません。

そこでリンパ管が活躍します。普段、リンパ管への吸収はあまり活発ではありませんが、皮下組織に水分が多くなると、回収する水分量を増加させ、身体の水分の量を一定にするように働くのです。

リンパ液を排出する技術が有効なことが分かりますよね。

そして、用水路（リンパ管）の流れが悪くなるだけで、皮下組織が水浸しになってしまうというのも分かってもらえるかと思います。だからこそ、用水路の保全が大切なことなのです。

実際の用水路は長く使っていないと、ゴミや土が溜まって、使えなくなってしまいます。

これは川の流れでも同じです。上流の流れが悪くなれば、下流の水量が減り、そのまま水量が減ってしまうと川幅が狭くなって、やがて枯れてしまうのです。

水量が少ないということは、流れが弱いということでもあります。流れが良かったころであれば、石や流木も押し流すことができたかもしれません。でも、水量が減ってしまった今、その力はなく、石や流木が溜まっていくでしょう。川はもっと流れにくくなってしまいます。

水の流れを枯らさないためにどうしたらいいのでしょうか？　川も用水路もリンパ管も、水の通り道を保つために重要なことは一つです。そう、それは「水を流し続けること」です。

いつもスムーズに水分が流れていれば、リンパ液の通り道が存在し続けます。この水の道を通して、病原菌や老廃物を水と一緒に流すことができ、免疫系も機能できるのです。

モダンリンパドレナージュを定期的に受けることで、体液の循環を滞りなくすることができるのです。

＊水の流れを清流に！（エイジングは細胞がエネルギーを失うこと）

さて、身体を満たす水分は、老化に深く関わっています。細胞と細胞の間にある水分は、酸素や栄養素などの運搬をサポートする役目があります。そして、老廃物を乗せて下流へと流れていくのです。

この水分が、サラサラに流れる清流のようだったら、よい状態で細胞たちに運搬されていきます。しかし、汚水でドロドロに濁った水なら、酸素も栄養素も、細胞にきちんと届けられませんね。そうなると細胞は、元気がなくなって、病気になったり、老化を早めてしまいます。

モダンリンパドレナージュWORLDでは、サメはリンパ管、ブタは脂肪などオリジナルの表現で解説（詳しくは106ページでご紹介します）

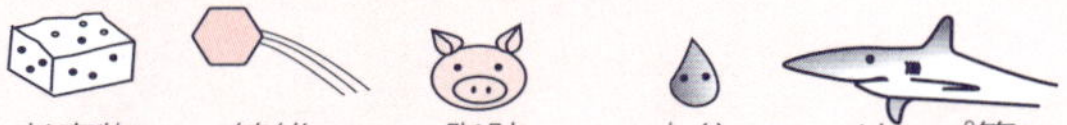

○皮下組織をじっくりながめてみましょう！

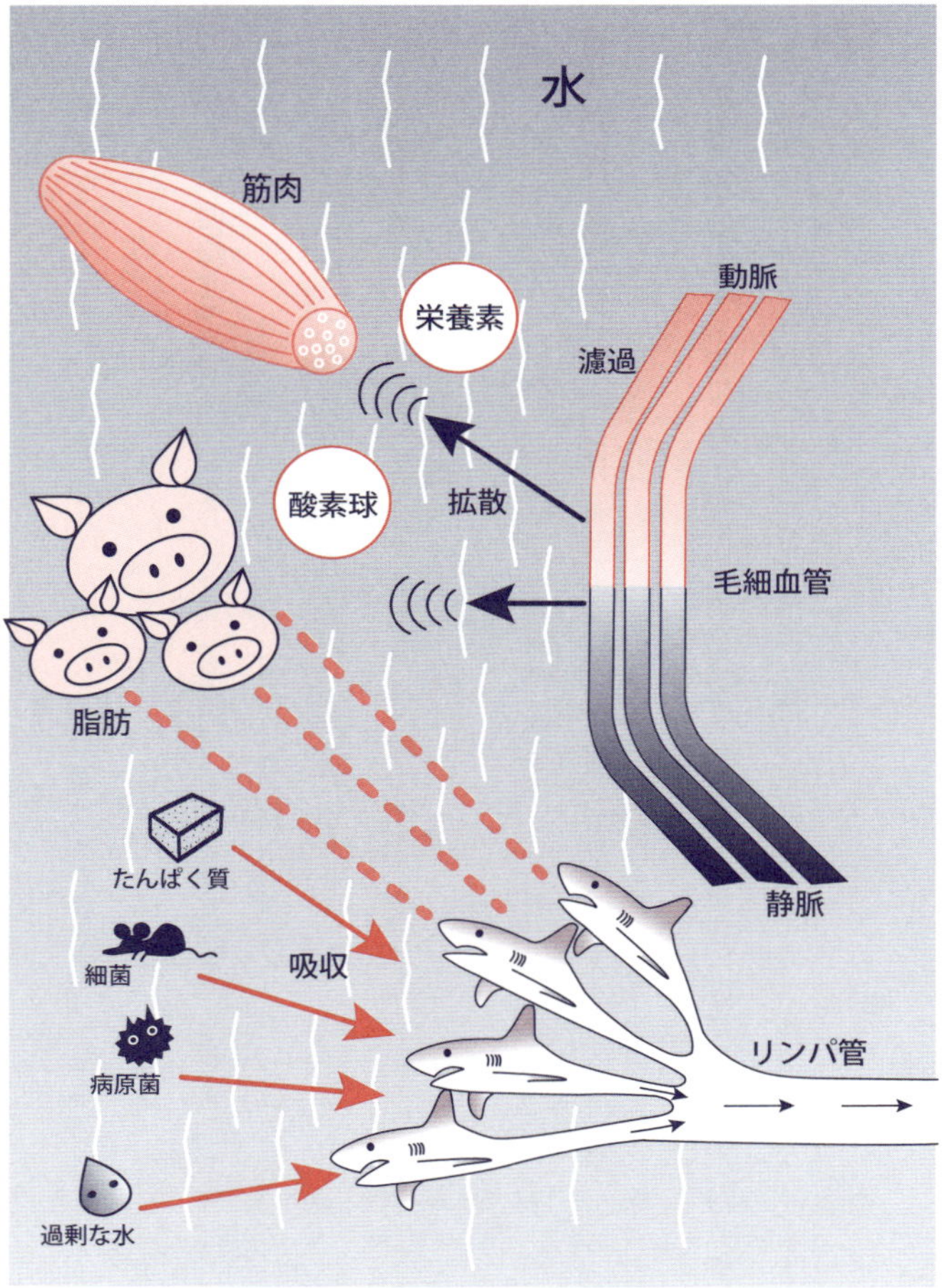

老化を遅らせ、健康に生きるためには老廃物や毒素を
定期的に排出することが大切

老化（加齢）は、身体の細胞が使い古され、エネルギーを失ってしまうことです。細胞が疲れてしまい、自分で再生や修復ができなくなってしまうのです。

エイジング（加齢）は避けられない自然現象であるとはいえ、多少遅らせることはできます。老いに抵抗する、老化を防止するということ――つまり、アンチエイジング＝抗加齢ですね。

＊水の流れを守ること（アンチエイジングとインボルーション）

エイジングというと、まず外見から気づかされることが多いと思います。しわが増えたり、肌の張りがなくなって、何となく老けていくことが、いやでも見えてきます。そして風邪がなかなか治らずに長引いてしまうとか、体力がなくなってきたと感じるとか、骨折しやすくなるなどの内面からのエイジングサインが、遅れてやってくるようです。

私もそうでした。35歳を過ぎた頃から、肌の張りがなくなってきた！と感じ、少しずつ加齢というものを意識するようになりました。誰にでも訪れること＝焦ってもしょうがないと、受け入れるようになり、次に、「健康なまま年をとりたい！」と願うようになりました。20歳代では、まったく考えなかったことでした。加齢と共に、精神的にも成長するものなのですね。

さて、肌の張りがなくなるという現象の裏では、いったい何が起こっているのでしょうか？若い人の肌は、弾力性があって、皮膚表面やその下の皮下組織や筋肉を構成している線維は、たっぷり水を含み、柔軟性もあります。

ところが、年齢を重ねていくうちに、線維は、やせてもろくなって、水分を十分に含むことができなくなってきます。

線維を構成している細胞も、周囲の細胞も年をとってしまうからです。その結果、しわが深くなったり、肌がたるんでしまうという、非常にショッキングな現実に、ジワジワと直面するのです……！

このように、身体の組織や器官などが縮小することを、萎縮と言います。アロマプレッシャースクールでは、この「萎縮」のことを「インボルーション」といいます。

細胞たちに栄養と酸素たっぷりの水を与えられれば、老化を遅らせられるはずです。逆に、老廃物だらけの水に浮かぶ細胞たちのことを考えると……。怖い話です。

また、リンパドレナージュは、T細胞・B細胞・NK細胞・マクロファージなどの免疫細胞を活性化し、数を増殖させます。免疫系全体の働きが高まり、病原菌などと戦える力が強くなり、風邪などの感染症にも、かかりにくくなります。つまり免疫力が強くなるということですね。これもアンチエイジングです。

アロマプレッシャーには、現代を生きる私たちにとって、とても役立つ技術や知識が集められているのです。

＊皮膚の下に水がある（モダンリンパドレナージュは筋肉までのアプローチ）

前の節で、肌の話が出てきましたので、ここで人間の皮膚の構造の概略をつかんでしまいましょう（97ページ　皮膚の構造とリンパ管　参照）。

皮膚には、表皮、真皮、皮下組織の層があり、その中にもいくつもの層が重なっています。

そして皮下組織には、脂肪細胞組織が豊富にあります。

筋肉は、筋膜という膜に覆われていて、その中に筋肉があり、骨にくっついて私たちの身体を動かしています。

この構造をお布団に例えてみましょう。

上から、掛け布団（表皮・真皮）、ブランケット（皮下組織）、シーツ（筋膜）、敷布団（筋肉）です。

一般的にむくみは、皮下組織の浅いところで起こります。

皮下組織の浅いところには、水分がたくさんあり、リンパ管の約70％〜80％は、ここにあります（詳しくは、後の章で解説します）。

朝起きた時のお布団の状態を想像してみて下さい。寝る前と同じように、シーツやブランケットが、ピシッっとシワがない状態で目覚める人はいないですよね。

この乱れたお布団状態を皮膚だとすると、シワができているがために、そこにある水の流れが悪くなることも想像できますよね。

これをホテルのベッドメイキング状態にすることで、循環の妨げになることを減らすのです。

これにはもう一つ次の段階があります。

今、朝起きた時の乱れたお布団を例に、人間の皮膚について解説しました。朝起きた時の、掛け布団やブランケットは乱れています。

では、シーツや敷布団どうでしょう？

これもやはりヨレたり、歪んだりしているはずです。今のたとえ話で言えば、シーツや敷布団は、筋肉です。筋肉もたくさんの細胞からできて、水分もあります。筋肉細胞から出される老廃物や水分もあります。

肩がこった時、肩の筋肉をギューッと押したり、ほぐすと気持ち良くなりますよね。でもこの時、筋肉から老廃物が皮下組織へと出てきているのです。ちょうどスポンジを押した時の感じです。

もう一度、一日中歩いて、クタクタになったふくらはぎのことを思い出してください。表面を撫でるだけよりも、筋肉までアプローチした方が、格段に脚が軽くなります。

ということは……、中で起こったことが違うということです。

表面のむくみだけをケアする通常のリンパドレナージュと違い、モダンリンパドレナージュは皮下組織よりもさらに深いところ＝「筋肉までアプローチ」して疲労物質や老廃物をドレナージュ（排出）できます。

これもモダンリンパドレナージュの特徴と言えます。もちろん、ギュウギュウと押すのとは違うテクニックです（技術を紹介している章の中の背中では、深くアプローチする方法を紹介していますので、トライして下さいね）。

むくんでいたふくらはぎを、トリートメントの前後で計測すると、５㎜～１㎝くらいは減り

○人間の皮膚構造とリンパ管

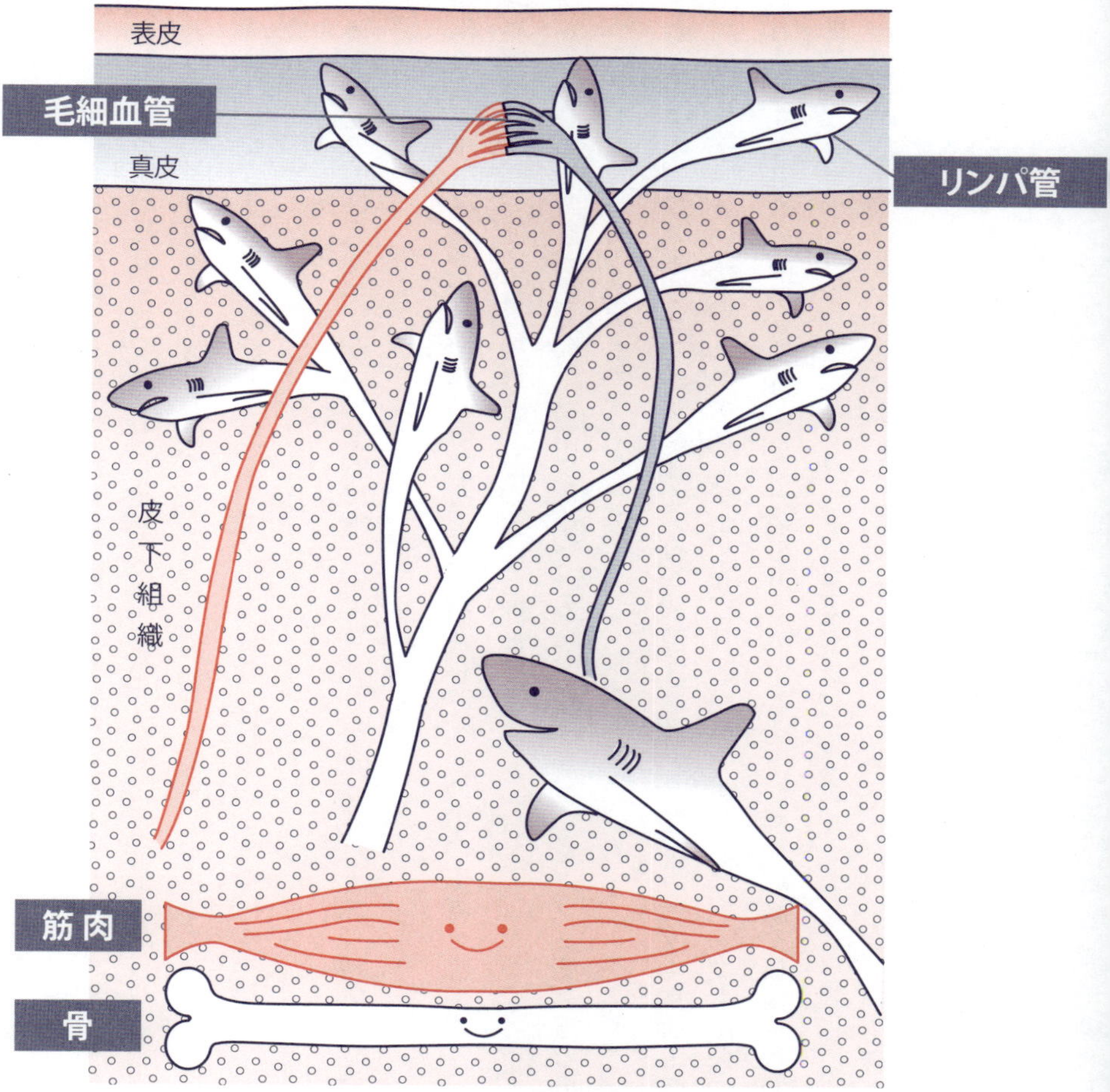

皮膚には表皮、真皮、皮下組織の層がある。真皮には毛細血管、リンパ管が存在している。モダンリンパドレナージュでは、皮下組織よりもさらに深いところ、筋肉までアプローチして疲労物質や老廃物を排出させる。

ます。脚の重さやだるい感じがずっとラクになって、軽く感じられます。

肩のこりからくる頭痛であれば、肩から首にかけての緊張をほぐしながら体液の循環を良くすることで、不調が軽減することもよくあります。肩などの筋肉の緊張性からくる頭痛は、仕事や生活習慣に問題があり、慢性化している場合が多くあります。

私のように交通事故の後遺症や、激しいスポーツでむち打ちのような症状を持っている人も同様です。

仕事を変えるのは大変ですが、習慣的にトリートメントを受けることで、随分良くなるはずです。

腹部のトリートメントは、便秘の解消などにもつながり、腸の中の毒素を排出するので、これも喜ばれますね。他にも、やけどや傷の治癒も促進しますし、むくみ、セルライト、肌のトラブル、全身の疲労感、生理痛、物事に集中できない、眠りが浅いなど、さまざまな問題の改善について十二分に期待できます。

私は、モダンリンパドレナージュに出合う前に、ヨーロッパやアメリカでも勉強してきましたが、身体の深い層から丁寧にアプローチするリンパドレナージュには、一度も出会ったことがありませんでした。ダニエル先生からモダンリンパドレナージュの理論や技術を教わった時に、非常にエキサイティングしながら学んだことを覚えています！

そして、学びは、今も続いています！

＊解毒（＝デトックス）とは何でしょう？

アンチエイジングと並ぶ、リンパドレナージュの代名詞と言えば、「デトックス＝解毒」ですね。この「解毒」という言葉、ずいぶん乱用されていますが、具体的にどういった作用を指しているのかが明確ではない方が多いように思えます。

アロマプレッシャーでは、デトックスを次の二つに分けて考えています。

①ソフトデトックス

お茶や水を飲むことで組織液の体積を増やして排尿・排便を促す。あるいはスポーツやサウナなどで発汗を促す方法。お茶によるデトックスティーは、主に大腸に働きかける消化器系へのお掃除であり、腸の中で毒素が発生するのを減らすものだと考えています（ただし、下痢を起こさせるお茶は、体力のない人、お年寄りにはおすすめできません）。

②セルラーデトックス

体液の循環を促進し、肝臓や腎臓などの機能によって、体内で発生する有害な物質を分解・無毒化し、体外へ排出する作用を助ける方法。ソフトデトックスに比べ、セルラーデトックスの方が、細胞レベルで解毒を促すので、「深い」デトックスだと表現できますね。

細胞（＝セル）が活動し、代謝が行われると、その結果老廃物が作られます。この老廃物や病原菌を、そのままにしておくと、細胞膜の炎症を引き起こします。

すると、細胞のガスの交換や代謝が潤滑に行われなくなり、細胞が弱っていきます。細胞がダメージを受ければ、当然老化が進んでいきます。

つまり細胞の周りの水に溜まった毒素を、リンパ管へ送り、リンパ節や肝臓・腎臓で解毒し、排出するプロセスを助けるのが、モダンリンパドレナージュの手技です。

有毒な物をきっちり「解毒」するところまでやってこそ、「デトックス」と言えるのではないでしょうか。想像してみて下さい。全身の皮下組織に漂っている毒素や病原菌を！

すぐにでもリンパ管に流し、リンパ節で無毒化しながら、身体の外に排出したいですよね！


これが私たちの考える「深い」レベルでのデトックスです。

さらに、抗菌作用や排出を促す作用のあるクリニカルアロマセラピーオイルを使用することで、相乗効果も期待できます。

洗車とモダンリンパドレナージュ

ちょっと頭を休めましょう！

あなたが愛車を洗う時、ザッと水をかけるだけでＯＫでしょうか。

いいえ、それではこびりついた脂汚れは取れませんね。

脂汚れを取るには洗剤を使い、汚れたところをスポンジでキュッキュッとこすりますよね。

そして、水をかけて拭いてワックスをかける。

モダンリンパドレナージュは、スポンジの代わりに手を使います。滞っているところは、キュッキュッとするのと同様に、角度なども変えながら、隅々の汚れもチェックして、水の流れや、汚れを溶かす洗剤と同じような役目をしてくれるリンパシステムの働きを促進します。

ボディには、クリニカルアロマセラピーオイルがコーティング済みです。
最後にお掃除を促進するようにクライアントには、たくさんの水を飲むように伝えます。

＊セルライトとむくみ（セルライトの原因はむくみである）

これまでの説明で、主に皮下組織に水が溜まっていることが、むくみという症状であることは分かりましたね。

このむくみを放置すると、大変なことになってしまいます。皮下組織にある細胞が変異してしまうのです！　そう、それがセルライトです。

セルライトといえば、ふとももや二の腕によく見られる醜い皮膚のデコボコです。ひどくなると、立っているだけでも、皮膚のデコボコが見えてしまい、美しくありません。

セルライトの原因を、太って脂肪がついているから、と思っている方が多いのですが、それは直接的な原因ではありません。

毛細血管から漏れた体液は、組織液として細胞が働くための栄養分や酸素を届けます。通常、この組織液は循環して戻り、バランスが取れているものです。

しかし、このバランスが崩れた時、皮膚というカバーの下で水が大量に溜まってしまいます。これがむくみでしたね。

このむくんだ状態や代謝が悪い状態が続くと、皮下組織内に老廃物やたんぱく質成分が増えて脂肪細胞や皮膚を構成している線維などと絡まり、塊を作り始めます。これがセルライトで

○むくみを放置すると細胞が変異しセルライトができる

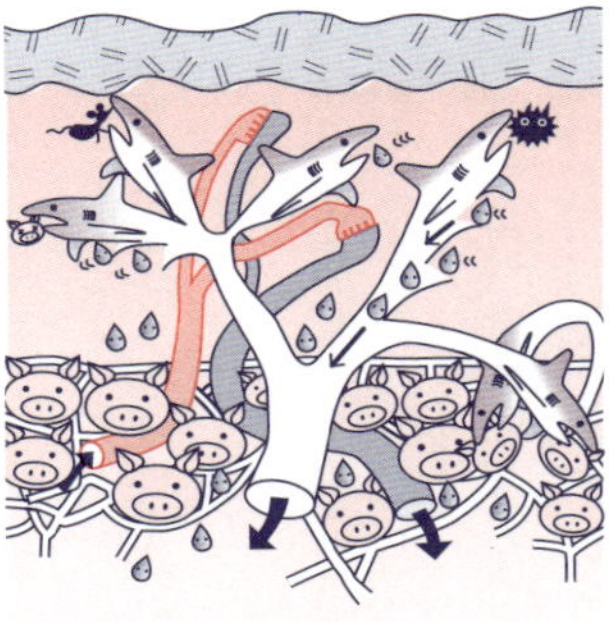

セルライト第1ステージ

毛細血管から漏れた体液は、組織液として細胞が働くための栄養分や酸素を届け、老廃物や過剰な水分は、リンパ管や毛細血管が回収している。このバランスが崩れると、皮下組織に水が大量にたまりむくみが生じる

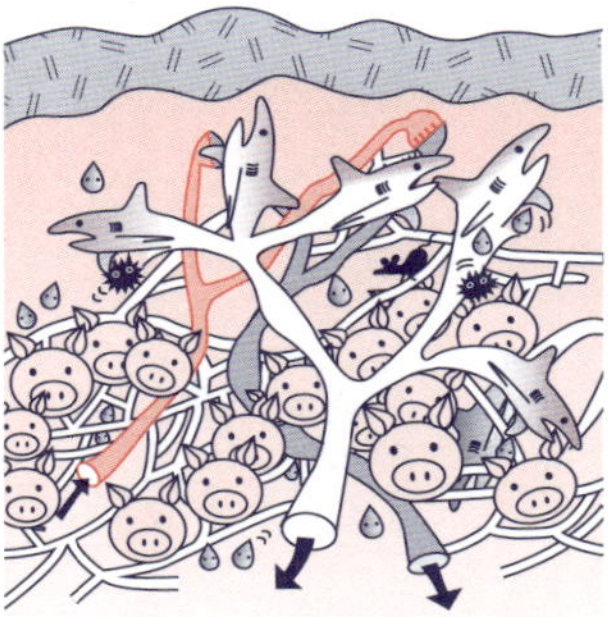

セルライト第2ステージ

皮下組織の脂肪細胞が肥大し、毛細血管や水の通り道（リンパ管）を圧迫、水分の流れを妨げている。立っているだけでもセルライトが見える状態

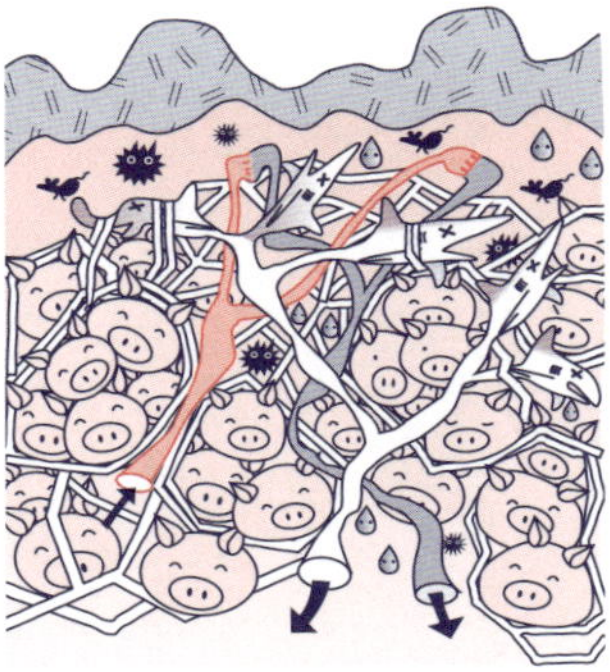

セルライト第3ステージ

コラーゲン線維などが固まり、老廃物やたんぱく質成分が絡まって塊（セルライト）がさらに肥大化している。どんな姿勢でも、ほぼセルライトが見える状態

す。

この環境が悪いままの状態が続くと、皮下組織にある脂肪細胞が肥大し、毛細血管や水の通り道（リンパ管）を圧迫して、さらに循環を妨げ、セルライトの塊が大きくなったり、数が増えてしまうことにつながります。

先ほど皮膚の構造をお布団で例えました。掛け布団の下にあるブランケットの形が、崩れたり、折れ重なったりして、ところどころ厚みが変わると、掛け布団だけ整えても下のデコボコが見えますよね。ちょうど、セルライトのデコボコが、皮膚の外から見て分かるのと同じです。

＊水の流れを妨げるものは？（濾過《ろ》と吸収《か》のアンバランスから起こるむくみ）

むくみには、さまざまな原因があります。

リンパ系、心臓、腎臓の問題、薬、高血圧、塩分を多く摂る食生活、無理なダイエット、ボディスーツのようなきつい下着をつける、運動不足、仕事などで長時間同じ姿勢（座ったまま or 立ったまま）女性はホルモンの影響を受ける生理の前などでもむくみます。

細胞間液の量は、「毛細血管からの水分の濾過」と「リンパ管と毛細血管での吸収」でバランスが取られています。64ページのイラストを見て下さい。

バランスが取れていれば、むくみが起きることはありません（①）。

このバランスが崩れた状態としては、

②毛細血管からの水分の濾過が普通より多く（高血圧、薬、暑さなど）、水分の吸収が少な

○Body water balance（体の水分バランス）

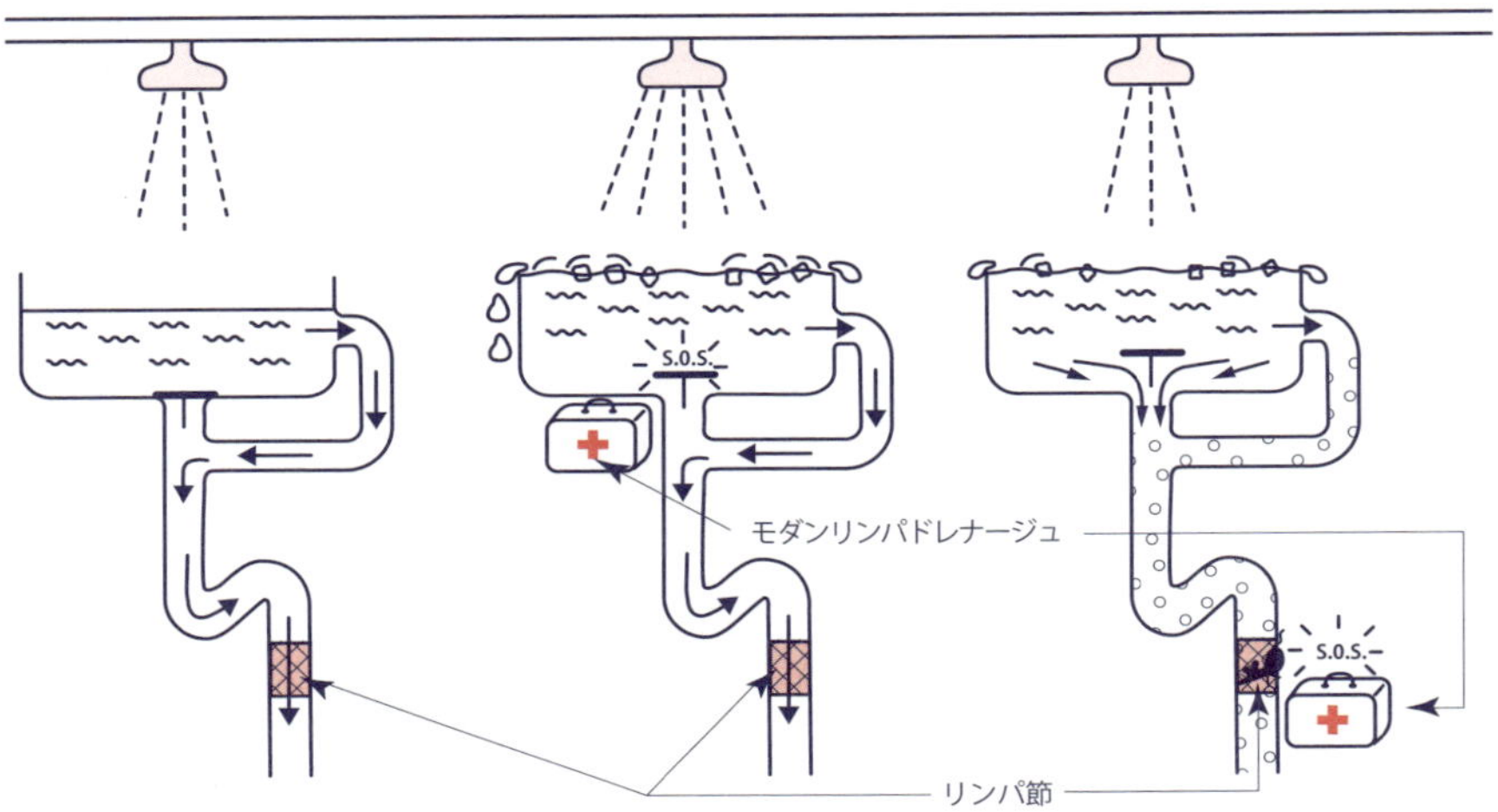

①細胞間液の量は、「毛細血管からの水分の濾過」と「リンパ管と毛細血管での吸収」でバランスが取れていれば、むくみが生じることはない

②毛細血管からの水分の濾過が普通より多く、水分の吸収が少ない場合

③毛細血管からの水分の濾過は普通だが、水の吸収が極端に少ない場合。
バランスが崩れた状態については、モダンリンパドレナージュなど正しい技術によるトリートメントで改善できる

い（リンパシステムが弱い、静脈に問題がある）場合。
③毛細血管からの水分の濾過《ろか》は普通だが、水分の吸収が極端に少ない（リンパ節がよく働けない、もしくは損傷を受けている。放射線治療、手術、フィラリア、腫瘍など）場合。
②、③ともに、適切な知識と技術をもってトリートメントを行うことで、改善に向かいます。
※乳がん・子宮がん・前立腺がんなどの病気で、腫瘍と一緒に近くのリンパ節を切除したり、放射線療法の後遺症で、腕や脚に、むくみ（リンパ浮腫）が生じることがあります。これは放置すると細菌感染になることもあるほど、深刻なむくみです。③のケースです。リンパシステムのバランスを保つためには、定期的なリンパドレナージュを受けることが有効ですが、日常生活の中でできることもあります。いくつか上げておきましょう。

●（正しいやり方なら）セルフマッサージ。
●スクワット、ひざを上げて歩く（骨格筋を動かし、リンパ液の流れを促進）
●むくみケア用・弾性ストッキングの着用（最近ではドラックストアにもありますね）
●デスクワークの人は、脚を乗せる台を置く
●食事：塩分を摂り過ぎないようにして、カリウム・マグネシウム・タンパク質を摂る（カリウム：バナナ、りんご、アボカド、焼き海苔。マグネシウム：アーモンド、ごま、海草など。タンパク質：肉、魚、大豆製品などの水分を排出させる食品）
●入浴：長湯できる熱くない温度でゆっくりと身体をあたためる
●筋肉、特に脚の筋肉をつける（筋肉の量が増えると基礎代謝があがる）

＊皮下組織をリハビリする（シクソトロフィー・ジャングルカット・ポンピング）

皮膚表面のすぐ下、皮下組織の水分へ手技でアプローチして、体液に流れを作ることが重要なことは分かって頂けたかと思います。

ここでセラピストの皆さんに知ってもらいたいのは、「皮下組織にある水分には抵抗がある」ということです。

このお話をすると、「皮膚の下の水に抵抗があることなんて、考えたことなかった！」と驚かれることがあります。

お風呂でも、海でも、水に抵抗があることは、考えてみれば当たり前ですよね。それが身体の中のこととなると、なぜかそれを忘れてしまうのは、不思議なことです。

さて、水の抵抗と一口に言っても、その水の濃さ、溶けているもの、温度によって、その抵抗は大きく変わってきます。

清流の水はサラサラと流れますが、はちみつはドロッとしてなかなか流れません。水の上にスプーンを置くとすぐに沈んでしまうのに、はちみつの上に置いても容易には沈みません。これが「抵抗」です。

では、私たちの身体の中の水分はどうでしょう？　よく水分が少なく流れの良くない血を「ドロドロ血」と言って、動脈硬化や心筋梗塞などの原因として話題にされるので、セラピストや健康に関心のある方であれば、馴染みのある言葉でしょう。血液の中には、さまざまな物質が溶け込んでいて、物質が増えたり（コレステロールなど）、水分が少なくなれば、粘りけが強くなります。「動きが鈍い」と言い換えてもいいでしょう。

体液もこれと同じです。さまざまな成分が溶けていて、その濃度によって抵抗が変わります。

循環がよい状態であれば、少ない抵抗で流れてくれます。

しかし、流れが滞って皮下組織に老廃物をため込んだままでいると、とうぜん濃度が濃く、抵抗も強いのです。

しかも、体液は温度が低くなると、ますます抵抗が増します。はちみつが冷えると硬くなることを想像してください。はちみつで想像がしづらければ、冷蔵庫で固めるゼリーでもいいでしょう。冷えると体液はますます動きが鈍くなるのです。皮下組織に水を抱えた状態（むくみ）と、冷え性はおおいに関係していることが分かりますね。

こうしたドロドロになった体液を流すには、テクニックが必要です。モダンリンパドレナージュでは、「シクソトロフィー」に着目し、トリートメントを行っ

○水の抵抗は濃度、温度により異なる

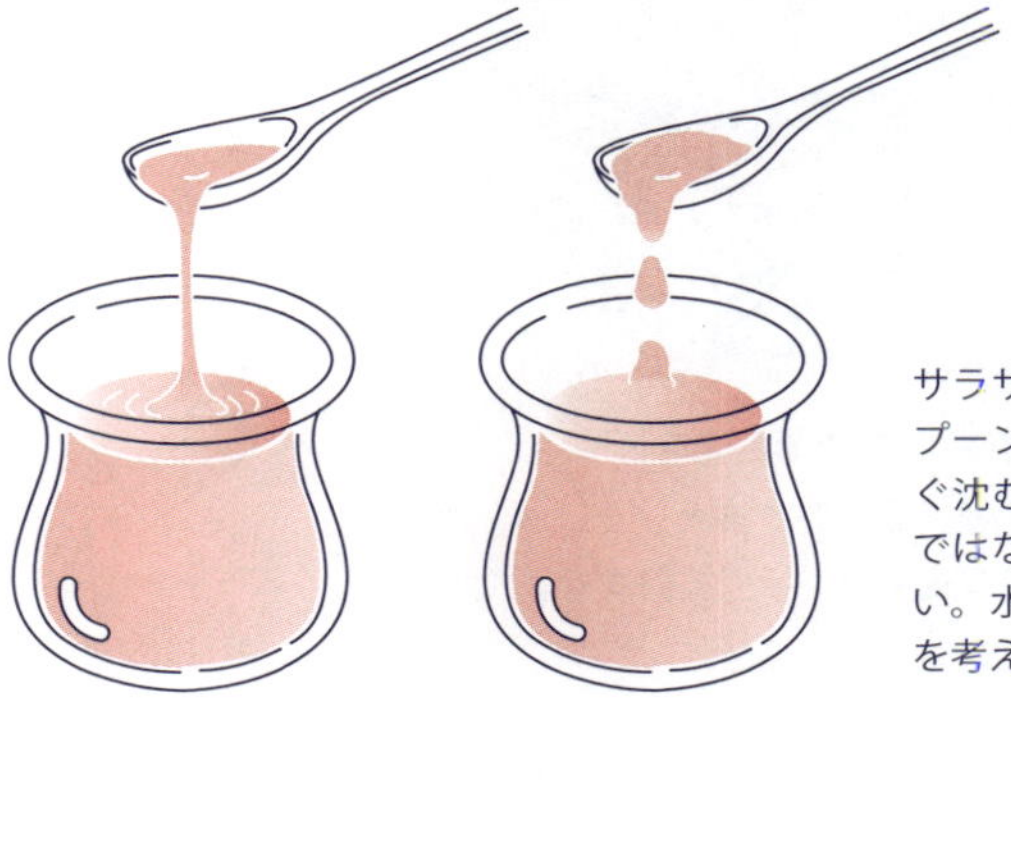

サラサラした水にスプーンを入れるとすぐ沈むが、はちみつではなかなか沈まない。水の抵抗の違いを考える。

ていきます。さらにシクソトロフィー効果を高めるために排出や循環を促すクリニカルアロマセラピーオイルを使用します。

「シクソトロフィー」とは、液状化現象というと分かりやすいでしょうか。

たとえば、「振って飲むゼリー飲料」があります。飲む前に振ることで、缶の小さい口から砕けたゼリーが流れ出てくる、あの不思議な飲み物です。これも「シクソトロフィー」です。

ゼリー状になった液体を流すには、いったん細かく崩すことです。ひとかたまりになったゼリー飲料はそのままでは缶の口から出てきてくれませんが、かたまりを崩せば流れますよね。

特別なテクニック「ジャングルカット」

また、皮下組織が滞って密集している状態には、「ジャングルカット」という特別なテクニックを使います。

皮下組織の線維に、老廃物などが絡まった状態

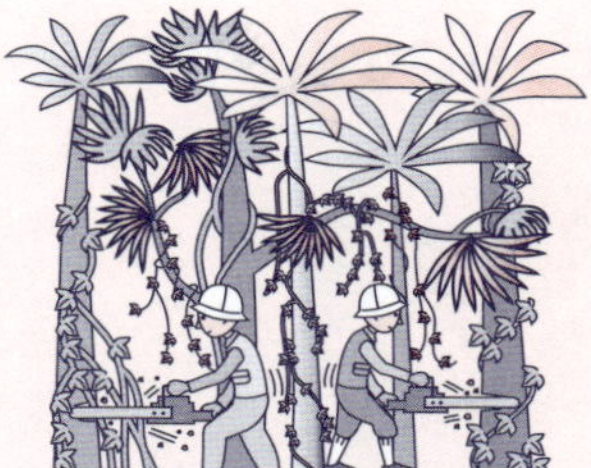

皮下組織の老廃物を
刀で切っていくイメージを
「ジャングルカット」と言います。

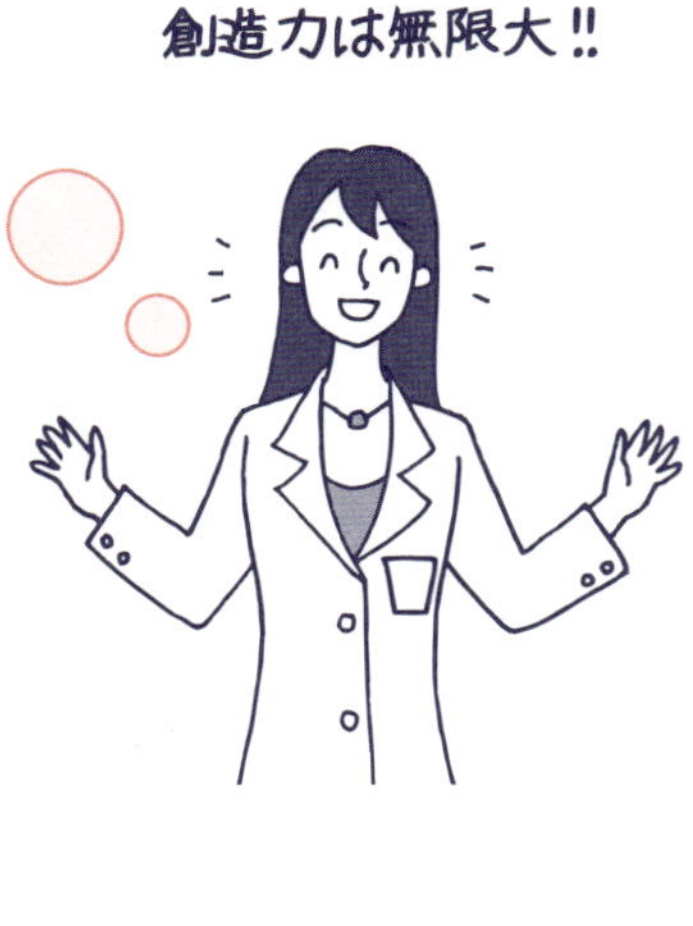

を「ジャングル」に見立て、それを刀で切っていくようなイメージです。

「ポンピング」は、むくみを取り除くテクニックで、手のひらも使って複雑な動きで皮下組織の老廃物や過剰な水をリンパ節の方に流します。技術のページで紹介しているので参考にして下さい。

実際にはこれ以外のテクニックも使い、皮下組織を健康な状態にしていくのですが、こうして溜まった水分や老廃物をトリートメントで流してあげることで、そこに新しいキレイな体液が流れ込んできます。その水から栄養と酸素を受け取って、細胞たちは元気になるのです。

＊体内の水の抵抗が減ると循環がスムーズになる（きれいな海で魚が生きるには）

水の抵抗は少ないほうが、水の流れは速くスムーズになります。これは体内も同じ。

想像力を逞しくして思い浮かべてください。普

○水の抵抗が少ない方が流れは速い

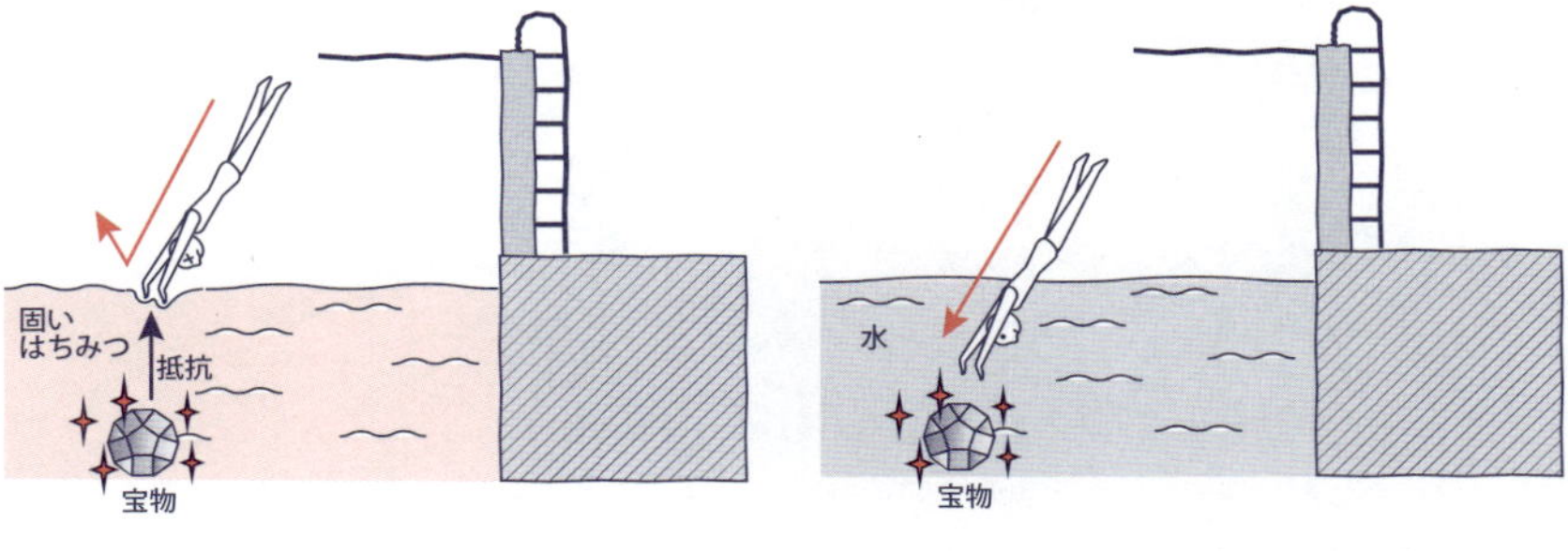

普通の水に飛び込むのと、固いはちみつに飛び込むのでは、宝物に到達する速さが異なり、水の抵抗が少ない方が、先にゲットできる。

通の水に飛び込むダイバーと、固いはちみつのプールに飛び込むダイバー。どちらが先に底に到達して、宝物をゲットできるのか？　当然、固いはちみつは抵抗がありすぎて、なかなか移動できないでしょう。普通の水のプールなら簡単ですね。

　血漿は毛細血管から染み出るようにして出ていき、酸素や栄養を細胞に届けます。抵抗が少なく、体液がスムーズに流れれば、酸素や栄養は早く細胞に到達します。そして、細胞から出た老廃物や二酸化炭素は、その場に留まることなく素早く去ることができます。

　水の抵抗が、いかに代謝に影響するかが分かりますね。

　細胞は、私たちの体内の海に住む、一つの生命体だというお話をしました。

　そんな魚たちを、冷たく淀《よど》んだ水に住まわせるのか、あるいは温かく澄んだ水に住まわせるのか。どちらがよいかと聞かれれば、誰もが後者を選ぶはず。温かく澄んだ海で、元気に暮らす魚たち……。そんなイメージが湧いてきます。

○汚れた水と、澄んだ水で泳ぐ魚はどちらが幸せ？

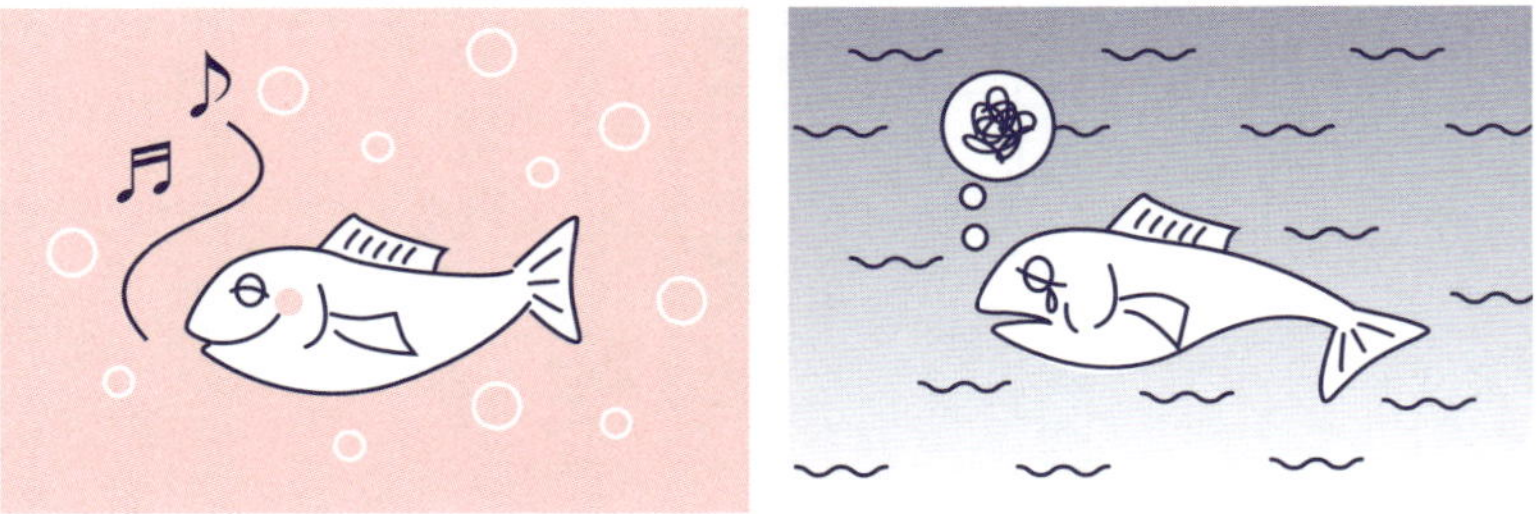

体液がスムーズに流れれば酸素や栄養が早く細胞に到達する、
魚もそんな澄んだ水に暮らしたいはず

QUESTION!!

質問を読んで、該当すると思われるアルファベットを全て選んで下さい。

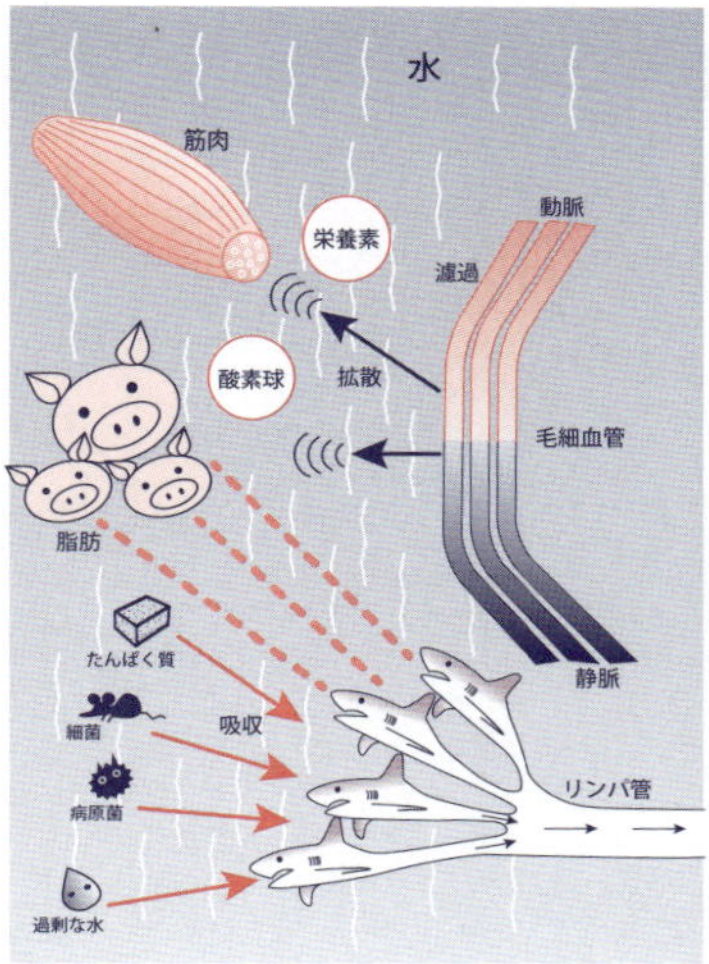

Q1.酸素球が、毛細血管から筋肉に向かって旅をしています。この時…。

A　水が固いハチミツだと、酸素球は早く移動できる。

B　水がサラサラだと、酸素球は早く移動できる。

Q2.皮下組織中の老廃物、脂肪・タンパク質・細菌・病原菌・水の吸収について。

A　水が固いハチミツだと、早くサメに吸収される。

B　距離が短いと、早くサメに吸収される。

C　水がサラサラだと、早くサメに吸収される。

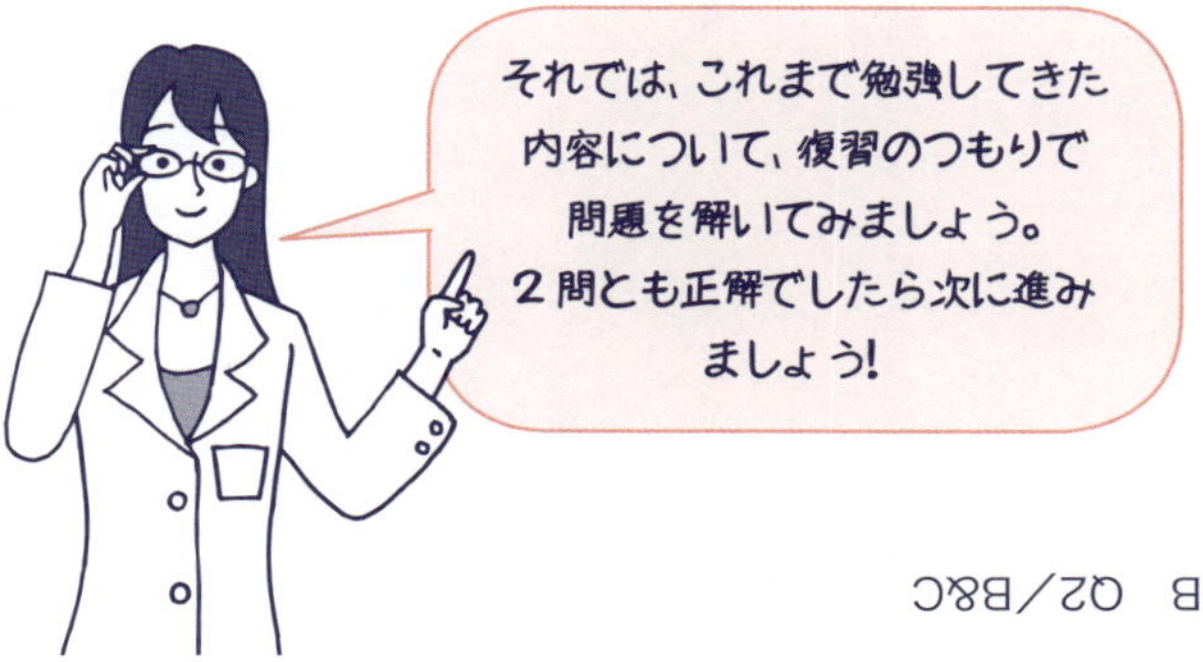
それでは、これまで勉強してきた内容について、復習のつもりで問題を解いてみましょう。2問とも正解でしたら次に進みましょう!

答え
Q1/B　Q2/B&C

意外に思われるかもしれませんが、「痛み」という事に関しても、モダンリンパドレナージュでアプローチすることができます。

私が通常トリートメントをする時は、アロマプレッシャーの他のテクニック、フィジカルセラピーなども組み合わせていますが、痛みを軽減できたクライアントを多く見ています。

＊痛みを押し流す（トリートメントと神経の関係）

「痛みを流す」というと分かりづらいですか？　では、「体内の発痛物質を体液と一緒に流す」と言い換えてみましょう。ここまで読み進めていただいた方なら、それがモダンリンパドレナージュの手技に関連することが分かりますよね。

手を何かにぶつけた時に感じる痛みは、触覚（痛点）で感じた情報であり、その情報は脊髄を介して脳へと伝わり、私たちに認識されます。

その後で、ぶつけた手が損傷していると、今度はそこから発痛物質（ブラジキニンやヒスタミンなど、痛みを与える化学物質）が発生し、これも痛みとして脳へ伝わります。

現代社会では、「悩みはまったくない！」という大人が珍しいように、「どこも痛いところがないわ」という人には、なかなかお目にかかることはありません。最近は子どもも、何かストレスや痛みを感じているようです。

腰や首、肩、背中の痛みを伴った筋肉のこり、頭痛（偏頭痛）、生理痛、胃痛、むくみや冷えによる痛み（特にひざから下）、病後の全身の倦怠感と痛み、といった慢性的な痛みを抱えて生活している人は大勢います。以前に比べれば私も元気なのですが、頸椎付近に発生する痛みや時々やってくる偏頭痛から完全に解放されることは、一生ないだろうと思っています。

慢性的な痛みは、人をうつ病にすることもあるほど苦痛です。痛いものは、本当に痛いのです。こうした慢性的な痛みは、発痛物質が体液に存在している限り、脳に痛みの信号を送り続けるようです。

そんな時もモダンリンパドレナージュの手技の出番です。体液を循環させ、発痛物質を流し、排出させる手助けは、痛みの軽減につながり、炎症も減っていくでしょう。

すると、休まることなく痛みを感じていた人にとっては、「気持ちが落ちつく」状態が訪れるようです。身体の中から得られるリラックスこそ、本当の深いリラックスだと思います。

「交感神経」と「副交感神経」

痛みとトリートメントの関係を考えるに当たって、他に重要な視点があります。それは、交感神経と副交感神経についてです。

脳が痛みを認知すると、交感神経が活発になります。

交感神経は自律神経の一つで、活発に活動している時や、ストレスを受けている時の神経です。アドレナリン、ノルアドレナリンの分泌を促し、血圧を上昇させたり、瞳孔が開いたりして、活動に都合のよい状態を作ります。交感神経が「闘争の神経」と言われる由縁です。

副交感神経は、交感神経と反対の神経（拮抗神経）です。

またの名を「休息の神経」。リラックスしている時に働く神経で、消化活動を高めたり、消耗した体力を回復して、生きていくためのエネルギーを充電する神経です。

本来は、両方がバランスよく働くべきなのですが、現代人のライフスタイルは交感神経が優位になりやすく、多くの人が身体のバランスを崩しています。

そうした状況に加え、先ほどお話ししたように、慢性的に脳に痛みが送られ続け、深いリラックスを得られていない人も多い状況だと言えます。

「副交感神経」を働かせるにはトリートメントが有効

それでは、副交感神経を働かせるには、どうしたらよいでしょうか？

答えは、シンプル。気持ちが落ち着く状態をつくってあげればよいのです。

手技によるトリートメントは、手によって作られる「触覚」の感覚です。皮膚が受け取る感覚点は、痛点が約２００万個、触点+圧点が約50万個、冷点約25万個、温点約30万個あります。私がトリートメントをする時は、触点、圧点、温点を刺激し、よいメッセージを脳へ送ることを意識しています。

だからこそ、強すぎる痛いトリートメントは逆効果になり得るので、気をつけたいのです。

モダンリンパドレナージュの手技によって、発痛物質や老廃物が取り除かれ、常に感じていた苦痛が和らぐと、開放感が得られて、心もリラックスします。

心がリラックスすると、脳にα波が発生します。するとβエンドルフィンが分泌されます。これは幸福感を得たり、苦痛を取り除く時に多く分泌されるホルモンです。

さらに、ゆったりとした音楽や、心地のよい香りも活用できますね。

○心地良さと痛みが中枢神経に伝達されるプロセス

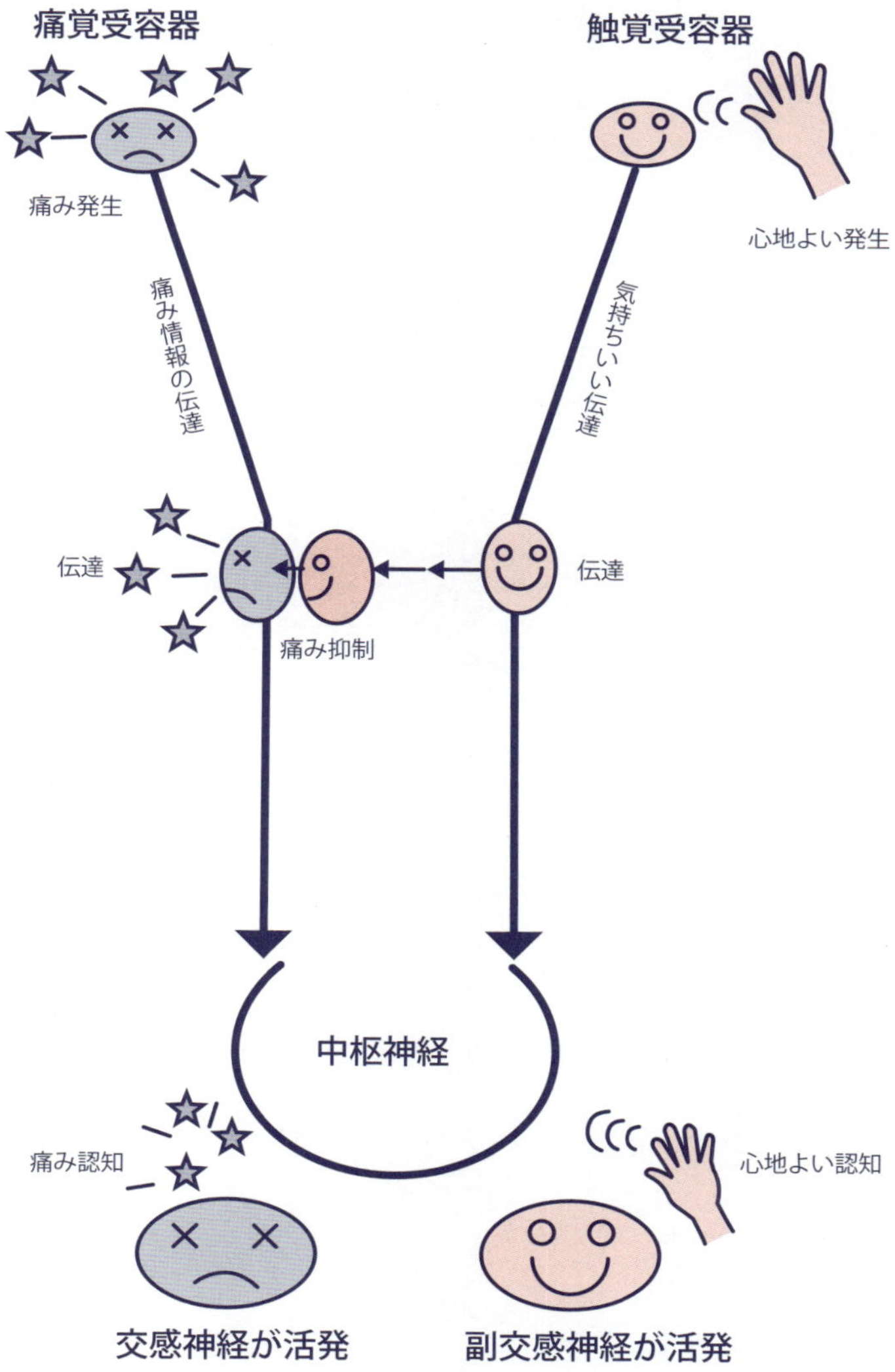

脳が心地よさを認知してくれれば、副交感神経が活発になります。

「1／fゆらぎは脳波のα波を優位にする」

そして、もうひとつ。不定期なリズムの刺激が脳に伝わると、脳が痛みを認知するのを妨げるそうです。「1／fゆらぎ」という言葉を聞いたことがありませんか？

心がやすらぐ音楽や、波の音、ろうそくの炎は、1／fゆらぎです。

1／fゆらぎは、脳波のα波を優位にします。神秘的だと思いませんか？

心拍にも、1／fゆらぎがみられるそうです。心拍がそうなら、リンパ液も同じように、1／fゆらぎのリズムで流れていると、私は考えています。

ダニエル先生は、授業の中で、いつも、「Feel！」（感じて！）と、生徒さんに言います。

「目をつぶって、手で感じましょう！」と。

手技の手順ばかりに気を取られていないで、

「クライアントはどう感じているだろうか？」

そして「自分は何を感じているか？」

「それを感じようとしているか？」

〝それを感じよう！〟

このようなピュアな感性も、私たちセラピストにとって大切なものです。

こうしたモダンリンパドレナージュの働きもあって、がんを克服された方のサポートもしました。

体内に薬の成分が残留していることや、放射線治療で受けた身体のダメージからくるのでしょう。病院に定期的な検査に来るように言われているが、全身がひどくだるい、髪の毛はまだ生えてこない、気分も落ちてしまう、とその方は仰います。

そこで私たちのトリートメントを受けてもらうと、「しばらく楽になる」と仰ってくださいます。

それは、体液の循環を助ける効果に加え、むくみの軽減とデトックスや今説明したようなリラックス効果があるからなのだと思います。そうした方の治療のサポートも、私たちの役割として精一杯していきたいと考えております。

2章【ADVANCED 上級】

モダンリンパドレナージュ
リンパシステムの解剖生理学

Aromapressure Advanced Anatomy and physiology of Lymph System

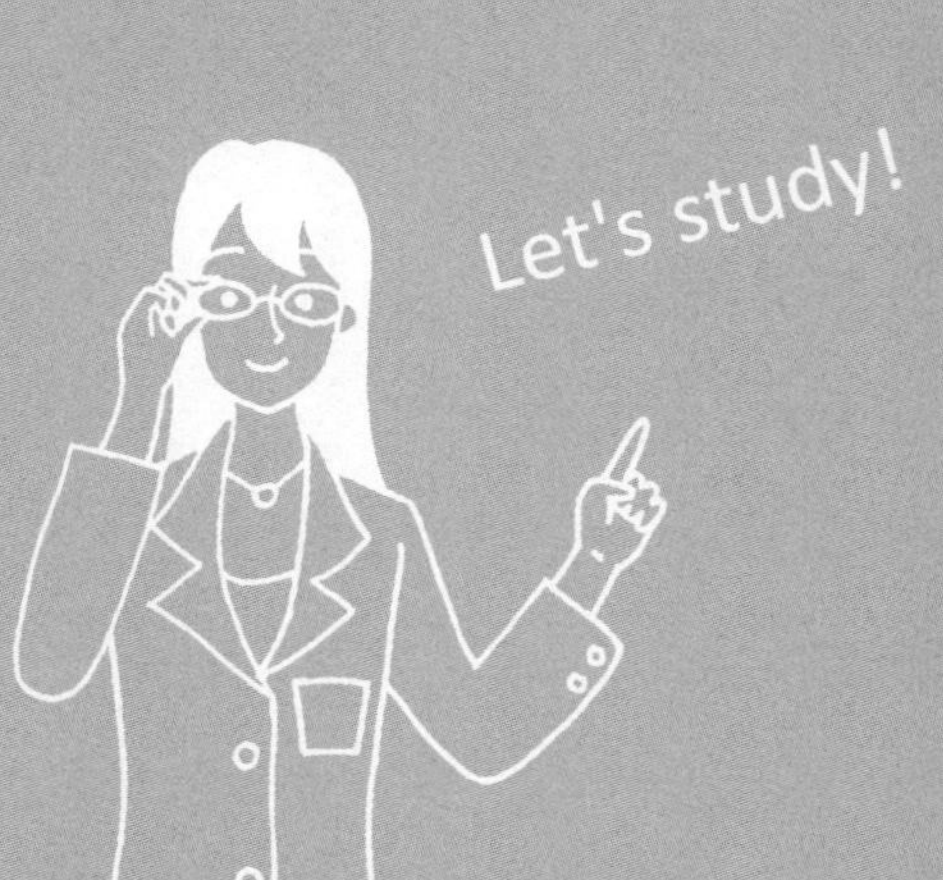

アロマプレッシャーの上級リンパシステムにようこそ。

この章は、アロマプレッシャーのスクールで教えているリンパシステムの解剖生理学の授業から、セラピストに知ってほしい特に大切な内容を選び、順を追って説明しています。シンプルな構成になっていますが、内容は上級レベルです。

まずは、リンパ管と血管の流れを把握しましょう。
↓
次に組織の基本を学んでいきます。
↓
リンパ系についての流れを確認します。
↓
リンパ系に付随する、さまざまな組織について学んでいきます。

基本的な流れは、以上のようになります。

理解しやすいようにイラストを多く使っているので、初心者、中級者、プロフェッショナルの方、どなたにも楽しく読み進めてもらえると思います。

復習の必要があると思う方、また初心者の方はリンパ管と血管の流れから読んで下さい。

それではスタートしましょう！

身体の基本構造の復習

＊身体に存在する「管」、リンパ管と血管

人間の身体には、全身に管状の器官が分布しています。

「管状って何？」と思われる人もいるかもしれませんね。

一番分かりやすいのは「血管」で、もう一つが「リンパ管」です。

血管は当たり前のようですが、血液が流れている管です。けれども、「リンパ管」というものがどのようなものなのかは、あまり詳しく知られていないようです。

最近は、「リンパマッサージ」といった言葉も知られるようになってきてはいますが、「リンパ」とは、何となくは知っていても、「リンパ管とはどんなものか、よく分からない」というのが、大半のようです。

このリンパ管も血管と同じように、全身に網目のように存在しています。リンパを知って頂くために、まず全身の「リンパ管ＭＡＰ」と「血管ＭＡＰ」を見ながら、身体に流れる「管」をビジュアルでイメージしてみましょう。

○リンパ管の全身MAP

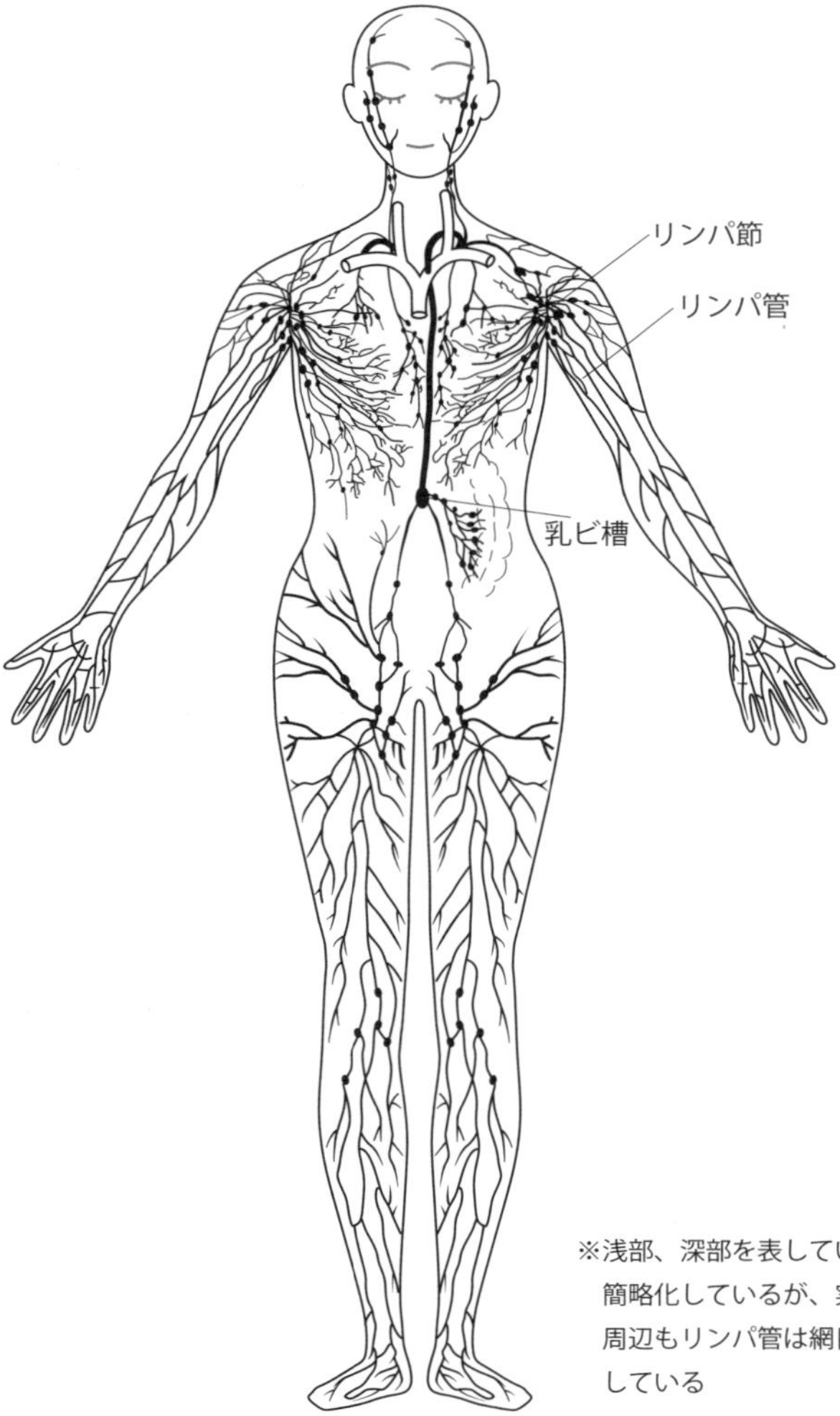

※浅部、深部を表しているため、簡略化しているが、実際は腹部周辺もリンパ管は網目状に存在している

全身に分布する管状の器官であるリンパ管は、イラスト図のようにはりめぐらされています。

このリンパ管の役割は、不要になった、たんぱく質や病原菌など、さまざまな老廃物を受け取り、濾過《ろか》と免疫機能によりきれいな状態にして血液循環へ送ります。太ももの付け根（鼡径《そけい》部）や、わきの下（腋窩）周辺に見られる小さな円は、リンパ節です。

リンパ管内を流れる液体を「リンパ液」といいます。

淡黄色の透明な液体をしたリンパ液は、リンパ節を通過する時、濾過されます。

リンパ節は、身体に対する異物や毒素を取り除く役目をしているのですね。

静脈とリンパ管は動脈とまったく逆方向に流れている

血液が循環する通り道である血管は、全身をめぐっています。

さらに、血管には動脈と静脈、毛細血管があります。

面白いことに、静脈とリンパ管は、動脈とはまったく逆方向に流れているのです。

ここでは、まず動脈と静脈についてふれておきます。

動脈

動脈は、心臓から送り出された血液を運ぶ血管で、酸素と栄養素を含んだ血液である、動脈血を全身の細胞に運んでいます。動脈は静脈と比べて、壁が厚く弾力性があります。

また、収縮と拡張という動きによって全身に血液を送るため、伸縮性のある丈夫な構造になっているのです。

○動脈のしくみ

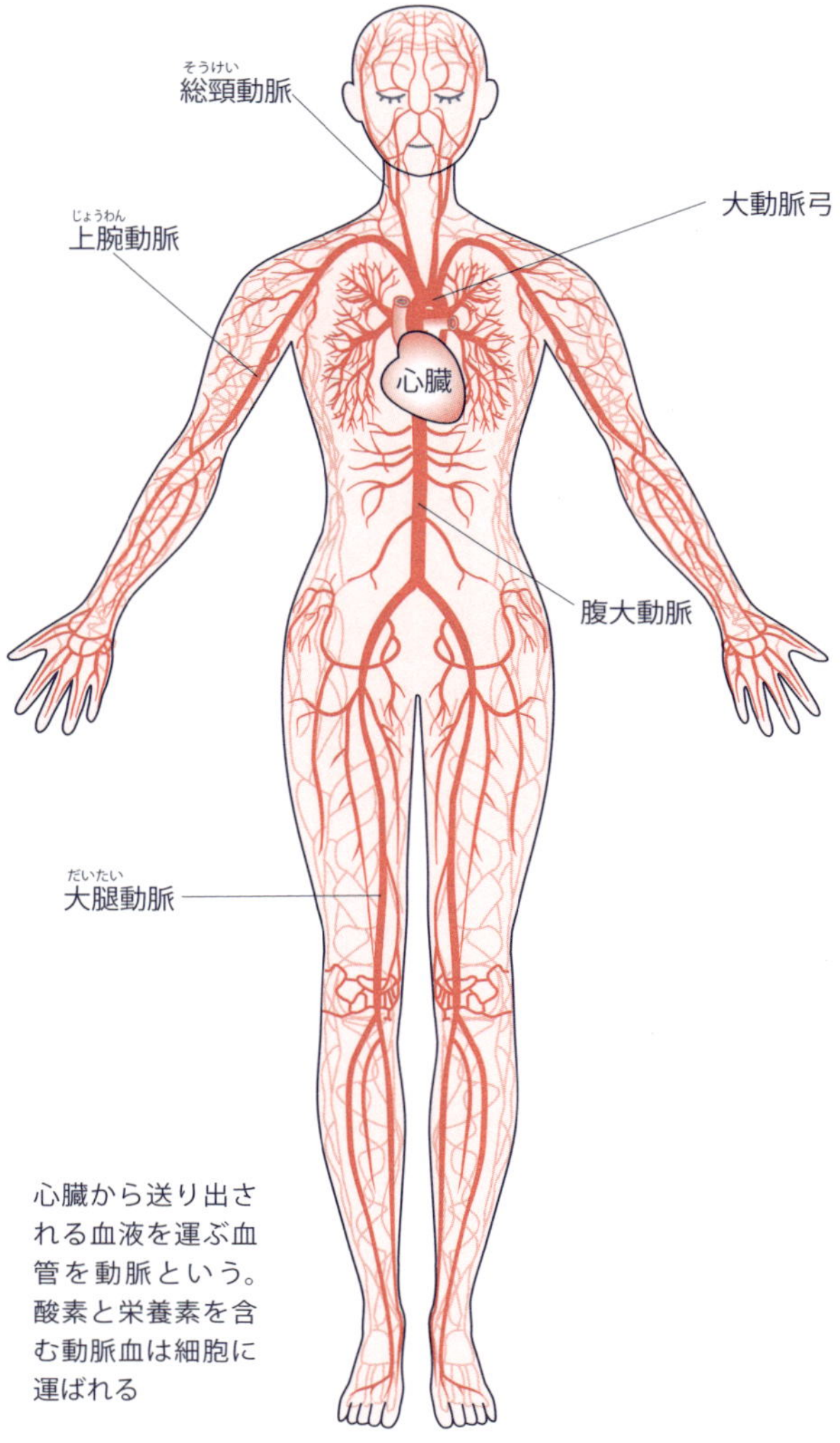

心臓から送り出される血液を運ぶ血管を動脈という。酸素と栄養素を含む動脈血は細胞に運ばれる

静脈

動脈によって運ばれた酸素や栄養素と引き換えに、二酸化炭素や老廃物を受け取り、心臓へ戻るのが静脈です。動脈が、大動脈から枝分かれして細動脈になるのに対し、静脈は細静脈が集結して大静脈になります。

つまり、太くなりながら心臓へ戻るのです。手足の静脈には、血液の逆流を防止する弁がついています。

○静脈のしくみ

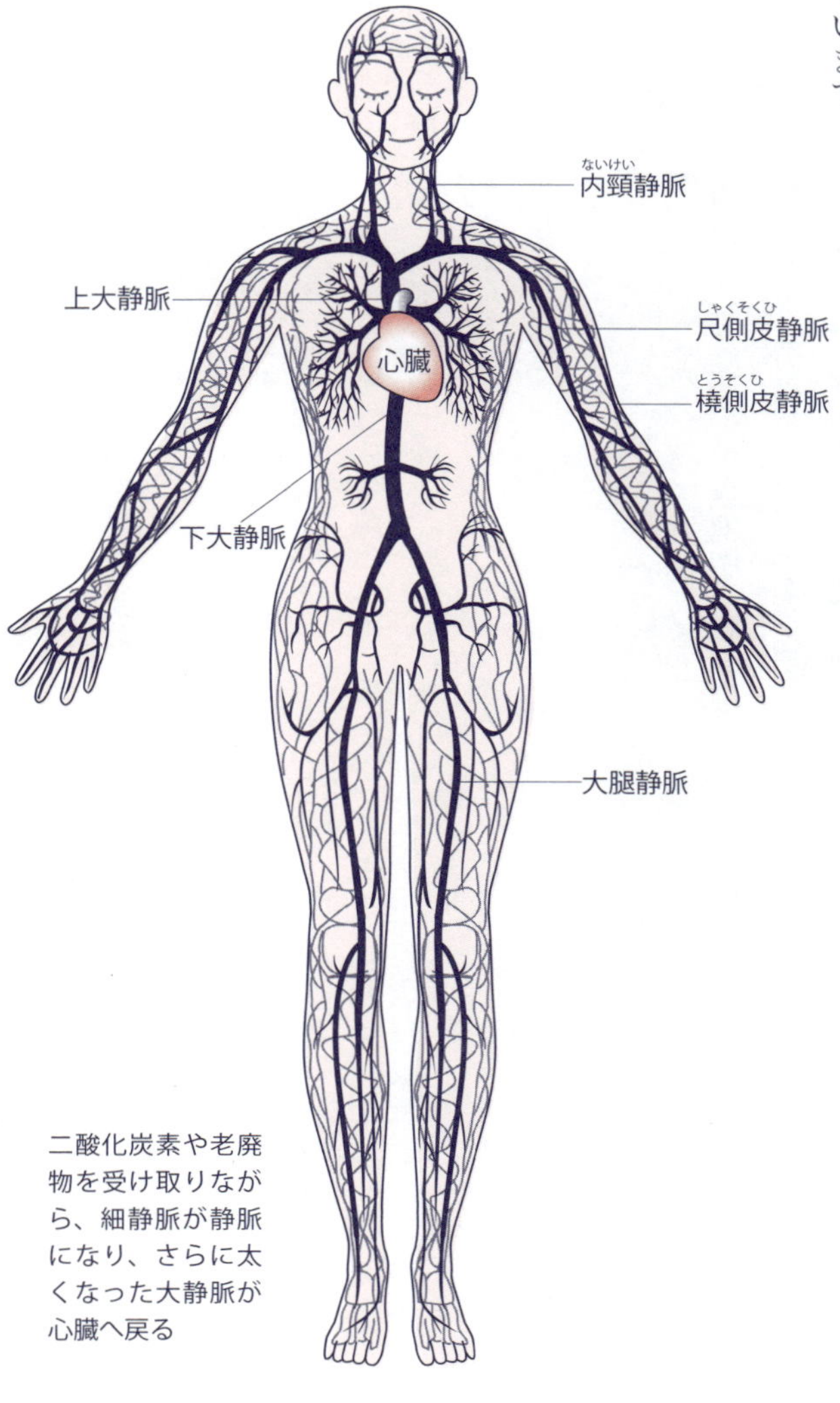

二酸化炭素や老廃物を受け取りながら、細静脈が静脈になり、さらに太くなった大静脈が心臓へ戻る

＊ひとつの細胞が、1個体に「解剖生理学的分類」

それでは、身体に存在するリンパ管と血管（動脈・静脈）の全身MAPを確認した後は、これらリンパ管や血管を解剖生理学的に分類すると、どの部分にあたるのかということを確認しましょう。リンパを知るための基礎知識となるので、分かりやすく説明していきますね。

私たちの身体は、細胞によって構成されています。

では、その細胞の数はいくつぐらいあるでしょうか。

何と、約60兆個もあるのです。

「細胞」とは

皮膚細胞、筋肉細胞、骨細胞、内臓細胞、脳細胞、神経細胞etc…、これらの細胞は、生物体を構成する最小単位で、分裂により増殖します。

はじめは一つの卵細胞が、受精すると分裂を繰り返し、増殖するのです。そして、同じ種類の細胞が集合して、目的に合った働きができるようになります。

増えた細胞は「組織」を作り、「組織」がまとまって「器官」になります。

そして、「器官」がまとまると、「器官系」になり、「器官系」が集まり私たちの身体＝「個体」になります。

日本では、一般的に「器官系」は、骨格系、筋系、循環器系、消化器系、呼吸器系、泌尿器科系、生殖器系、内分泌系、神経系、感覚器系の10分類されています。

それでは、「リンパ管」はどの器官系に分類されるのでしょうか。

答えは「循環器系」です。

「循環器」は、栄養物や酸素、老廃物の排泄を運搬するため体内を循環している「器官」のことで、心臓、血管、リンパ管、リンパ節、脾臓なども「循環器」に含まれます。

「器官」は、同じ目的をもって協力しながら機能します。このような「器官」が集合して「系統」を作ります。

心臓、動脈、静脈、リンパ管、リンパ節などが各「器官」で、一つひとつは「循環器」で、これらの「循環器」が集まり、「循環器系」になります。

そして、循環器系は「リンパ系」と「血管系」の2系統があります。

ぜひ覚えておいて欲しいのは、**リンパ系は、循環だけでなく免疫系に深く関わるすべての器官に影響する「免疫器官」でもある**ということです。

細胞の話に始まり、器官、系統とやや複雑な内容ですが、実生活にも役立つ基礎知識です。

ぜひ、頭の中で整理してみて下さいね！

それでは、分かりやすくイラストで見てみましょう。

細胞

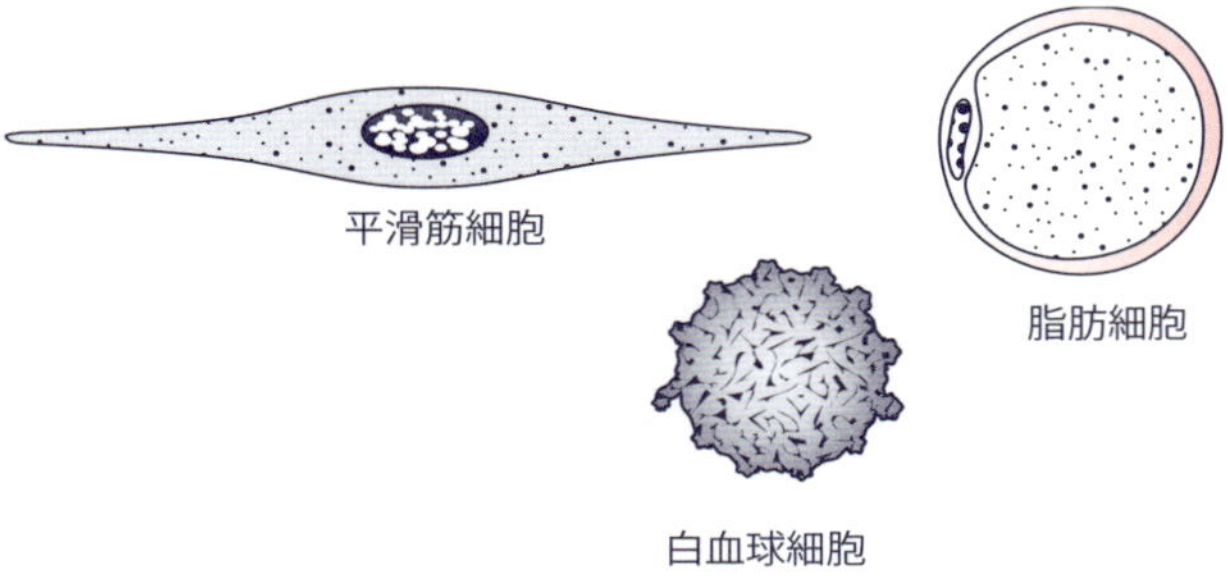

組織

細胞が集まると
組織をつくる

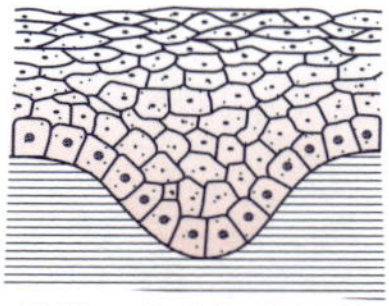
粘膜の上皮細胞組織

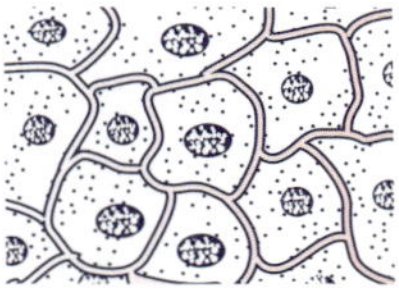
血管の内皮細胞組織

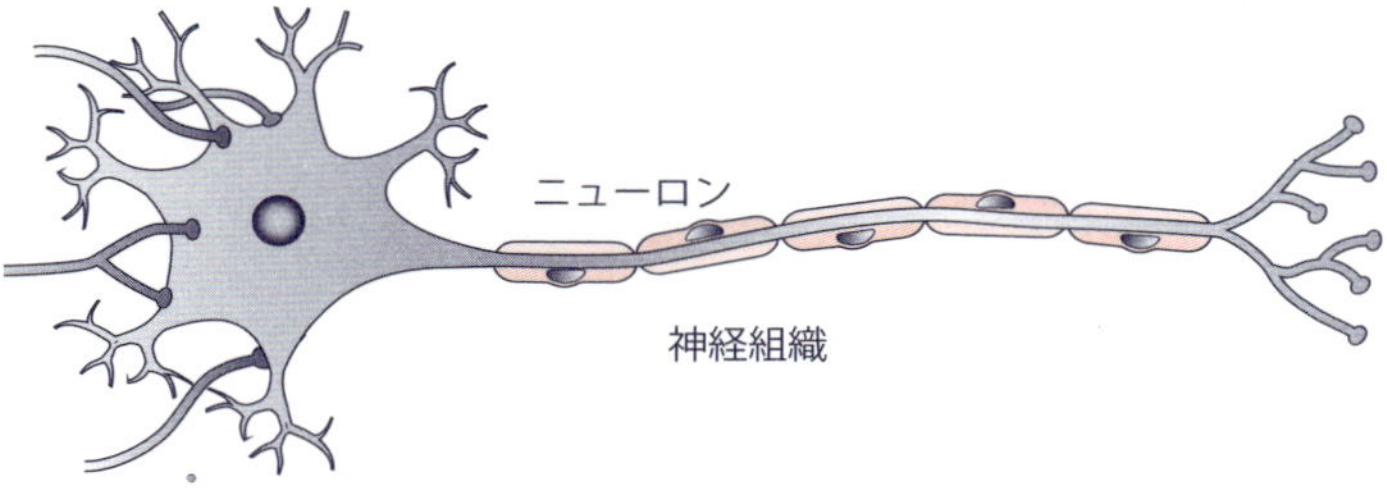

私たちの身体に

器官系が集まると１個体をつくる

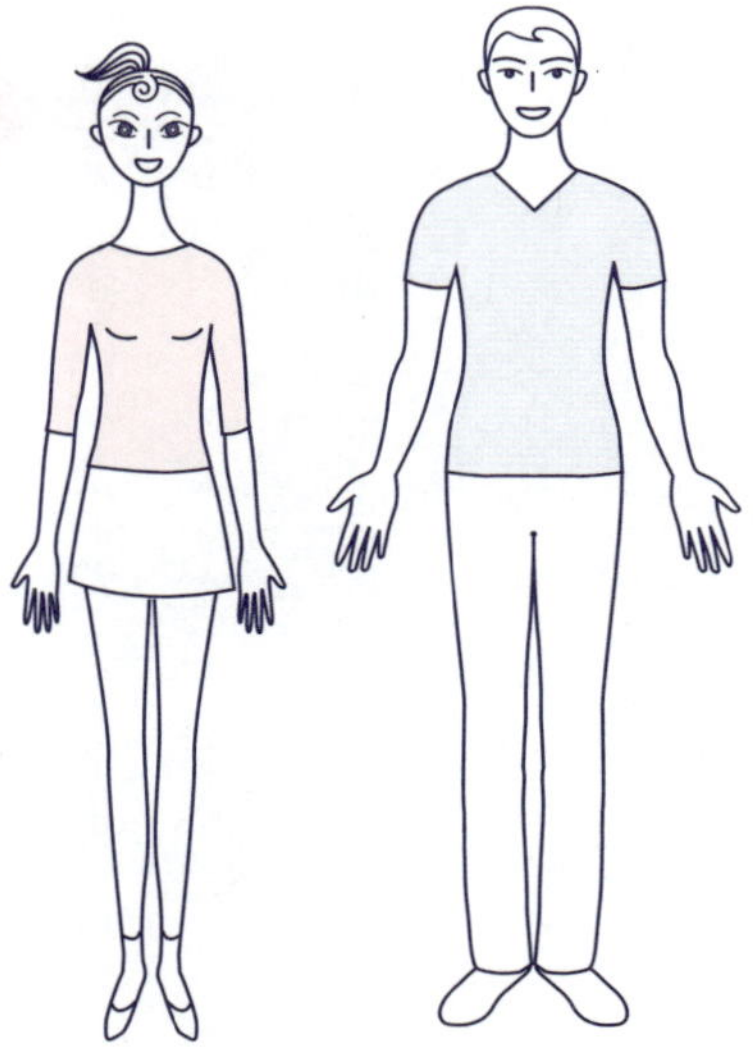

器官

組織がまとまると
器官をつくる

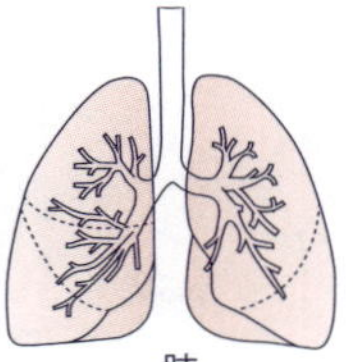

肺

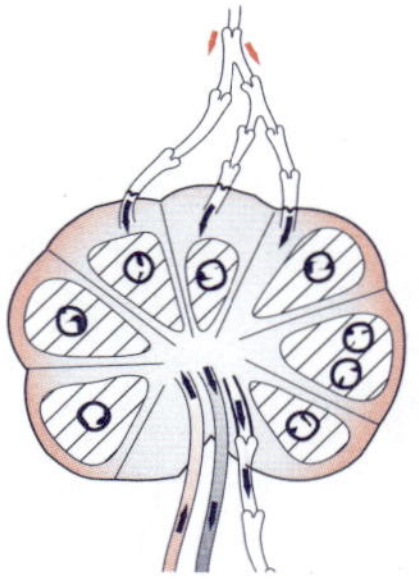

リンパ節

器官系

器官が集まると
器官系をつくる

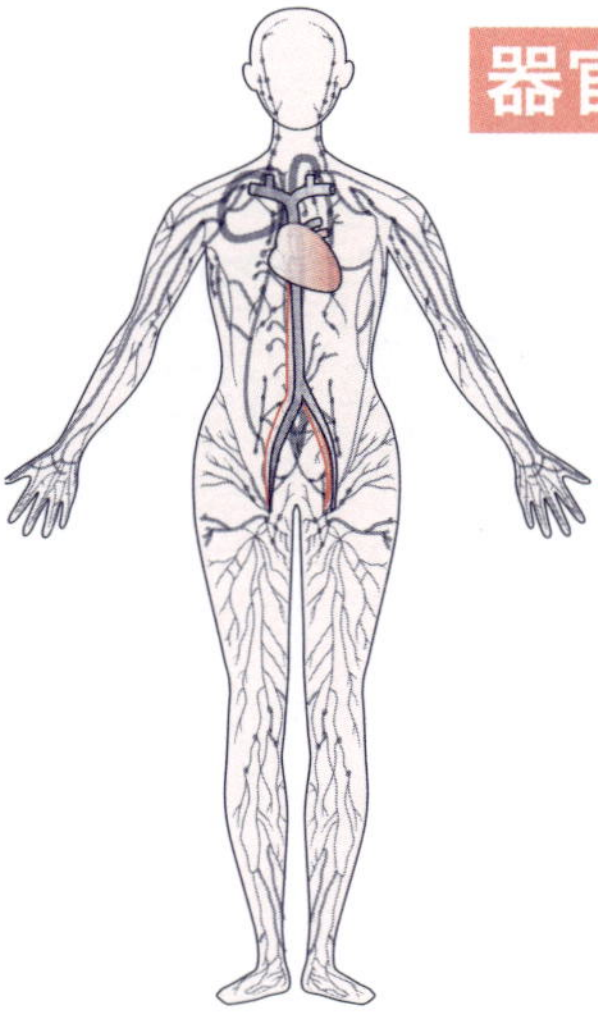

循環器系

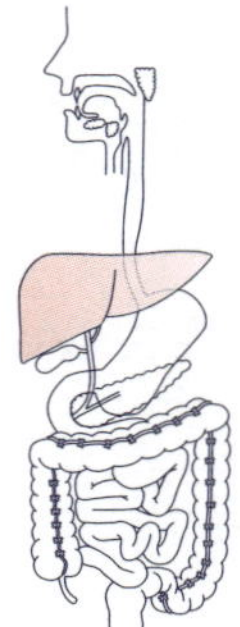

消化器系

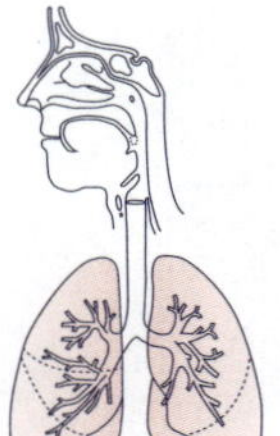

呼吸器系

ちなみに組織には、次の４つがあります。

上皮組織、結合組織、筋組織、神経組織

●**上皮組織**：身体の表面や器官の内外を覆っている表皮。〝内部の保護〟、〝吸収や分泌〟、〝外部からの刺激をキャッチ〟する働きをする。細胞が密接して並んでいるため、細胞間質が極めて少なく血管は通っていない。

●**結合組織**：各組織や器官の間を埋め、つなぎ合わせる組織。大量の細胞間質を持ち、骨組織や軟骨組織のような身体の支柱になる固形のものから、血管やリンパなど液体性のものまでさまざまな形がある。

○上皮組織と結合組織

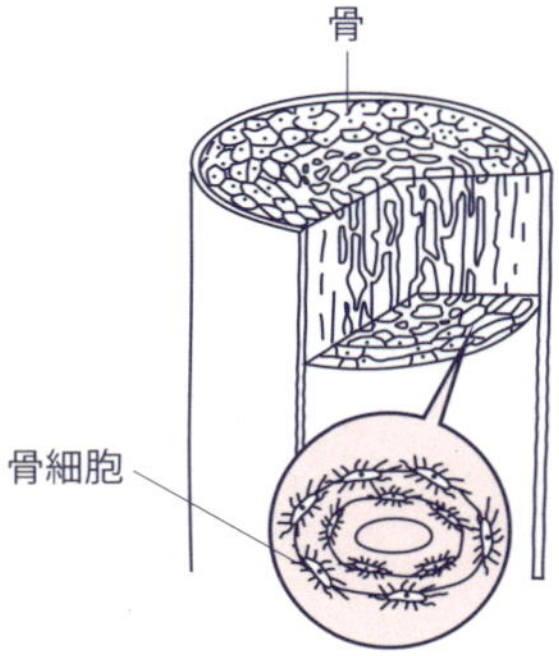

骨の結合組織

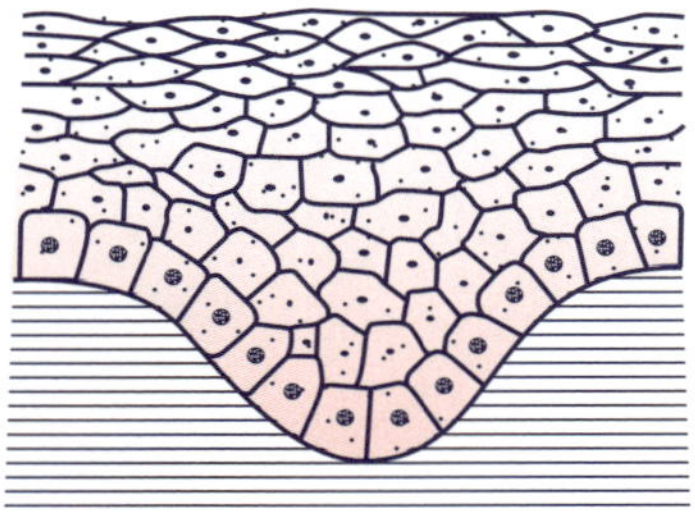

粘膜の上皮細胞組織

上皮組織では、細胞が密接して並んでいる。結合組織では大量の細胞間質が存在する

●**筋組織**：意志によって動かせる骨格筋と意思に関わらず動く内臓筋（心筋と平滑筋）の2つに分けられ、身体や内臓の自動運動を営む。筋細胞と少量の細胞間質からなり、筋細胞は細長い線維状を形成しているところから、筋線維とも呼ばれる。

●**神経組織**：中枢神経（脳・脊髄）と全身に張り巡らされた末梢神経を構成する組織。神経機能を営む神経成分と支持成分からなり、前者をニューロン、後者を神経膠《こう》と呼ぶ。両者とも、他の組織の細胞間質の役割を担っている。

○筋組織と神経組織

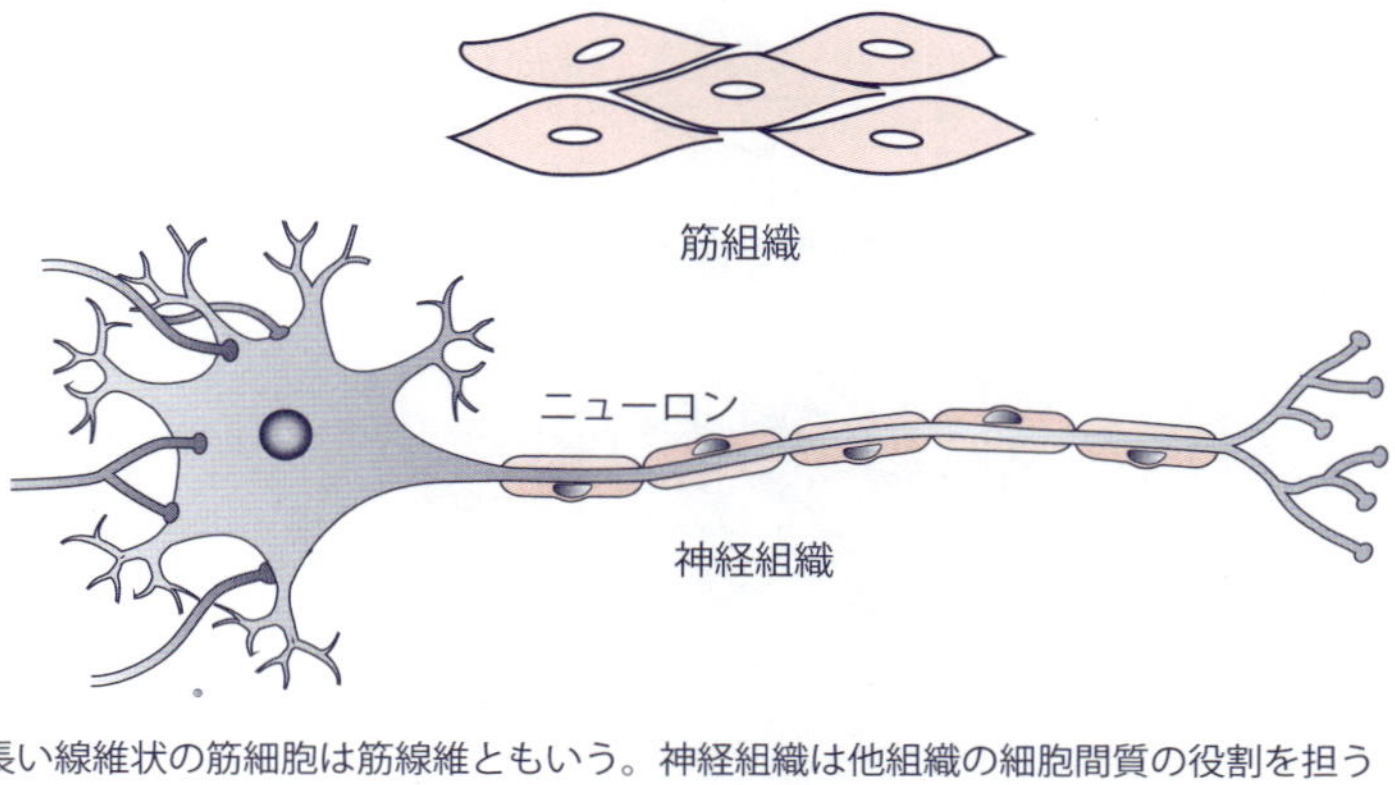

細長い線維状の筋細胞は筋線維ともいう。神経組織は他組織の細胞間質の役割を担う

＊血管系は循環、リンパ系は一方向

それではまず、体内にある2つの〝川〟、つまり血管を流れる「血液」とリンパ管を流れる「リンパ液」の簡単な流れをみていきましょう。

心臓は筋肉の塊で、身体のあらゆる所へ血液を送り出すポンプの役目をしています。

心臓の収縮と拡張の動き（「縮む＝拡がる」の繰り返し＝ポンプ）により、血液は心臓の左心室というところから全身に送り出されます。心臓の上にそっと手をおくと、ドクッドクッといった動きを感じることができますね。これが、ポンプの動きなのです。

心臓の左心室から出発している大動脈は、全身の動脈へと枝分かれしながら細動脈となっていき、やがて毛細血管につながっていきます。動脈には動脈血が流れており、酸素と栄養分を全身に運んでいます。

前に、血管には動脈、静脈、毛細血管があると説明しましたが毛細血管は、細動脈と細静脈をつなぐ細い血管で、組織に網目のようにはりめぐらされています。毛細血管で

○毛細血管の構図

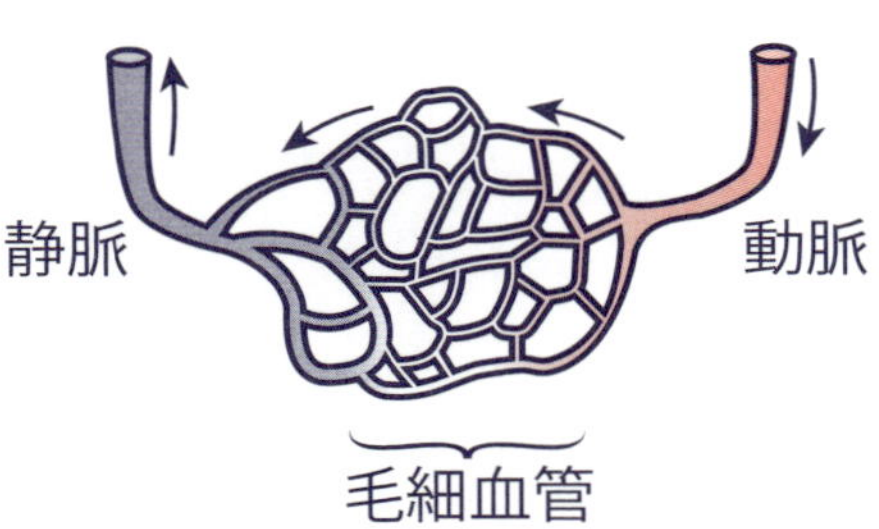

毛細血管は、細動脈と細静脈をつなぐ細い血管。

○動脈、静脈の循環

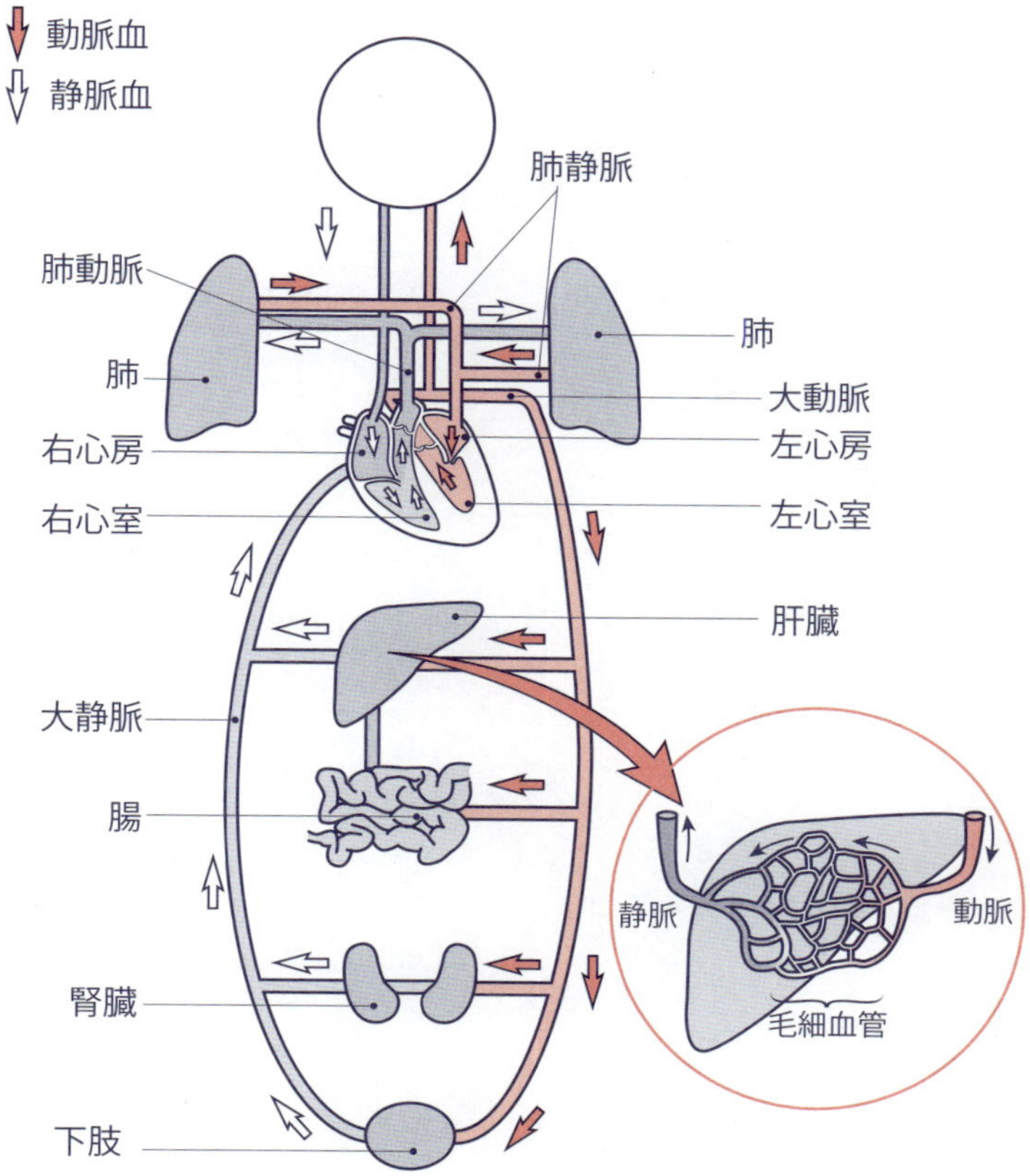

血液は、心臓から出発する動脈が毛細血管につながり、そこから静脈が流れて心臓に戻るといった循環を行っている

は、細胞壁のすき間を通じて、酸素、二酸化炭素、栄養分、老廃物のやりとりが行われています。

血液を毛細血管から心臓へ送り返すのが静脈です。

静脈には、細胞や組織から出された二酸化炭素などを含む静脈血が流れています。静脈は太さにより大静脈、静脈、細静脈に分かれます。動脈とは逆に、細静脈が静脈になり、さらに太くなって大静脈となって心臓へ戻ります。

二酸化炭素を含んだ静脈血は心臓の右心房に入り、右心室へ送られ、心臓から出て左右の肺に運ばれます。血液に含まれていた二酸化炭素は、肺の中で交換され（ガス交換）、酸素を含んだ血液は左心房、左心室に送られ、心臓を出て大動脈から全身に酸素と栄養分を運びます。

血液はこのように、心臓を起点として全身を循環しているのです。

復習してみましょう。

心臓（左心室）↓大動脈↓動脈↓（小動脈↓細動脈↓）毛細血管↓（細静脈↓小静脈↓）

→　　←

左心房（心臓）↑肺静脈↑肺↑肺動脈↑心臓（右心室）↑心臓（右心房）↑大静脈↑静脈

血液は、血管というチューブの中を循環していて、左ページのようなイメージとして表すことができます。

では、リンパ液も血液のように、心臓を起点として循環しているのでしょうか？

答えはNOです。**リンパ液の流れは一方向です。**

リンパ管の始まりは、皮膚の浅いところにあります。皮膚の浅い部分に、毛細リンパ管というとても細い管が存在していて、この細い管がリンパ管の始まりです。左足の小指の先端、または右側の耳たぶも、毛細リンパ管の始まりになります。

また、リンパ管は内臓にもあります。静脈と同様に、「毛細リンパ管」「リンパ管」「リンパ本幹」と進み、毛細リンパ管は集結してだんだん太くなっていきます。

そして、最終的には、たった2本のリンパ管になり、リンパ液が静脈血に合流します。

2本のリンパ管は、左右の鎖骨下静脈と内頸静脈の合流地点（静脈角）に合流します。

みなさん、リンパ管が血管（静脈）に合流することはご存じでしたか？「血液」と「リンパ液」の流れは大切ですので、順番に説明していきます。

では次にリンパ管の始まりである皮膚の構造をみていきましょう。

○リンパ液の流れ

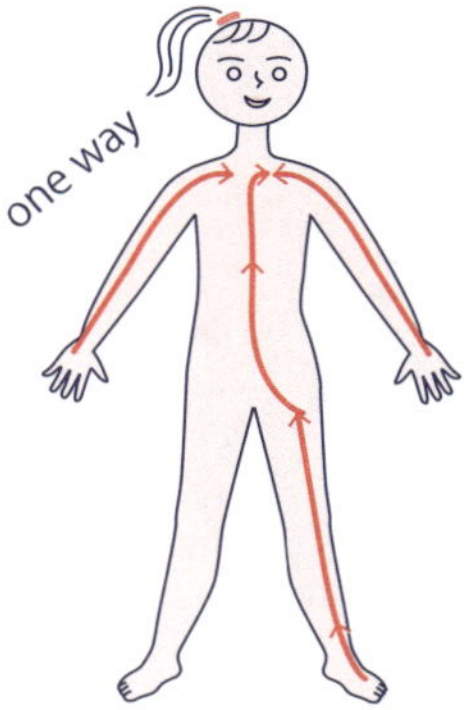

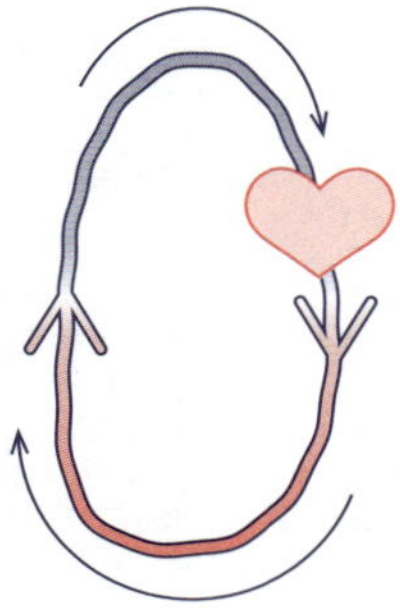

血液は心臓を起点として循環しているが、リンパ液は一方通行

＊Skin（Integumentary System）皮膚の構造

リンパ管の始まりでもある、皮膚の中はどのような構造になっているのでしょうか。

皮膚は身体の表面を包み込んでいる、膜状の組織です。解剖学的に分類すると、皮膚は人体で一番大きな「器官」であり、器官系でいえば「感覚器系」に分類されます。

皮膚には、「表皮」「真皮」「皮下組織」の三層があり、さまざまな機能を持っています。

皮膚の主な役割の一つが、外からの情報（＝刺激）をキャッチする感覚器としての機能です。

皮膚には、痛覚、触覚、圧覚、冷覚、温覚を受け取る受容体があり、その受容体を痛点、触点、圧点、冷点、温点と言います。それぞれの受容体が受け取った情報が脳へと送られ、脳はこれを感覚として受け取ります。

この感覚点によって、たとえば「痛い」とか「熱い」といったことを感じるのです。

なお、痛点、触点は、表皮層の深いところにあり、圧点、冷点、温点は真皮層の中にあります。

他にも皮膚は、身体の保護、体温の調整、汗・皮脂の分泌と排泄、呼吸などの働きもあります。

皮膚の表面は弱酸性に保たれ殺菌作用があるため、細菌の力を弱め、侵入を防ぎます。

表皮の数倍の厚さがある真皮には、血管やリンパ管が存在しています。

血管やリンパ管がお互いに沿うように存在していることを確認したら、今度はリンパシステムの探索へと出かけましょう。

○皮膚の構造とリンパ管

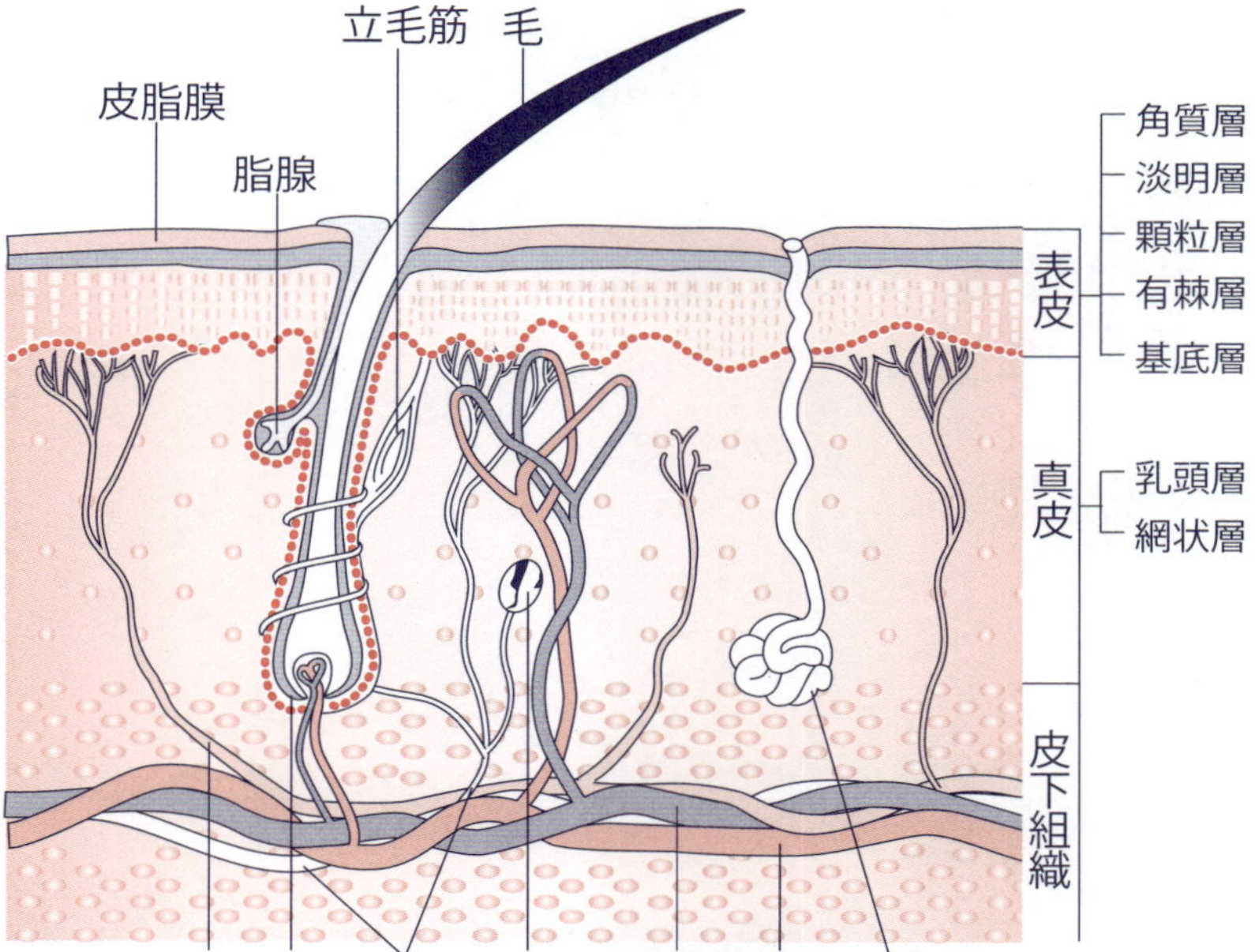

皮膚には表皮、真皮、皮下組織があり、血管やリンパ管は真皮に存在する

＊Circulation　循環

前章では、血管は全身をめぐる血液の循環通路であることを説明しました。

このように、身体には血液やリンパ液といった循環するシステムがあり、さまざまに機能しています。アロマプレッシャーの授業では、身体には大きく分けて次の４つの循環があると説明しています。

1、動脈循環
2、静脈循環
3、リンパ液循環
4、ミクロ循環

これら４つの循環について全体的な流れを把握した上で、あらためてリンパシステムの役割について説明したいと思います。

次のイラストを見ながら、循環器相互のつながりを確認し、理解していきましょう。

1、動脈循環…心臓から送り出される血液の流れで、イラストの赤い部分と肺静脈を指します。
2、静脈循環…心臓へ戻る血液の流れで、イラストの青い部分と肺動脈を指しています。

しかし、よく注意して見てください。

◯4つの循環システム

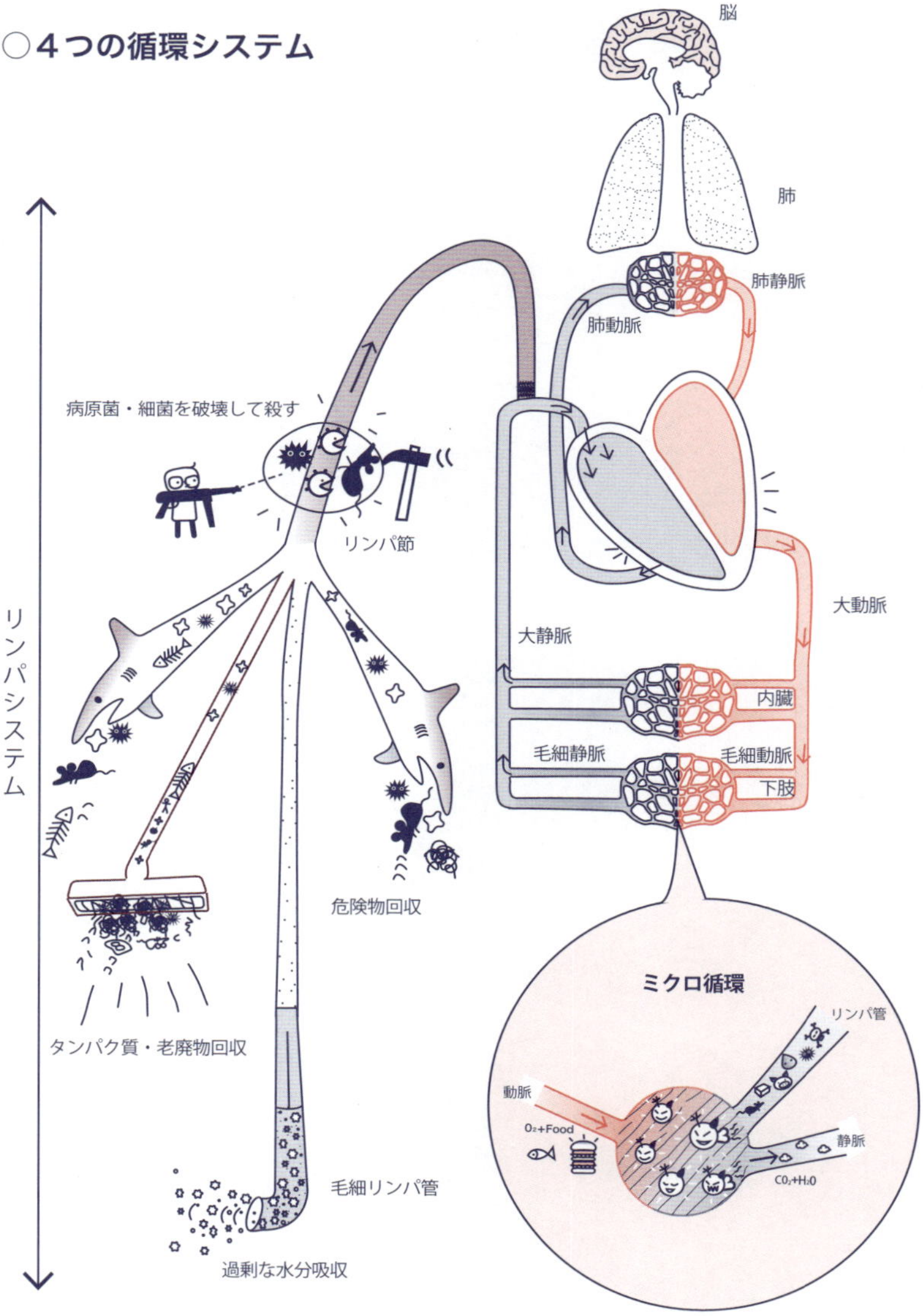
脳
肺
肺静脈
肺動脈
病原菌・細菌を破壊して殺す
リンパ節
大動脈
大静脈
内臓
毛細静脈
毛細動脈
下肢
リンパシステム
危険物回収
タンパク質・老廃物回収
ミクロ循環
リンパ管
動脈
O_2+Food
静脈
CO_2+H_2O
毛細リンパ管
過剰な水分吸収

肺動脈…動脈なのに青、肺静脈…静脈なのに赤です。

これはなぜでしょう？　動脈は赤、静脈は青、と思っている方が多いかもしれませんが、実はこれは間違いなのです。

動脈とは、心臓から出る血液を運ぶ血管のことです。そして、静脈とは心臓へ戻る血液を運ぶ血管です。肺動脈は心臓から出ていく血管なので動脈です。

しかし、二酸化炭素を含んでいるので青なのです。肺静脈は、肺で酸素をもらって心臓へ戻る血管なので赤いのです。この違いをしっかり押さえておきましょう。

Column

赤い血液と青い血液

一般的に、動脈は、赤、静脈は、青というイメージで知られています。

しかし、前ページで、必ずしも、動脈が赤で静脈が青でないことを説明しました。

酸素を運ぶ血液は、赤いのです。なぜ血液が赤く見えるかというと、赤血球が赤いからです。

赤血球の中には、ヘモグロビンが含まれています。

ヘモグロビンは、ヒトを含む全ての脊椎動物や、一部のその他の動物の血液中に存在する赤血球の中にある色素をもったタンパク質です。ヘモグロビンには、鉄の原子が含まれ、これが酸素と結合すると、赤くなるのです。


酸素と結合していないと、暗赤色になりますが、これが、一般的に言われる静脈血の色なのです。

つまり、動脈血は大部分のヘモグロビンに酸素が結合して「鮮紅色」

静脈血は酸素を結合していないヘモグロビンを含むので「暗赤色」になります。

静脈が青く見えるのは、血が青いのではなく、ヘモグロビンが酸素を放出し、暗い赤色となっているからです。光の波長の問題で血液の青色成分のみが皮膚から透けて見えるためなのです。


動物によっては色素の中心に銅を持つものがいて、血液は、青く見えます。

この場合、ヘモグロビンでなく、ヘモシアニンという色素タンパク質で、銅を含んでいます。

銅は、酸化すると青くなります。そこで、このような動物の血液は青くなるのです。

たとえば、イカやタコ、エビの血液は青いのです。

3. リンパ液循環

これまで「リンパ液の流れは一方向」であり「リンパ液の流れは、毛細リンパ管に吸収されて、鎖骨の所の静脈に合流する」と説明しました。

ところがなぜこの節の見出しは「循環」となっているのでしょうか。

そこでこれから、リンパ液が循環しているという意味について考えてみましょう。

リンパ管は、血管のように心臓から出て心臓に戻るといった循環を行っているわけではありません。リンパ液は静脈に合流し血液と一緒になった後、どうなるのでしょうか。

前述のようにリンパ液はリンパ節で濾過され、不要なものが取り除かれたことで、かなりきれいになった状態で静脈と合流します。

そこから血流に乗り、肝臓へも運ばれ、肝臓の酵素でさらに解毒され、不要なものは腎臓を介し尿から排出されます。

一方で、水分、塩分、ブドウ糖、アミノ酸など再利用できる物質は血液に吸収され、体内を循環しているのです。

こうした、リンパ液が血液と連携しながら循環する作業は、休むことなく繰り返されています。リンパ液の流れは確かに一方向ですが、この大きな流れとして把握すると、リンパ液が循環しているという意味、その重要性が分かるようになります。

4．ミクロ循環について

細胞・リンパ管・毛細血管の中で起きていることをアロマプレッシャーでは、「ミクロ循環」と呼んでいます。

ガス、液体、栄養物、代謝、老廃物の交換に関わるだけでなく、免疫系の働きにも関与しています。

イラストを見て下さい。

細胞たちが海に浮いているとします。動脈から、酸素と栄養素が細胞に運ばれていますね。細胞はそれらを取り込むことで、生命活動を行い、そこで出た老廃物として二酸化炭素やカスを排出しています。

静脈は、二酸化炭素や老廃物、水分の回収を行い、リンパ管は、静脈では回収できない大きな老廃物や、ウイルスなどの危険なものも回収し、不要なタンパク成分や脂質、細菌、病原菌、老廃物、そして、皮下組織の過剰な水分などを、連れ去ってくれています。これら一連の流れがいつも体内で起こっているので、私たちは生命活動を営めます。

○生命活動を行うミクロ循環

動脈から送られてきた酸素と栄養素を細胞が取り込み、老廃物や過剰な水分を静脈とリンパ管に流す

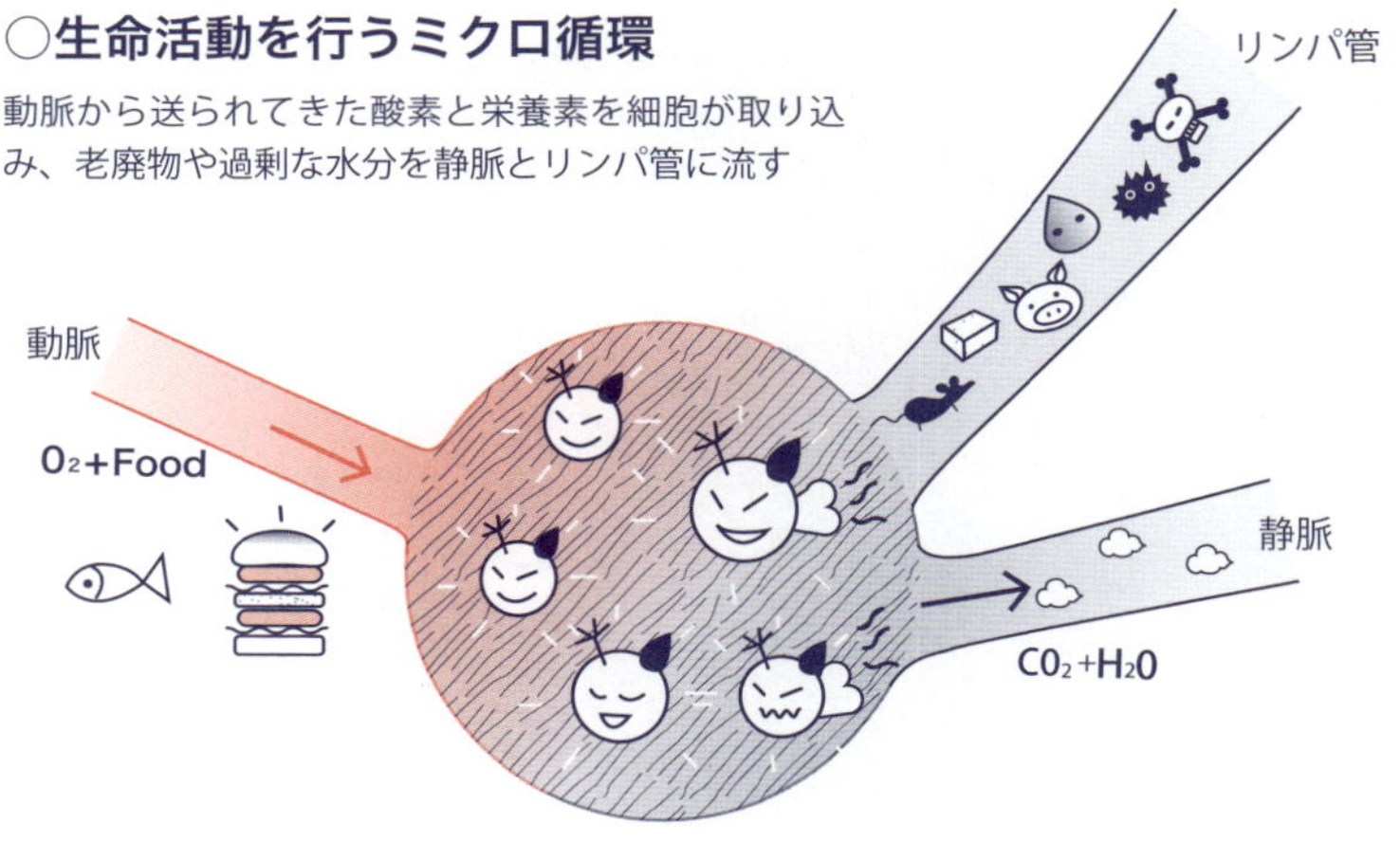

Column

コスモロジーとは?

「ミクロ循環」のミクロとは、微小な意のギリシャ語のmikrosからきていて、100万分の1を表します。

コスモロジーという考え方を知っていますか?

コスモロジーは宇宙論のことで、哲学、神話、天文学や宇宙物理学などが関係しています。

宇宙を指すのに「コスモス」という語を用いた最初の哲学者は、古代ギリシャのピタゴラスだと言われています。

一人ひとりの人間を宇宙と対比して、小宇宙に例えることがあります。

宇宙全体を大宇宙=マクロコスモスと呼ぶなら、それに対して、個々の人間を小宇宙=ミクロコスモスと呼ぶことができます。そして、ミクロコスモスには、魂や心、意識があります。

私は、大宇宙(マクロコスモス)と、小宇宙(ミクロコスモス)は呼応していると思います。満月の日に出産が多いのは、目に見えないけれど、何か存在しているものの影響があることを示しています。

宇宙という、人間を取り巻く何らかの無限の広がりがあって、その中に人間がいます。

目に見えないことは、なかなか信じられないのですが、小宇宙(ミクロコスモス)も、ミクロ循環も、自分の「意識」で、変えていくことはできるだろうと思います(「絶対にできる」

とは言いませんが)。

「笑うと免疫力が上がる」ということがよく言われており、実際のデータもあります。笑うと免疫力が上がるのなら、免疫力を上げるために、「笑える環境に自分を置くことで、免疫力を上げられる」とも言えます。

気分が落ち込んでいる時は、気持ちを切り替える努力をしたり、友人に会って話をして気分が晴れると、免疫力も向上します。

つまり、自分の「意識」でミクロ循環を、ひいては身体全体を変えることが、不可能ではないということの表れではないでしょうか。

では次に、リンパシステムの要ともいえるリンパ管、リンパ節ではどのような仕事が行われているのか、探索の旅を続けましょう。

＊サメ、ポンプ、クリーナー、ハンマーの仕事

99ページのイラストのところには、サメ、ポンプ、バキュームクリーナー、ハンマーがありましたね。これらは、リンパ系のリンパ管とリンパ節を表わしています。実際にリンパ管、リンパ節ではどのようなことが起こっているのでしょうか。ひとつずつ探ってみましょう。

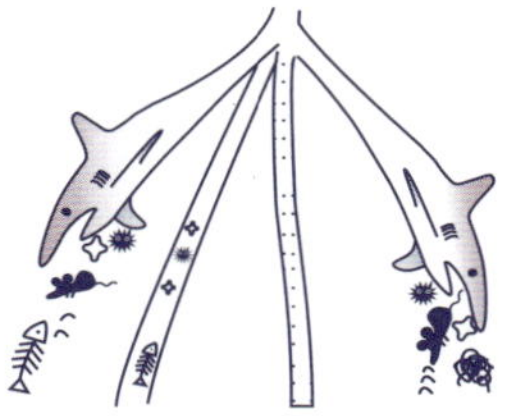

サメ

危険物を回収するリンパ管を表す

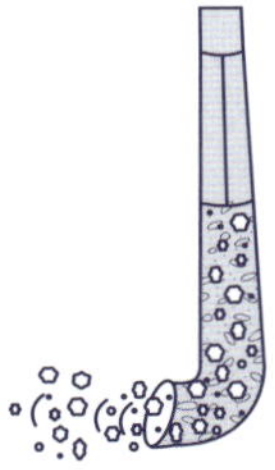

くみ上げポンプ

過剰な水分を吸収するモダンリンパドレナージュの役割

●サメ……危険物を回収して、デトックスに貢献

がん細胞、ウイルス、細菌など、危険な病原菌や毒素、脂肪を回収。サメは危険なもの、大きなもの何でも食べてしまうお掃除屋。これはリンパ管を表しています。

●くみ上げポンプ……過剰な水分を吸収

皮下組織に水がたまっている状態がむくみです。この過剰な水分をリンパ管にくみ上げる機能をポンプで表しています。モダンリンパドレナージュの正しい技術とはポンプを使うこと、と表現できます。

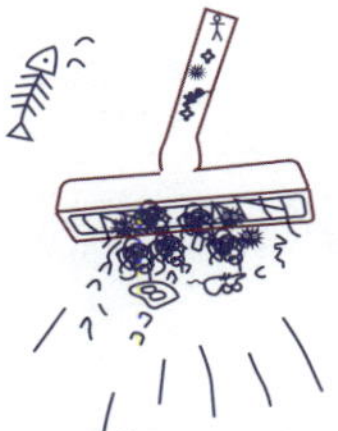

バキュームクリーナー

老廃物などを吸い込みきれいにする

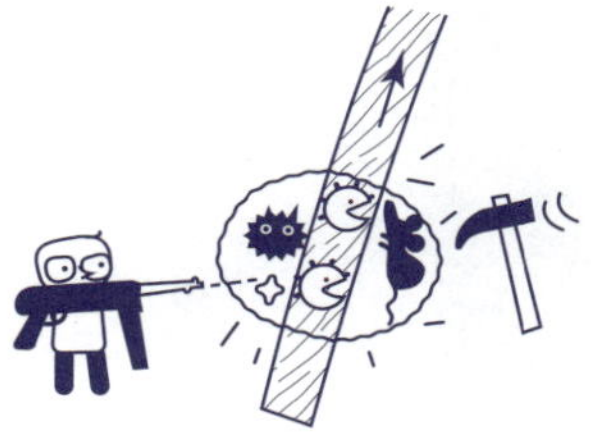

戦士とハンマー

病原菌を破壊する細胞

●バキュームクリーナー……タンパク質、老廃物を吸い込み回収する

タンパク質、血球のかけら、代謝の過程で発生した老廃物、細胞の死骸などをくまなく吸いこみ、きれいにしていくイメージです。これもリンパ管を表しています。

●リンパ節（戦士とハンマー）……病原菌、毒素などを濾過、無毒化

リンパ節に運ばれてきた病原菌などは、この中に待機しているT細胞、B細胞などによって破壊・無毒化されます。強い戦士とハンマーは、リンパ節。病原菌などを働けない状態にして、私たちを守ってくれている頼もしい存在なのです！

今まで述べてきたリンパシステムについて、全体像がつかめたでしょうか。それでは次に、強い戦士とハンマーの役割をしているリンパ節にズームインしてみましょう！

＊リンパ節について

全身に張りめぐらされたリンパ管には、リンパ節というものがあります。

よく「リンパ腺が腫れる」という時のリンパ腺＝リンパ節です。リンパ節、リンパ腺、ともに一般に使われる用語ですが、解剖学的用語としては、リンパ節を使用しています。そこで本書でもリンパ節に統一しています。

ちなみに、リンパ腺は、リンパ線ではありません。かなり多くの人がリンパ線だと勘違いしているようです。ここで正確に覚えておきましょう。

さて、リンパ節は主に、リンパ管が合流するところにあり、豆の

○リンパ節と輸入リンパ管 輸出リンパ管

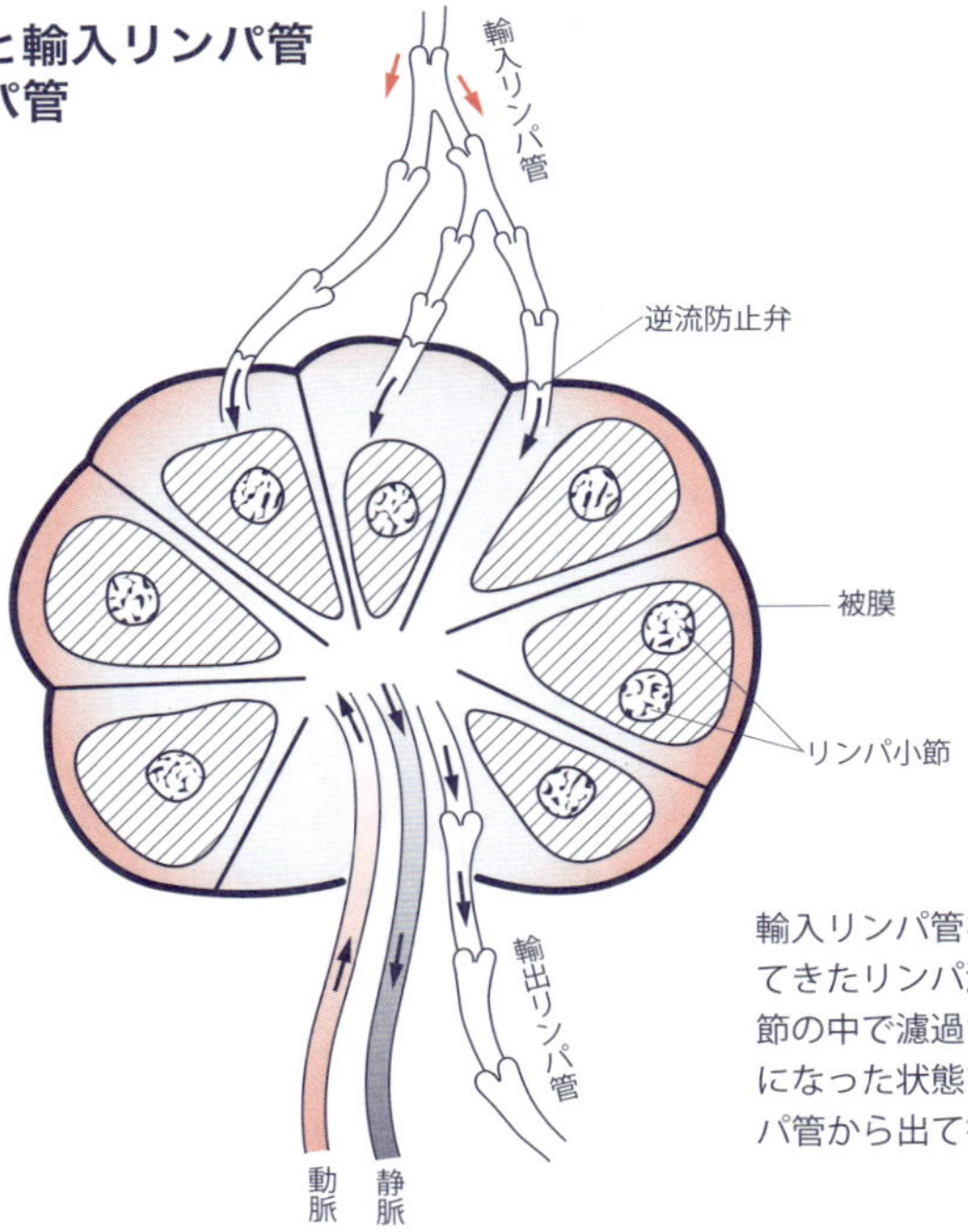

輸入リンパ管を通り運ばれてきたリンパ液は、リンパ節の中で濾過され、きれいになった状態で、輸出リンパ管から出て行く

ような形をしています。わきの下（腋窩部）や、ももの付け根（鼡径部）を触ってみて下さい。ぐりぐりっとしたものが分かりますか？　これがリンパ節です。

リンパ節の大きさは1㎜〜25㎜くらいで、豆粒くらいからソラマメ程の大きなものもありますが、部位によって大きさ、形が異なります。

内部の特徴として、細網線維による網目構造になっていることが挙げられます。

身体には約８００（現在、海外の最新の研究では、リンパ節は２０００以上あるともいわれている）のリンパ節があります。

リンパ節が多く集まっているところは、首や耳の周辺（頸部《けいぶ》）や、わきの下（腋窩部）、ももの付け根（鼡径部）などです。

リンパ節には、リンパ液が入ってくる輸入リンパ管と、再び外に出るための輸出リンパ管があります。運ばれてきたリンパ液は、リンパ節で濾過され、きれいになって、今度は輸出リンパ管を通り外に出ていきます。

輸出リンパ管の数は、輸入リンパ管より少なく、出ていくリンパ液の量も入ってきた時より減ります。

リンパ液によって運ばれてきた病原菌や細菌は、リンパ節で待機している白血球のT細胞、B細胞、NK細胞などによって、分解処理され、さらに抗体も作られています。抗体とは、次に同じ病原菌や細胞が体内に侵入してきた時、それらの情報を記憶し、すぐに反応できるように備えるための物質です。

病原菌や細菌が体内に侵入して炎症が起きると、その付近のリンパ節が腫れることや、身体

○全身に分布しているリンパ節とリンパ系

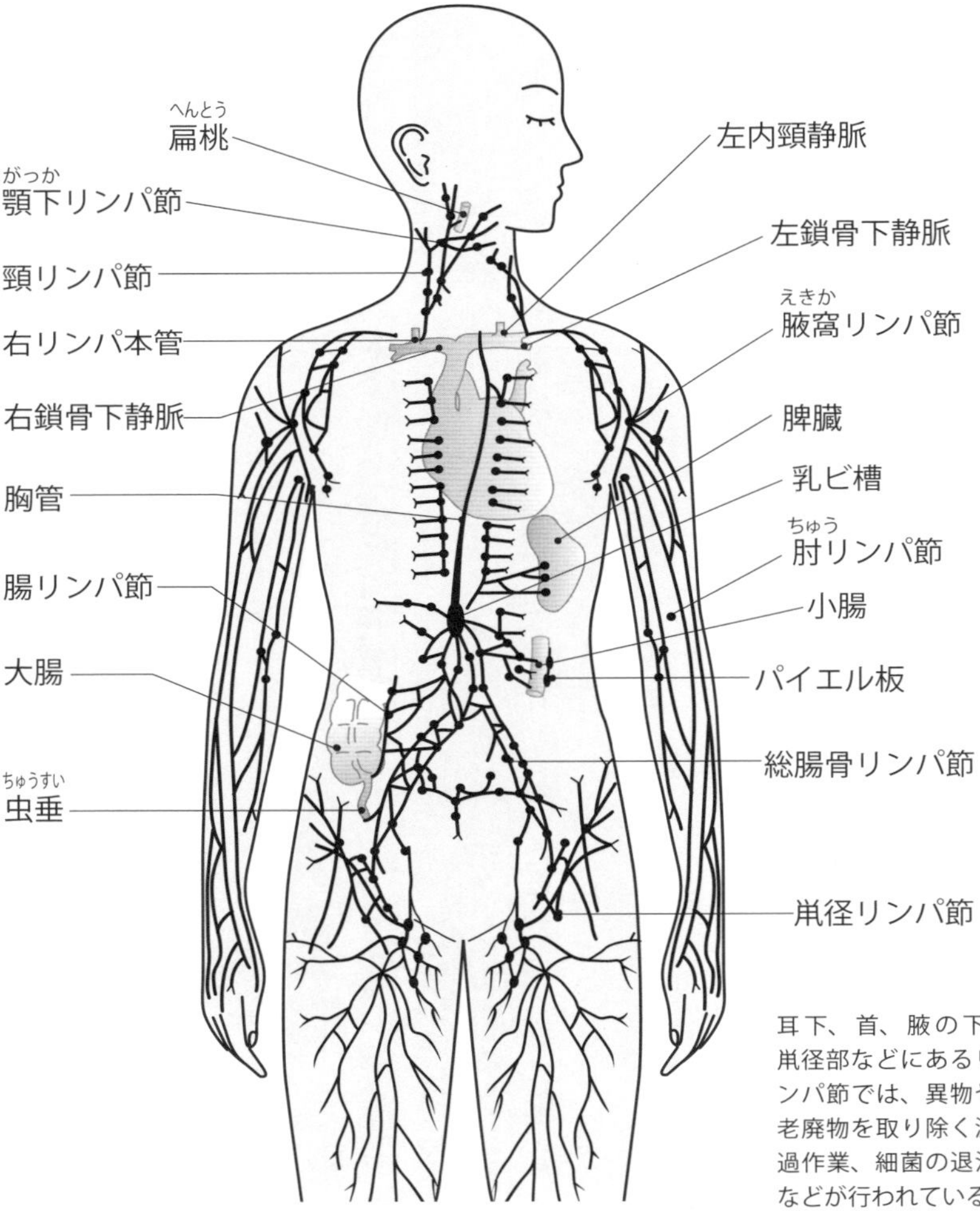

耳下、首、腋の下、鼡径部などにあるリンパ節では、異物や老廃物を取り除く濾過作業、細菌の退治などが行われている

が感染した状態になると、白血球がそれを撃退しようとすることは知っていますか？

ケガをして、細菌が傷口から入ると戦うためにリンパ節が腫れる、あるいは虫歯で、首の付け根のリンパ節が腫れることがあるのも、リンパ節の中で、白血球が増えて、細菌などをくい止めようとしているのです。

リンパ節が腫れる、白血球の数が増えるのも、身体を守るための「免疫」が作用し、体内に入り込もうとする異物と戦っているからなのです。免疫は異物が身体に入ろうとする時、自己か非自己（自分自身か、外敵か？）を識別する役割があります。

異物に対して、排除、抑制を行い、さらに抵抗力を獲得する仕事をしています。

＊リンパとは何か？

リンパ管の中には、「リンパ液」という液体が流れています。

これまであえて触れてきませんでしたが、ここで改めて「リンパ液とは何か？」を深めていきましょう。

「リンパ液」は、単に「リンパ」ともいい、一般的にはどちらの用語も使われています。

一般の雑誌などで、「首のリンパマッサージをしましょう」と書かれている場合、それが「リンパ液」のことなのか、「リンパ管」のことなのか、あるいは、「リンパ節」を指しているのか、あいまいにされていることが多いようです。

３つをひっくるめて『リンパ』と表現されていることもあるようですが、リンパドレナージュの専門家としては、明確に使い分けたいところですね。

血液とは？

はじめに血液についてです。

血液が毛細血管にたどり着くと、細かい網目のような構造を介して、血漿の一部が染み出していきます。

血漿《けっしょう》は、血液の約60％を占めている液体成分で、赤血球、白血球、血小板といった有形成分以外のものから構成されています。血漿の約90％は水分、残りの約10％はたんぱく質、ブドウ糖、脂質、ミネラル（塩分、カルシウム、カリウム、マグネシウム）などです。

血漿は、毛細血管から染み出て管の外に出ると、「組織液」「細胞間液」「間質液」といった名称に変わります。その液体の一部は、リンパ管と毛細血管の中に回収されます。

さらに、リンパ管の中に入った液体が、リンパ液

○血液の成分

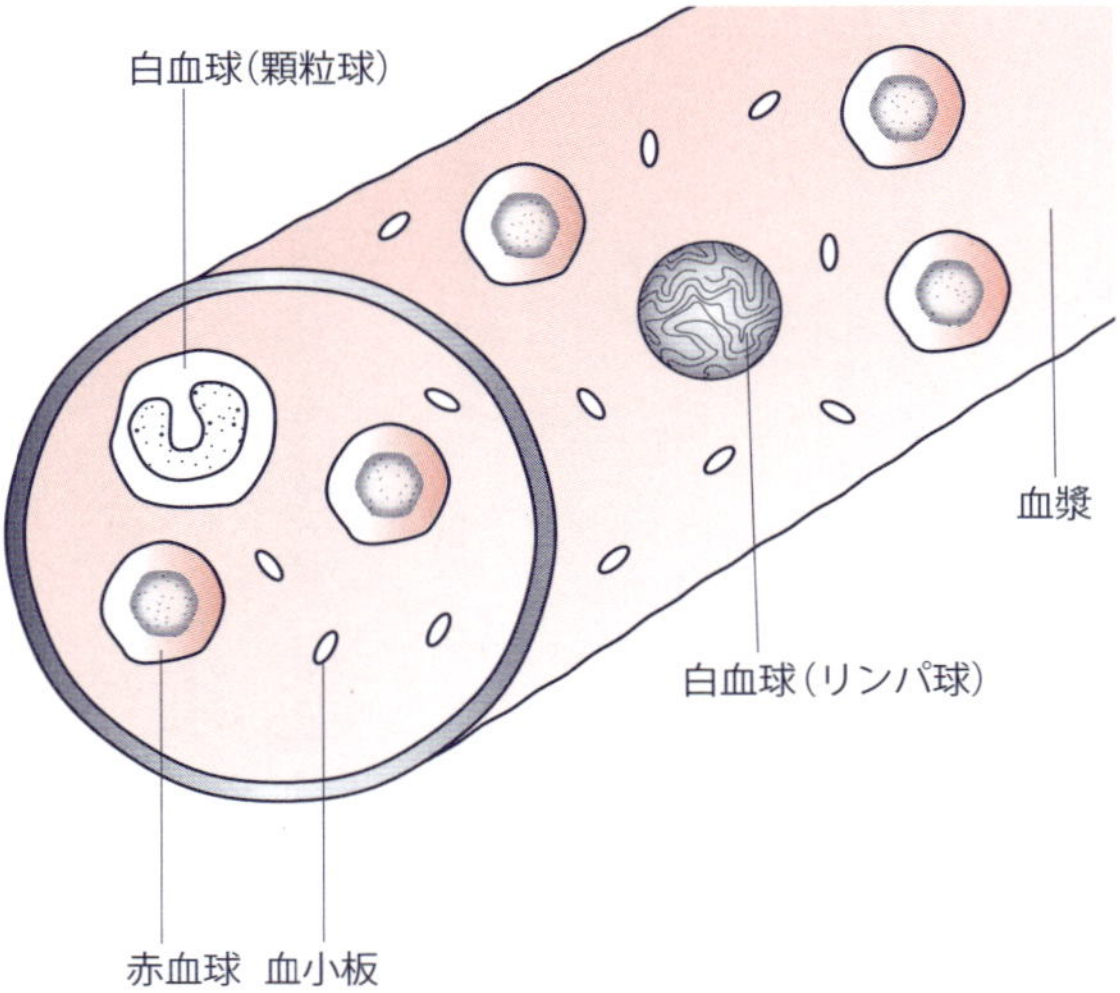

血液は、液体成分の血漿と、有形成分の赤血球、白血球、血小板などから構成される

になります。

リンパ液は主に、液体成分と白血球の仲間から構成され、赤血球は含まれていません。

血液は、赤血球の色で赤く見えるのですが、赤血球の含まれないリンパ液は、淡黄色の透明な液体です。

血漿が組織液に混ざり、組織液と組織液中の毒素や老廃物がリンパ管に回収されるという流れから、血液とリンパ液には似た成分が含まれることが分かりますね。

リンパ液は、静脈角で静脈に合流する時には、リンパ球が豊富にスーパーチャージされたきれいな液体になって静脈血に注ぎます。

リンパ系は、「不要物の回収」という役目とともに、「免疫」として私たちの身体を守る重要な役割を担っているのです。

そして、「免疫」の働きの主役となっているのが、白血球の仲間の「リンパ球」です。

次に、白血球とリンパ球について見ていきましょう。

○リンパ液の成分

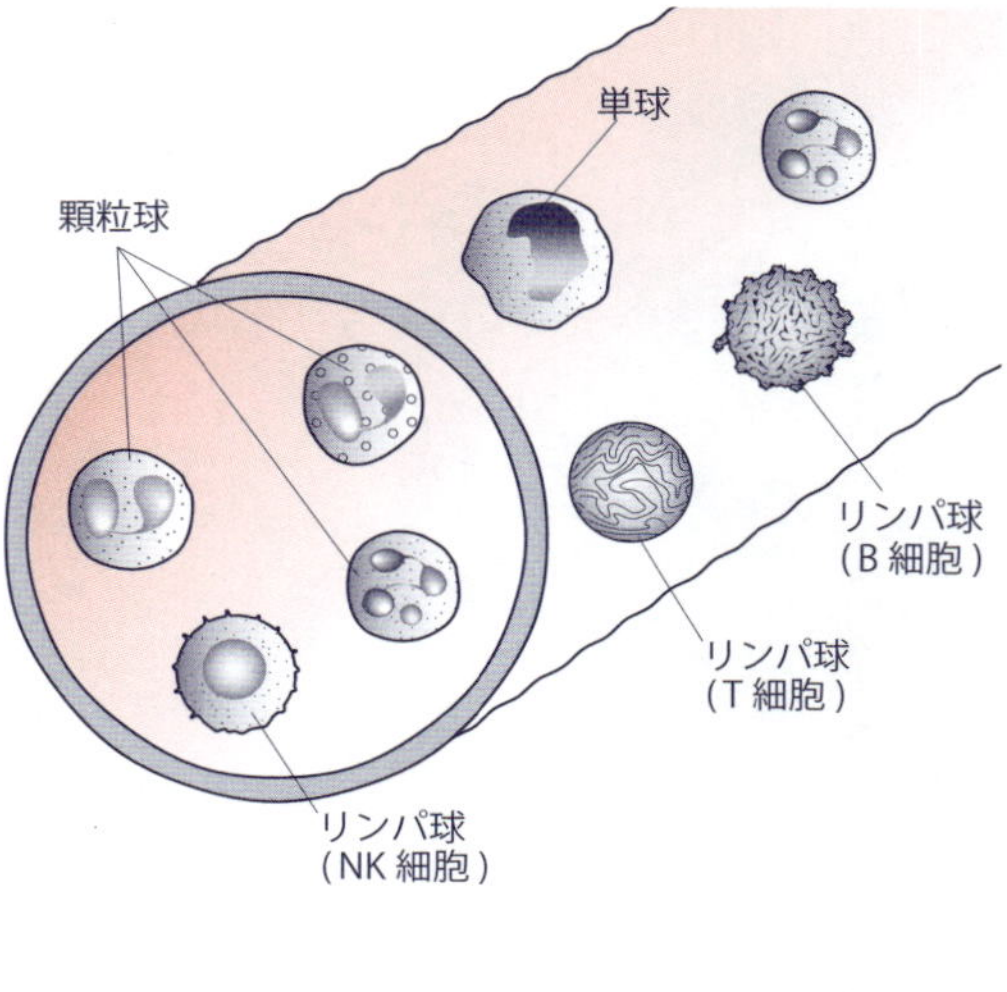

リンパ液は主に液体成分と白血球の仲間から構成され、病原体を攻撃、抗体を作るリンパ球が存在する

＊「リンパ球」は今日も身体の中をパトロール！

子供の頃、転んですり傷ができた時のことを覚えていますか？

傷口が治る途中で、黄色っぽいネバネバしたものが出てきますね。

このネバネバしたものは膿で、実は白血球の中の好中球や組織、細菌の残骸です。

身体の中では、バイ菌を体内に入れないように、白血球の仲間が傷口に集結し戦ってくれていたのです！

人間の身体に備わっている「自然免疫」とは

身体には、自然免疫（非特異的免疫）が備えられています。

自然免疫とは、異物や微生物などの侵入物に対して、初期段階から無差別に攻撃・排除するものです。好中球や単球も自然免疫です。

また、皮膚や粘膜、粘液などの分泌液も自然免疫として、侵入物をブロックしています。

無差別に排除する自然免疫と違い、一度感染して回復すると、同じ病原体には再び感染しない免疫を獲得免疫（特異的免疫）といいます。獲得免疫は、文字通り、生まれた時は備わっておらず、人が成長する過程で獲得する免疫です。リンパ球を中心とした免疫反応です。

がん細胞と毎日闘っているリンパ球

健康な人でも、毎日数千個のがん細胞が私たちの身体の中で発生しているということをご存じでしょうか。

40才を過ぎると、毎日5千個以上ものがん細胞が発生していると考えられています。

がんは、正常な細胞が何らかの原因で傷つき、がん化するものです。原因として、遺伝的要因と環境要因があります。環境要因としては、大気汚染、放射線、たばこ、食品添加物、ストレス、低体温などが挙げられ、これらの要因によって免疫力が低下します。

このがん細胞を殺すために、中心となって休みなく闘っているのが、リンパ球です。人が本来持っている免疫は正常に機能していれば、がん細胞は抑制されるのです。白血球は、血液の中に含まれている成分であることをお話しました。

私たちの身体は、日々、さまざまな病原体と戦っています。白血球は、生体を防御するために働いてくれる免疫細胞で、一つではなく複数の細胞があります。

また、血液だけでなくリンパ液の中には、リンパ球が豊富に存在しており、細菌やウイルスが入り込まないようにパトロールしているのです。

白血球は、

リンパ球

単球

顆粒球

の3つに分けられます。

なかでもリンパ球は、白血球の約36・5%を占めています。リンパ節には数多くのリンパ球が存在し、外界からの侵入者（異物）に対応できるように待機しています。

リンパ球は、Tリンパ球（T細胞）・Bリンパ球（B細胞）・NK細胞に区分されます。

Tリンパ球にはキラーT細胞、ヘルパーT細胞、レギュラトリーT細胞があります。

Bリンパ球には形質細胞、メモリーB細胞があります。

T細胞とB細胞は、体内に侵入してくる特定の病原体（抗原）を攻撃する機能と、抗原の特徴を記憶する役目があります。さらに抗体を作ることで、同じ病原体には再び感染しないよう防ぎます。特異的な免疫反応＝獲得免疫ですね。

水ぼうそうやはしか（麻疹）は、一度かかることで、その後再び感染することはありません。これは、リンパ球が抗体を作ってくれるからなのです。

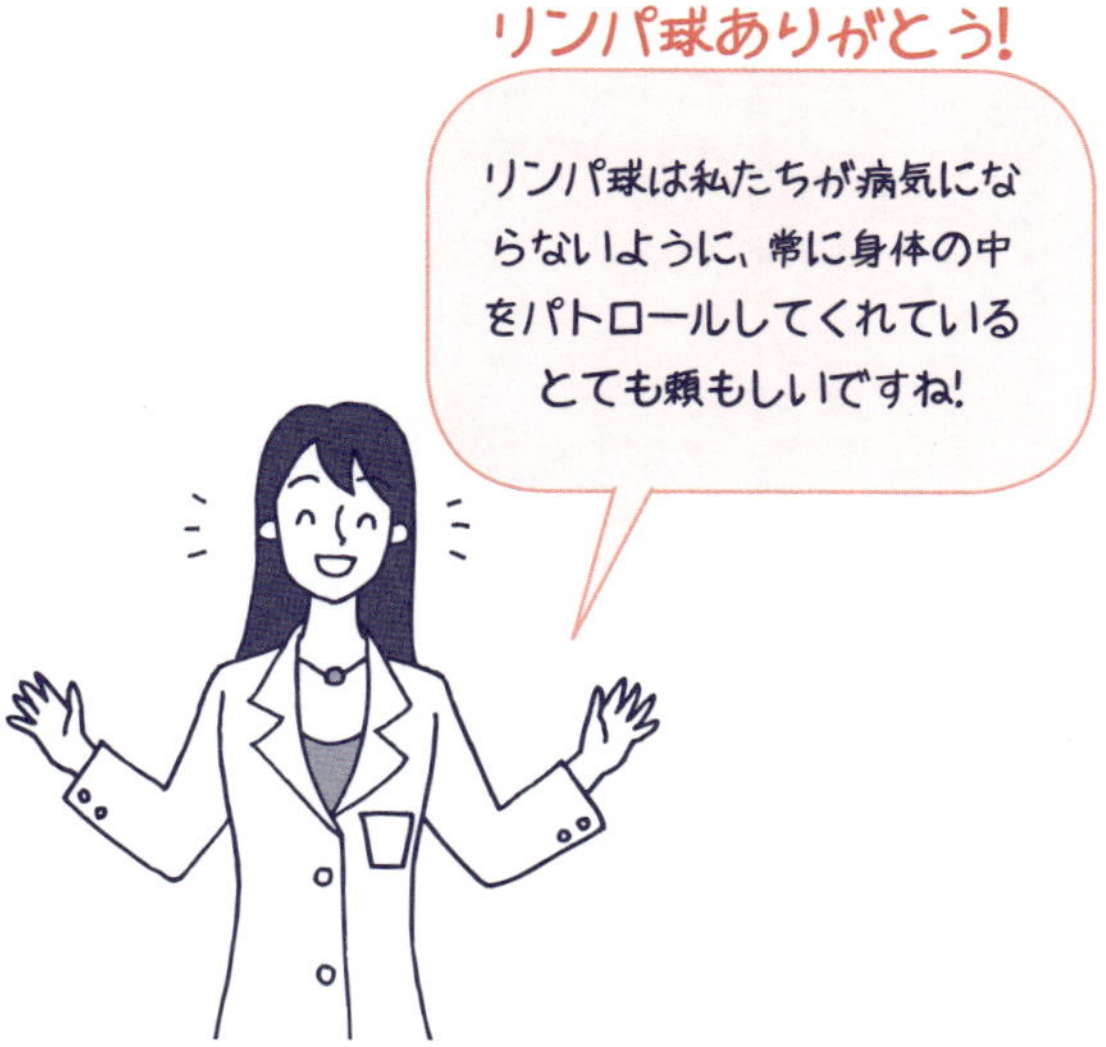
リンパ球ありがとう!
リンパ球は私たちが病気にならないように、常に身体の中をパトロールしてくれているとても頼もしいですね!

○白血球の構成の割合

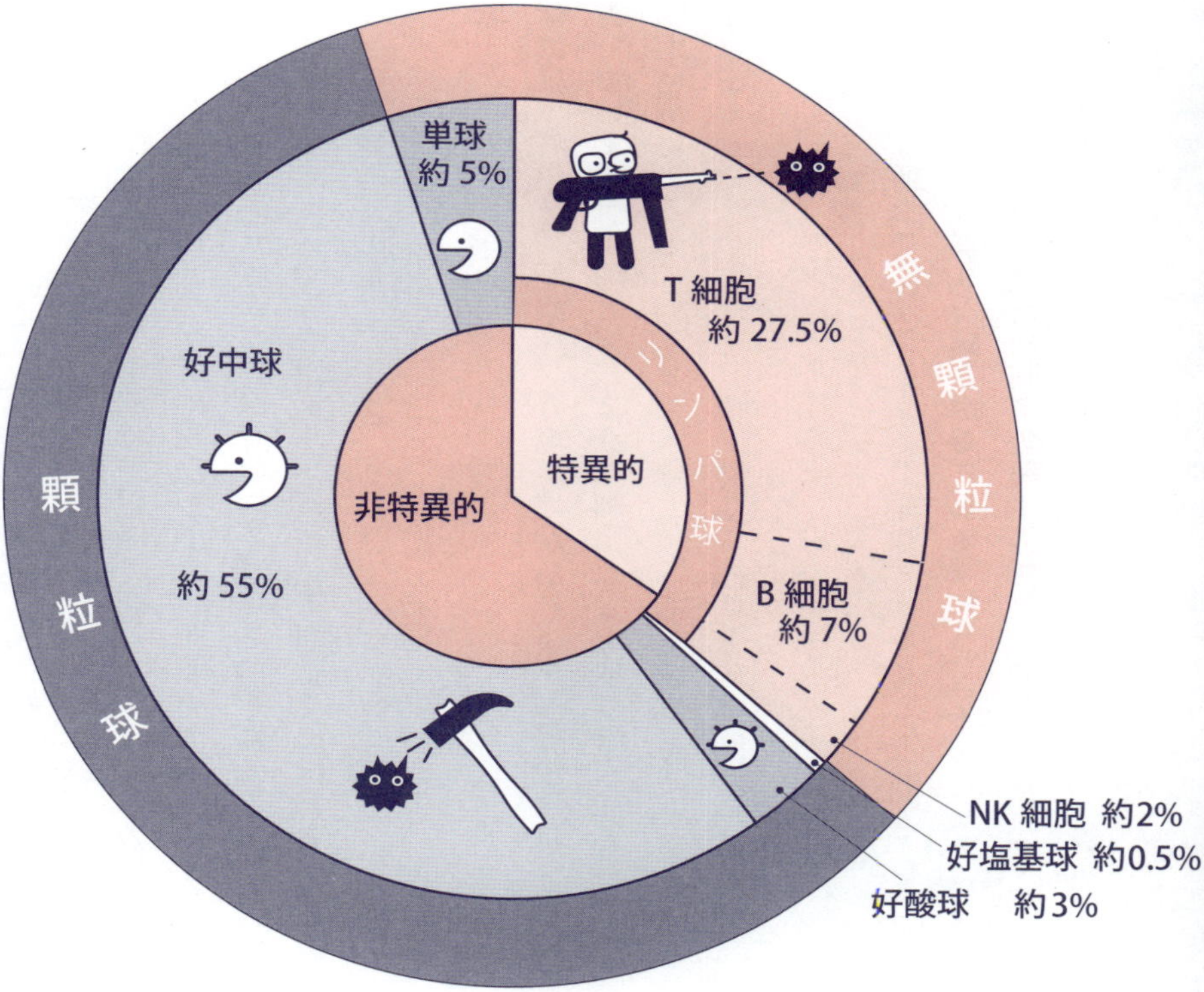

白血球を構成する主なものはリンパ球、顆粒球、
単球の３つでリンパ球は約4割を占める

●単球

単球は、白血球の約5％を占めており、白血球の中では一番大きな細胞です。

単球は骨髄で作られ、血管内を流れて組織に到着します。その後、細菌や異物を取り込み消化する作用をもつマクロファージに変化します（血液中では単球とよばれているが、血管から外に出ると組織に到達してからマクロファージと名前を変える）。

また、食べた細菌に関する情報をリンパ球（T細胞）に伝えます。その情報を受けたT細胞、B細胞は、攻撃体勢に出ます。

●顆粒球

顆粒球には、好中球、好酸球、好塩基球があります。好中球は、白血球の中でも最も多い約55％を占めています。単球と同じように細菌などを取りこんで処理する作用があり、病原菌などの異物が体内に入ると、いち早く攻撃し侵入者を排除します。

次にTリンパ球について、もう少し詳しく説明します。

●Tリンパ球（T細胞）

Tリンパ球（T細胞）には、キラーT細胞・ヘルパーT細胞・レギュラトリーT細胞があります。それぞれに次のような働きがあります。

キラーT細胞は、傷ついた細胞を処理する任務にあたります。

ヘルパーT細胞は、B細胞であるBリンパ球やマクロファージを助けます。

レギュラトリーT細胞は他のT細胞が活性化するのを抑える役割があります。
それでは、これらのリンパ球が、細菌などの侵入者に対し、どのような攻撃をするのか具体的に見ていきましょう。

身体の鼻や口などからウイルスが侵入する。
←
まず好中球、続いてマクロファージがそのウイルスを食べる（食作用）。
←
マクロファージは、ウイルスの侵入をT細胞に知らせる。
←
T細胞のヘルパーT細胞が、ウイルスの特徴を解読し、Bリンパ球に抗体を作るように命じる。
また、キラーT細胞に、感染してしまった細胞を処理するように命令する。
←
Bリンパ球は、分裂増殖しながら、抗体を作りウイルスを無毒化する。
ウイルスが減少し力が弱まる。それをマクロファージが食べる。
←
ウイルスがほぼなくなった状態で、レギュラトリーT細胞がキラーT細胞、ヘルパーT細胞に、これ以上抗体を作る必要はないという命令を送る。

このように白血球の中でさまざまな役割をもつリンパ球、単球、顆粒球がチームワークを組み、身体を守る働きをしているのです。

次は、リンパ管の構造について、見ていきましょう。

＊リンパ管の解剖学的構造

リンパ管の構造はどのようになっているのでしょうか？

イラストを見て下さい。

真皮層のあたりで、リンパ管が始まっているのが確認できますか？

手をパーに開いたようなものがありますね。

そう、手のひらが木の枝のように広がっているところ…ここがリンパ管のはじまりです。この木の枝にあたる部分を、毛細リンパ管といいます。ここは過剰な水分（むくみの水分）やタンパク質などの老廃物をリンパ管の中へ吸収するところのはじまりです。身体の浅い部分には、このような毛細リンパ管が、毛細血管のように全身に存在しています。


122ページで別の角度から見てみましょう。

リンパ管が表皮のすぐ下で始まっていることが分かりますね。手のひらのように広がった枝が、集結して太くなり、下にいくにしたがって太い幹になっているのが分かりますか。表皮に近いところにあるリンパ管は、「毛細リンパ管」で、毛細リンパ管が集まると、「前集合リンパ管」になり、前集合リンパ管が集まると、「集合リンパ管」になります。

○皮膚とリンパ管の構造

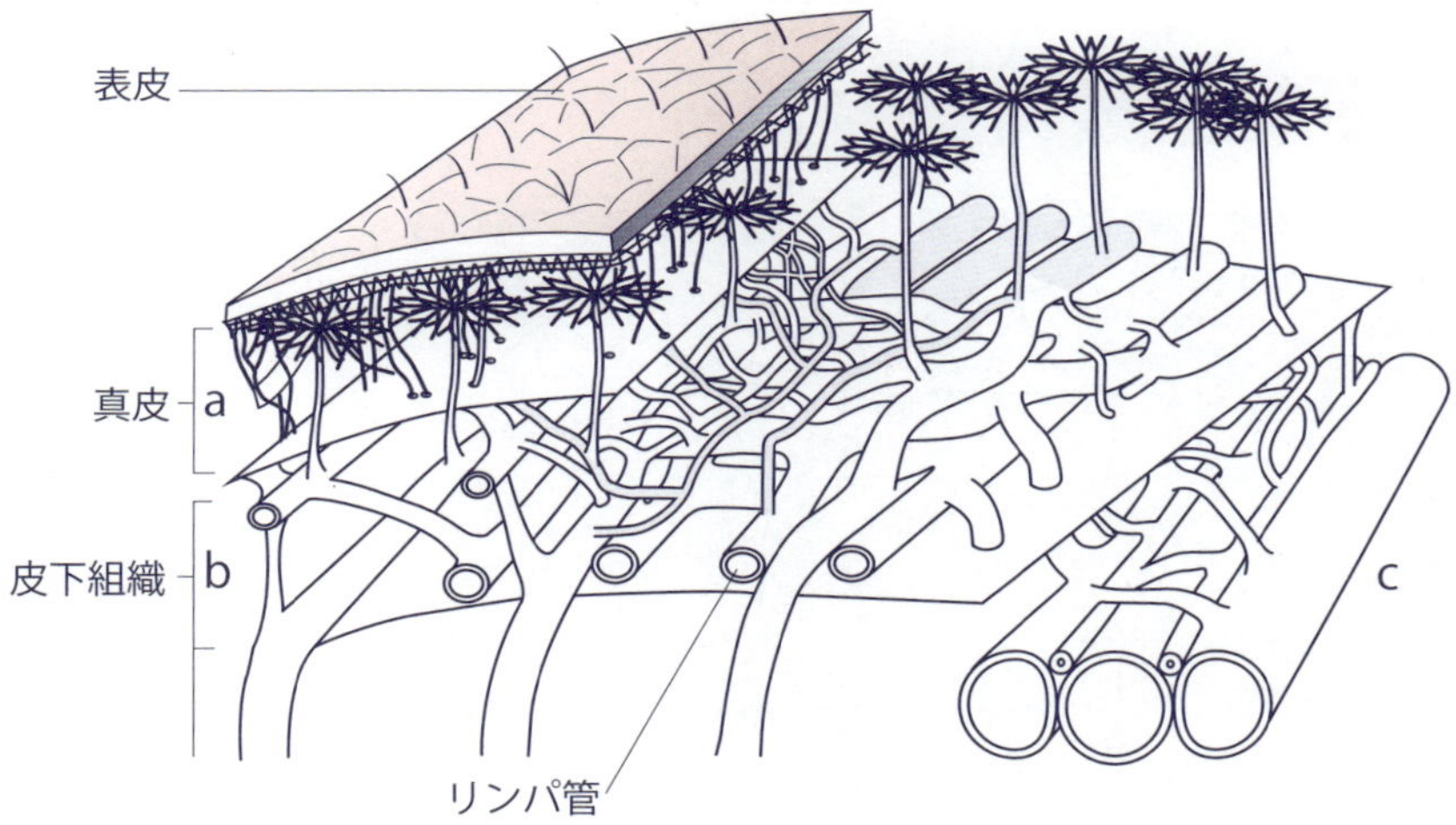

a : 毛細リンパ管　b : 前集合リンパ管　c : 集合リンパ管

皮膚の浅い部分に存在する毛細リンパ管は真皮層のあたりから始まっている

○別の角度から見たリンパ管

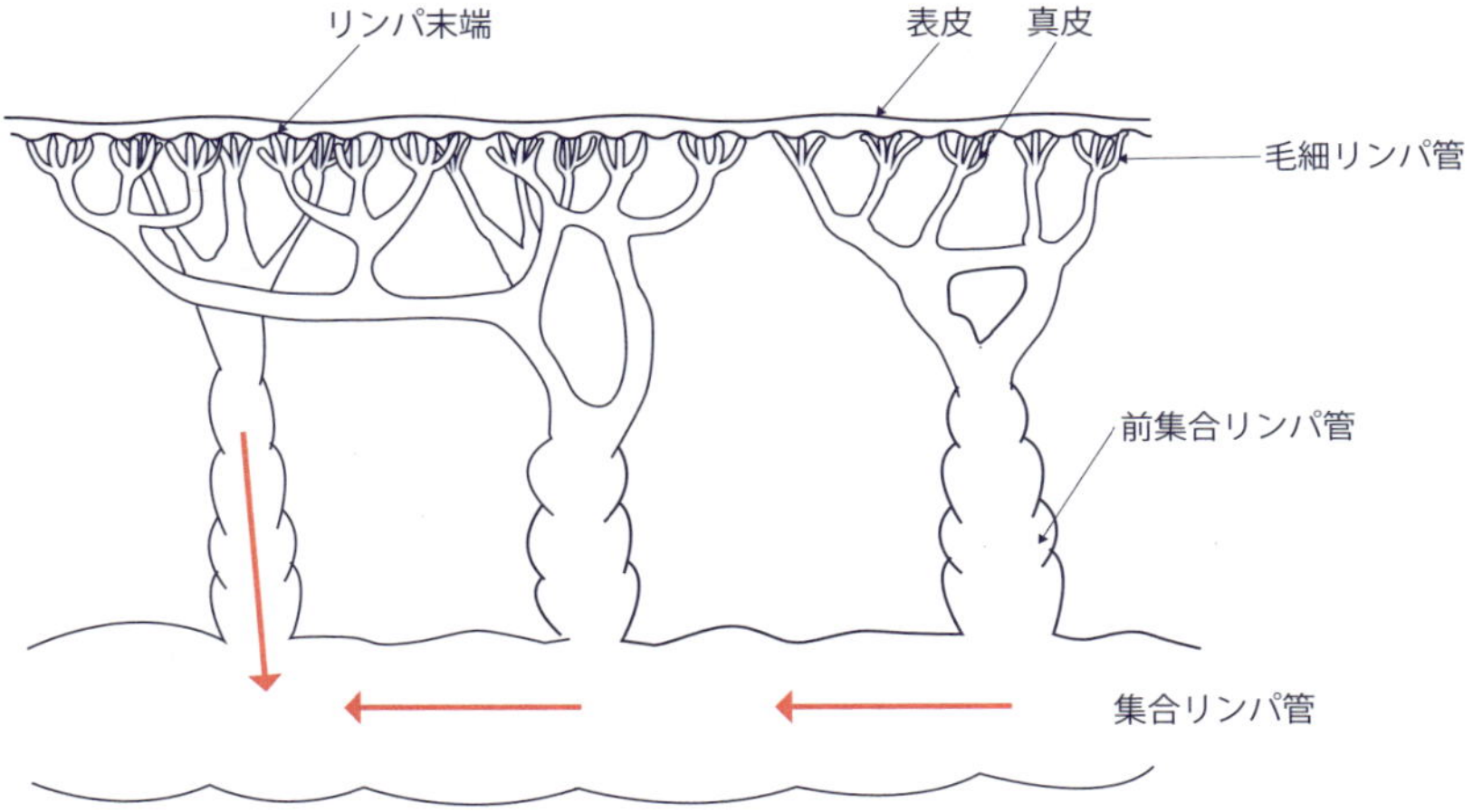

真皮層から始まった毛細リンパ管が集まり前集合リンパ管に、
さらにそれが集まって集合リンパ管になる

集合リンパ管には、リンパ液が一方向に流れるように維持し、逆流を防ぐための弁がついています。

これは、今までに回収した老廃物や病原菌なども逆流しないように防止する装置なのです。集合リンパ管は、太くなるにつれ壁が厚くなり身体の深いところに存在します。

*リンパ管のはじまり

リンパ管のはじまりは、皮膚の浅いところにある毛細リンパ管でしたね。では、毛細リンパ管のはじまり（起始部）について、見てみましょう。

●毛細リンパ管

リンパ管のはじまりの先端を、リンパ末端と呼びます。毛細リンパ管はとても薄い皮膜からなり、屋根瓦が重なったような構造になっています。毛細リンパ管の表面には、繋留フィラメントという細いコラーゲン線維がつながっています。またこの線維は、周囲の組織とも固定され、つながっています。

このような特徴のあるリンパ管の構造は、トリートメントする際、どのように影響するのでしょうか。

それでは、１２５ページのイラストを見てみましょう。

サメの皮膚が開いて、汚いものがリンパ管の中に吸い込まれているようですね。

汚いものというのは、不要なタンパク質や脂肪、病原菌、その他さまざまな老廃物を指しますが、なぜこのようなことが起こるのでしょうか？

サメの皮膚表面は毛細リンパ管を表しています。そこにつながっている繋留フィラメントの線維は、外からの刺激により動くようになっています。外からの刺激というのは、皮膚を静かに動かすような正しいモダンリンパドレナージュのことです。

これらの刺激により線維が引っ張られると、サメの皮膚表面が少し上がります。

ふたが開く感じですね。

ふたが開くと、周囲の組織液の中をただよっている汚いものがサメの中に入っていきます。むくみの原因となる皮下組織の過剰な水分も、リンパ管の中に吸収されます。

○毛細リンパ管クローズアップ

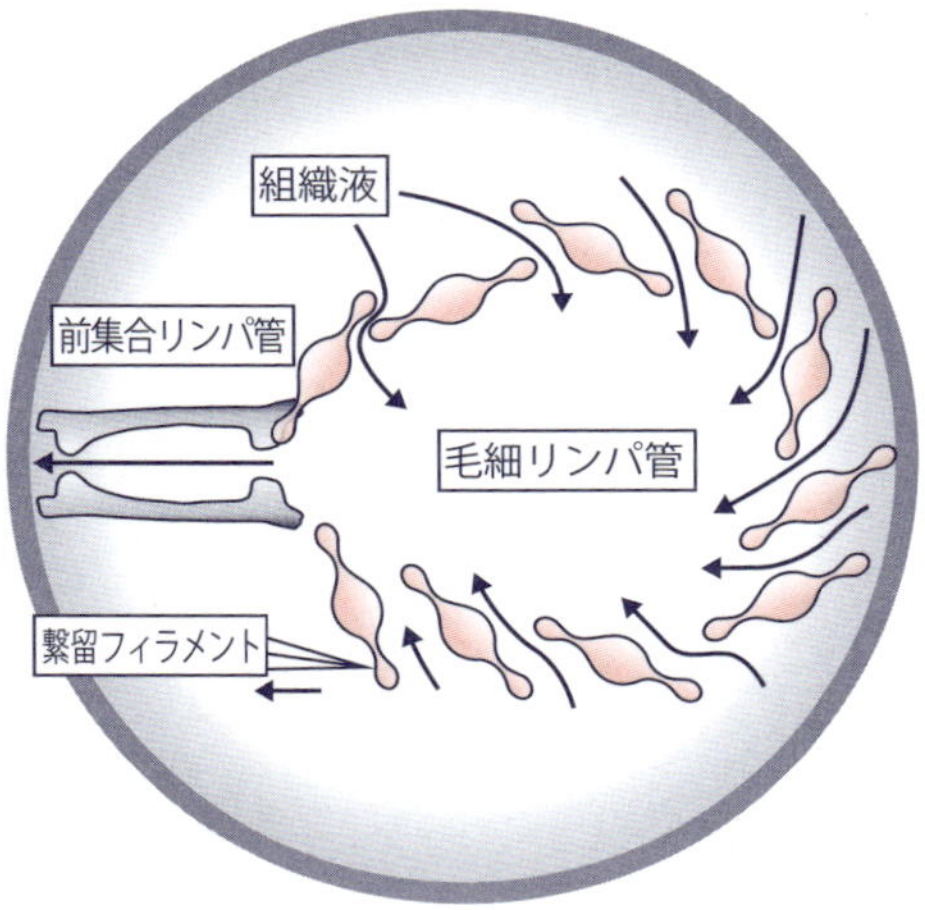

このようにリンパ管（サメの皮膚）が開くと老廃物や過剰な水分が吸収される

○リンパ管に影響を及ぼすトリートメントの力

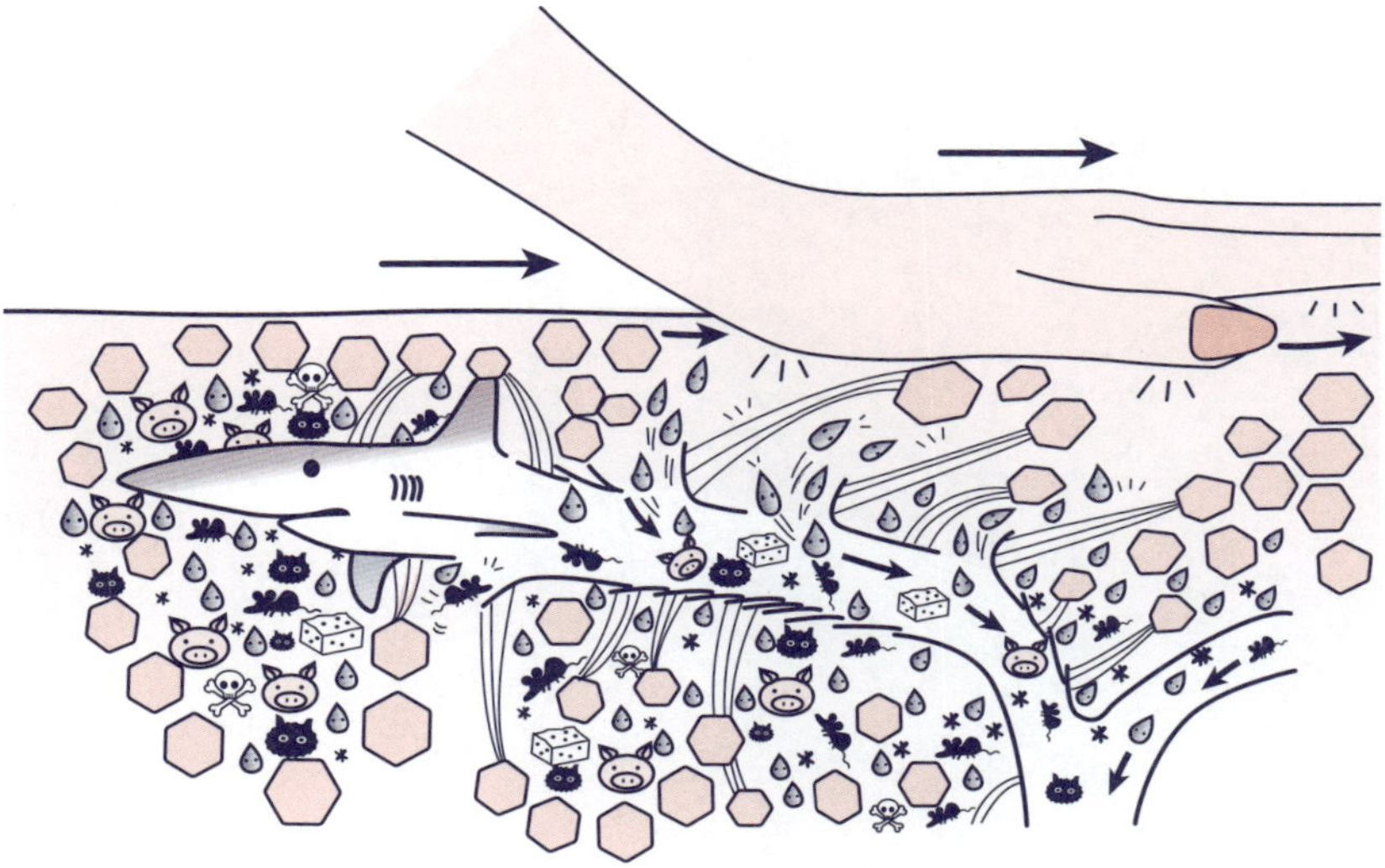

皮膚を静かに動かすモダンリンパドレナージュの刺激により、線維が引っ張られ、老廃物がリンパ管の中に吸収される

●リンパ液の流れ

それでは次に、身体全体のリンパ液の流れを見てみましょう。

「リンパ液」とは、リンパ管内を流れる液体を指し、「リンパ」とも呼ばれ、血液中の血漿が毛細血管から染み出した水分のうちリンパ管に入った液体のことでしたね。

主な成分はリンパ球ですが、末梢では、その数は少なく、リンパ節で補給されます。

リンパ液には「細胞間の液体成分と毒素などを集める役目」と「リンパ球で身体を守る役目」の2つがあり、この点は重要なポイントです。

私がリンパについて学び始めた頃、毎回の授業で、身体のもつ不思議な力や素晴らしい働きを知り、新鮮な驚きを感じたものでした。リンパ液の流れというテーマも、その一つです。

解剖学の分野では、身体の浅い部分に存在しているリンパ管を表在リンパ管（浅リンパ管）、深い部分に存在しているリンパ管は、深在リンパ管（深リンパ管）と呼びます。

イラストを見て下さい。

基本的には、リンパ液が流れる方向は決まっています。

これは、身体の浅い部分のリンパ液の流れを簡略化したものです。

リンパ液は、**リンパ分水嶺という点線であらわされているラインを境に、流れる方向が決まって**います。これはとても不思議なことですね。

たとえば、右手のリンパ液は、右腕のわきの下＝「腋窩《えきか》リンパ節」というリンパ節に向かって流れます。右脚のリンパ液は、もものつけ根にある「鼡径リンパ節」に向かって流れます。

リンパ液の流れについてもっと細かく見てみましょう。

○リンパ分水嶺を境に流れの方向が決まっているリンパ管

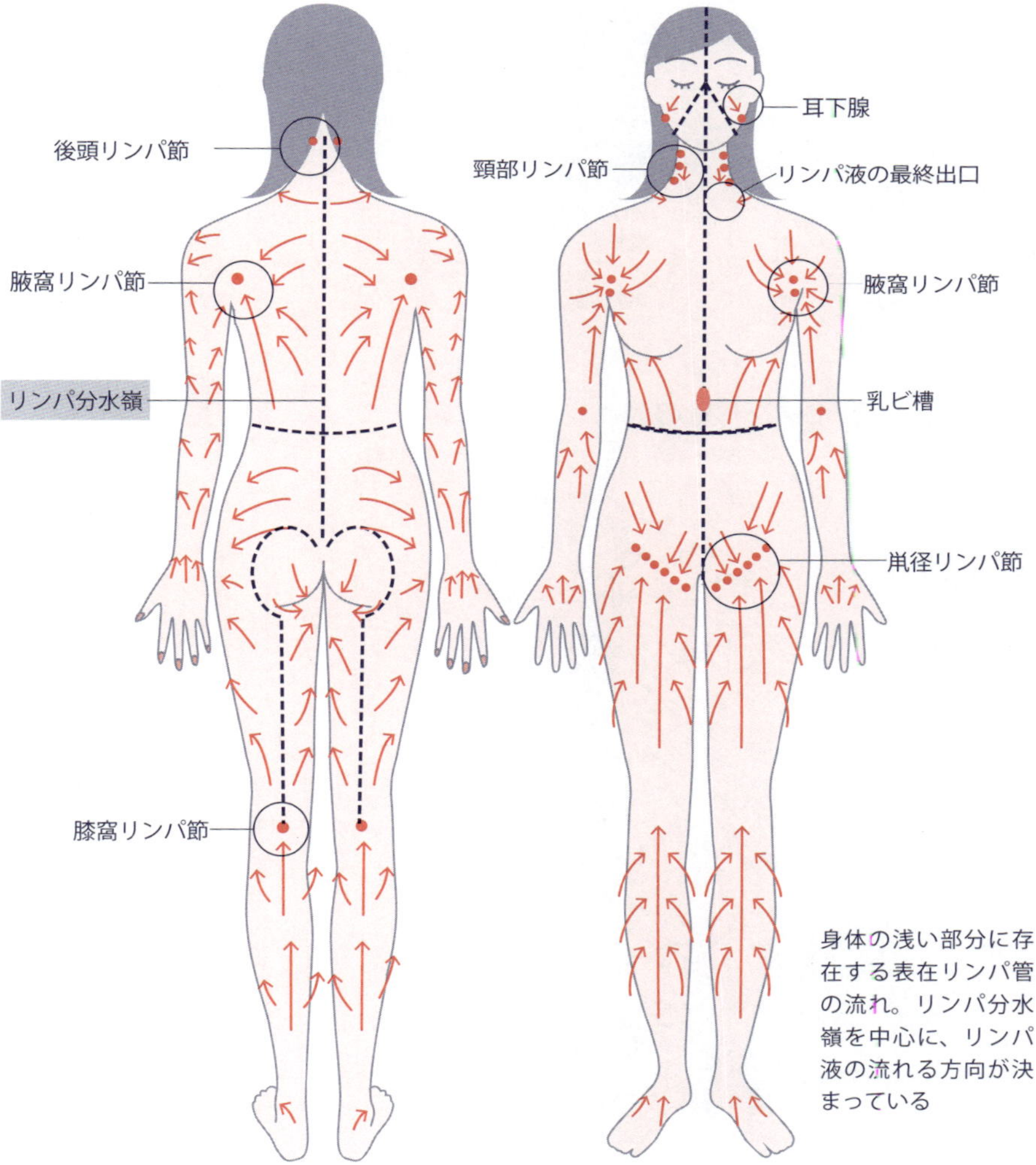

身体の浅い部分に存在する表在リンパ管の流れ。リンパ分水嶺を中心に、リンパ液の流れる方向が決まっている

わきの下（「腋窩リンパ節」）に、リンパ管が繋がっているのが分かるでしょうか。

復習になりますが、身体の浅い所には、毛細血管と同じように、毛細リンパ管がたくさんありましたね。そして、毛細リンパ管は、集結しながらだんだん太くなると説明しました。

太くなったリンパ管は集合管と呼ばれ、首の所にある頸部リンパ節か、わきの下にある腋窩リンパ節か、足の付け根にある鼡径部のどこかを経由しながら、身体の深い部分に入ります。

そして、1分間に約3～7回の頻度で脈を打ちながら、リンパ液を送っているのです。

正しくリンパ液の排出を促すことで、脈打ちの回数が増加します。

同時に、リンパ液を送る力もパワーアップします。エクササイズでは最大で10倍、リンパドレナージュの正しい施術を行うことで最大20倍も増加させることができるといいます。エクササイズよりもリンパドレナージュの方が、効果が高いといえますね。

リンパドレナージュは、過剰な水分、病原菌や老廃物を処理し、身体から排出する量

○表在リンパ管の流れ

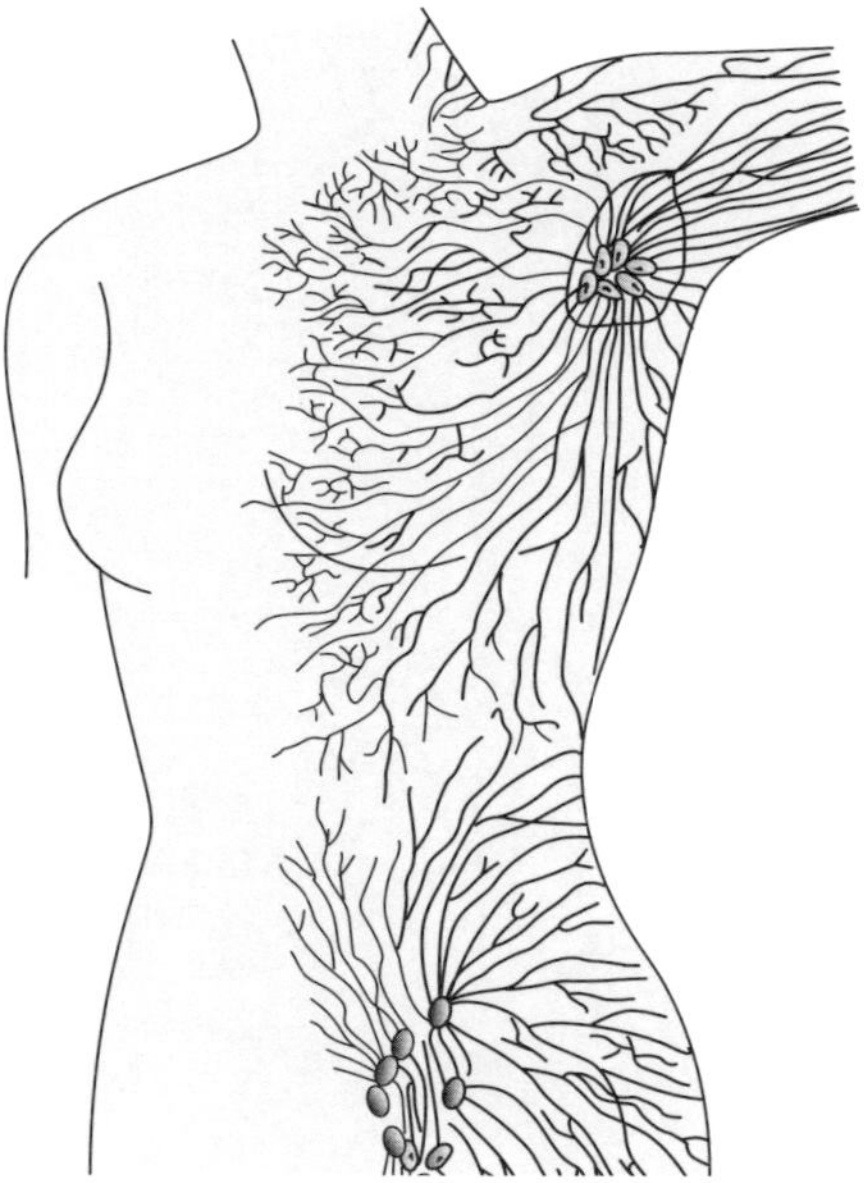

身体の浅い部分にある毛細リンパ管が集結しながら太くなり、
頸部リンパ節、腋窩リンパ節、鼡径リンパ節を経由する

を増やすことを可能にします。

モダンリンパドレナージュは、特にこの考え方に基づいた技術を実践しています。

施術者は、自分のテクニックに自信をもち、気持ちを集中させトリートメントにのぞむことで、クライアントに喜ばれる結果が出せるはずです。

それでは、身体の深い部分のリンパ管を見てみましょう。

イラストを見て下さい。

身体の表面にあったリンパ管（表在リンパ管）とは、かなり違いますね。背骨に沿って太い管があり、両足に向かい根が広がっているように見えます。

○身体の深部に存在するリンパ管の流れ

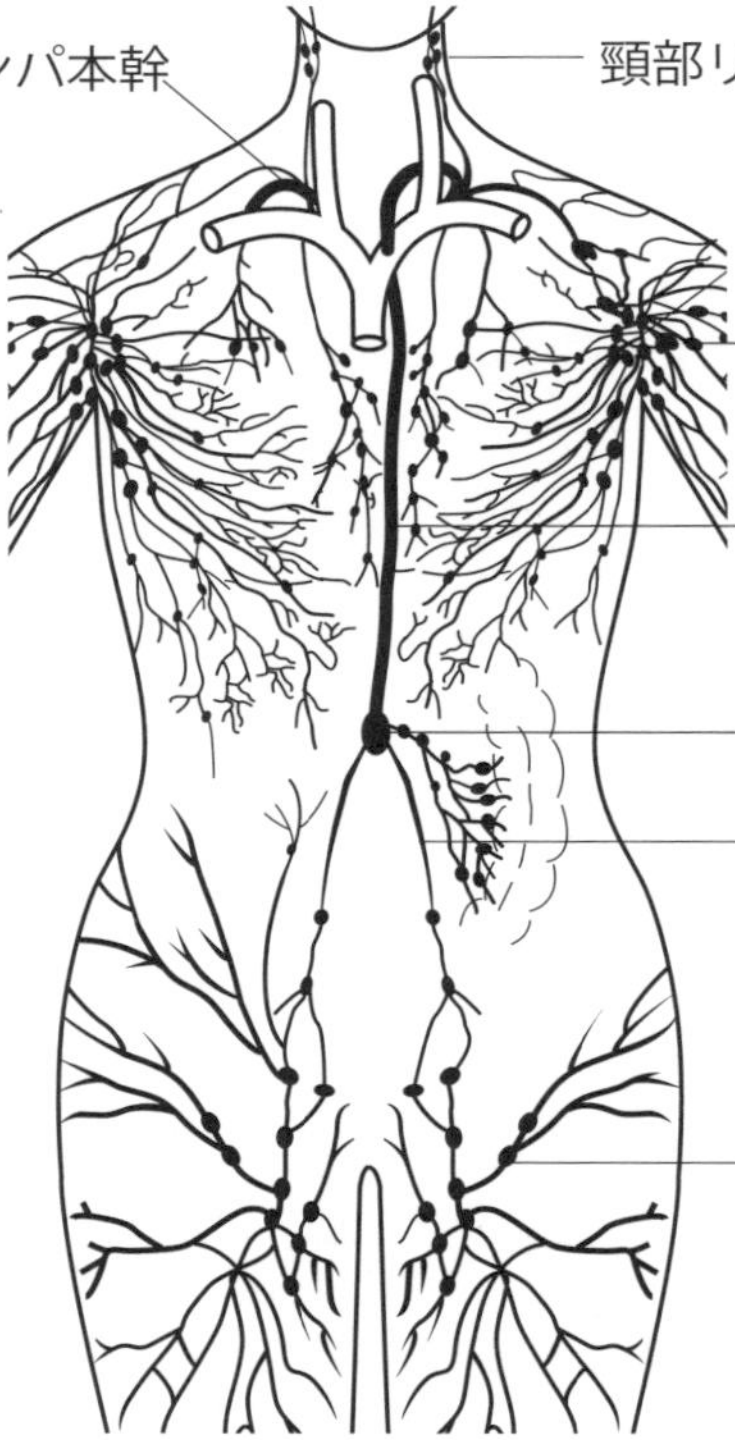

下半身のリンパ液は鼡径リンパ節を通り乳ビ槽へ、
胸管を経て静脈と合流する

前ページのイラストで、両足と腹部、腰部のリンパ液は、足の付け根にある鼡径リンパ節に流れると説明しました。

鼡径リンパ節を通ったあとも、リンパ管は徐々に集結して太くなり、身体の深い所＝骨盤の中（骨盤腔）、お腹の中（腹腔）を通って、上に向かいます。

おへその奥のあたりでは、リンパ管は1本になり、乳ビ槽という、リンパ管がふくらんだ部分で、小腸や大腸からのリンパ管が胸管に合流します。胸管は、胸の中（胸腔）を経て、左側の静脈角で静脈に合流します。

○木をイメージした毛細リンパ管

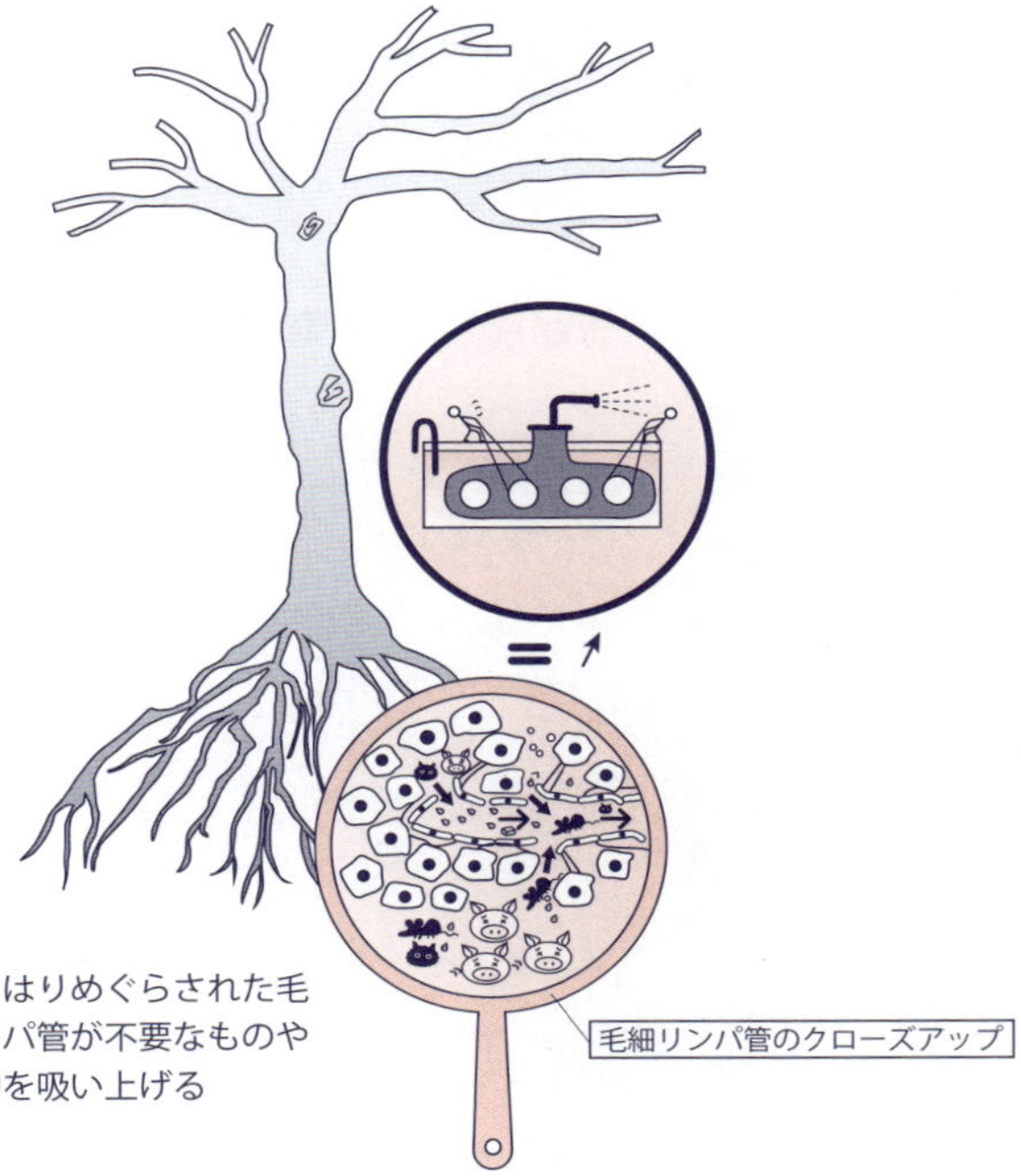

体中にはりめぐらされた毛細リンパ管が不要なものや有害物を吸い上げる

＊リンパ管が静脈に合流するところ

胸管と右リンパ本幹が静脈に合流すると前述しましたが、合流する部分はどのようになっているのか、詳しく見てみましょう。

胸管と右リンパ本幹は、鎖骨の下の少し奥の部分で、静脈と合流します。全身から集まってきたリンパ液がここで血液と混ざるのです。

リンパ液の注ぎ込む場所は、鎖骨下静脈と内頸静脈が合流している、静脈角と呼ばれる部位で、左右に2箇所あります。

ここで「胸管」を確認しましょう！

「胸管」は、左内頸静脈と、左鎖骨下静脈が合流している左静脈角あたりで、静脈に合流します。

「右リンパ本幹」も確認しましょう。

「右リンパ本幹」は、右内頸静脈と、右鎖骨下静脈の合流している右静脈角あたりで、静脈に合流します。

○リンパ管が静脈に合流する部位

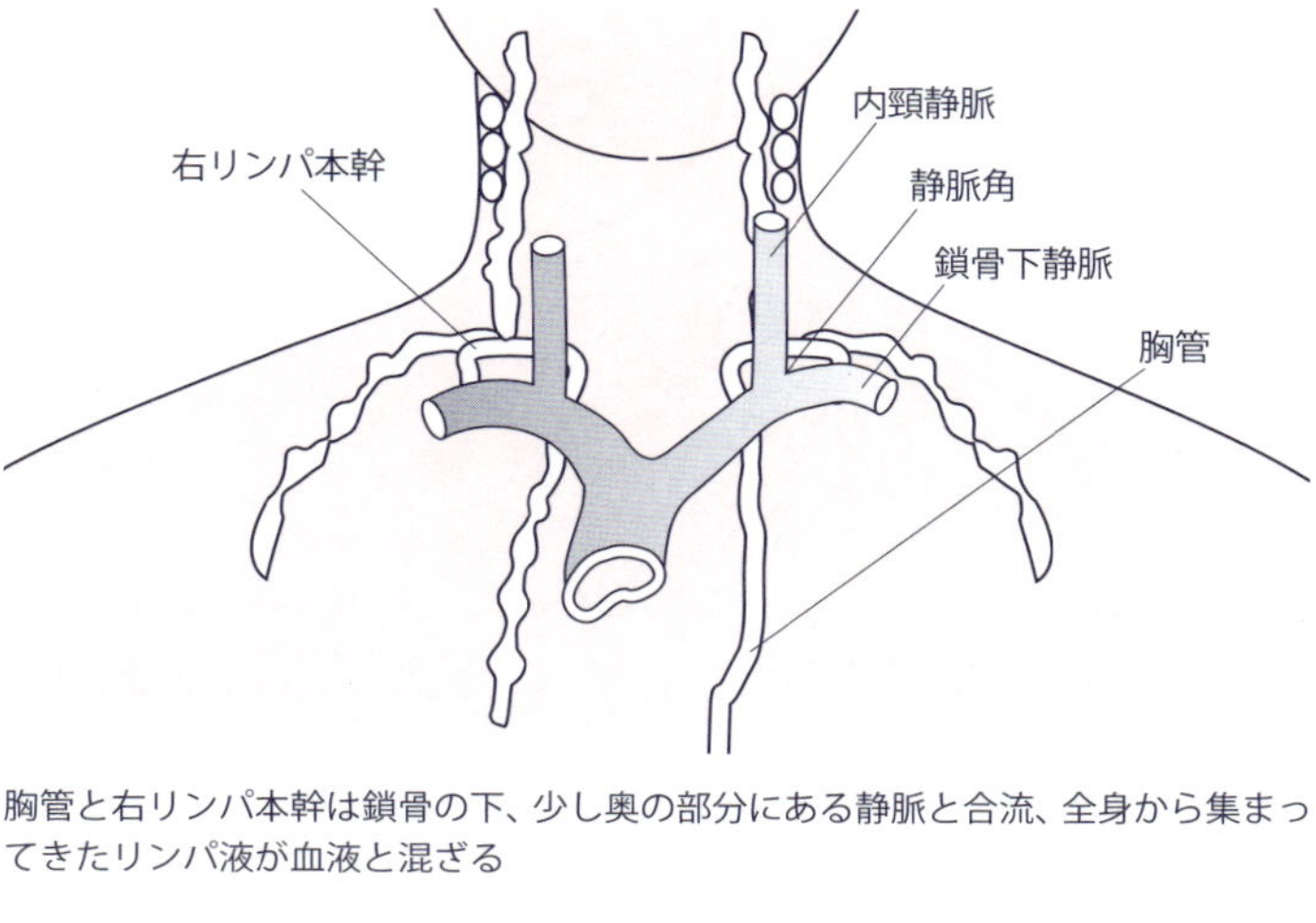

胸管と右リンパ本幹は鎖骨の下、少し奥の部分にある静脈と合流、全身から集まってきたリンパ液が血液と混ざる

○頭部から頸部、鎖骨周辺、腋窩にあるリンパ節

頭部、頸部、顔面と鎖骨上リンパ節を経由したリンパ液が静脈角に到達する

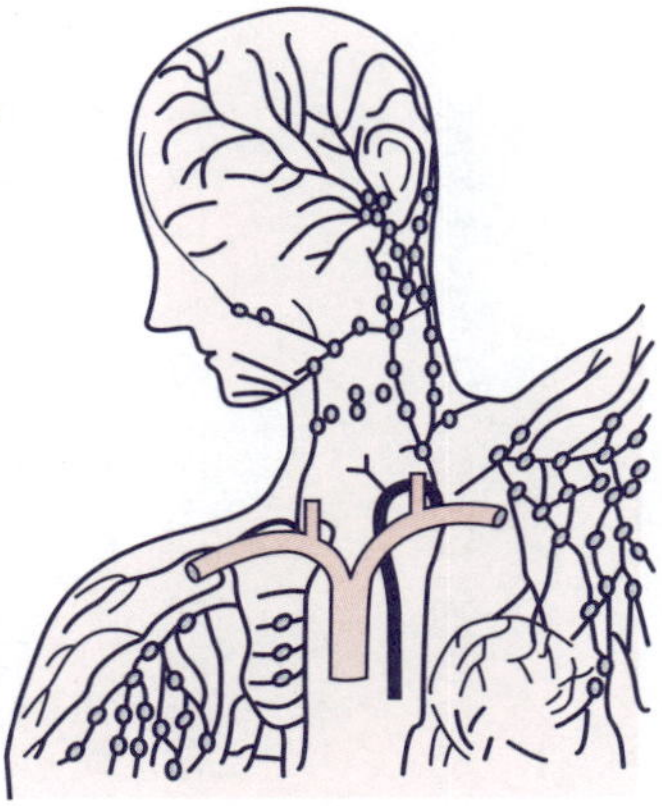

＊リンパ器官

リンパ器官には、骨髄・胸腺・脾臓・リンパ節・扁桃・パイエル板・虫垂があります。これらの器官で免疫に関わっている細胞の産生や分化、増殖が起こります。

骨髄

骨髄は、骨の中心部にあり、赤血球、白血球、血小板を作っています。それらの血液成分は、成熟し血液中に出ていきます。

赤血球の寿命は約１２０日です。１日平均、１㎣につき4～5万の赤血球が脾臓や肝臓で破壊されますが、これは全赤血球の１２０分の１に当たります。

一方、骨髄ではこれとほぼ同じ位の量が産生され、一定値が保たれているのです。

胸腺

心臓の前にある器官で、思春期には最大約30ｇの大きさになりますが、その後退縮し60歳を過ぎる頃には10ｇ

以下になります。

胸腺は、骨髄で産生されるリンパ球を、T細胞であるリンパ球に成熟させる役割があり、免疫系に深く関わっている臓器なのです。ちなみに、T細胞のTとは、胸腺（Thymus）の頭文字です。

脾臓《ひぞう》

脾臓は、握りこぶし100〜150g位の重さで、平たい卵円形をしており、胃の左後ろにある臓器です。赤脾髄と白脾髄の組織からなり、前者は赤血球を多く含みます。古い赤血球を破壊する役目があります。白脾髄は、リンパ節が集まり、Bリンパ球の産出を促進します。

脾臓は非常時に備え、血液を蓄えたり、濾過する働きを行っています。

扁桃《へんとう》

扁桃腺として一般的に知られている扁桃は、咽頭の周囲、粘膜上皮直下の密なリンパ小節の集まりを指します。扁桃《へんとう》とはアーモンドのことで、リンパ小節のある粘膜表面の形が似ていることからつけられた名前です。内部にはリンパ球があり、食べ物や空気などと一緒に侵入する病原体に対抗します。病原体との戦いにより扁桃腺が腫れることがあり、発熱などの原因にもなります。

パイエル板

扁桃は、食べ物や空気とともに侵入する病原体に対抗するリンパ小節です。

一方、栄養と一緒に吸収してしまう異物を防御するのが、小腸の粘膜下に存在する集合リンパ小節です。パイエル板はこの集合リンパ小節の一種で、粘膜の表面を覆っている上皮の下の結合組織の層（=粘膜固有層）に敷きつめられるように平面的に並んでいます。また、粘膜内だけでなく、外側の粘膜下層にまではみ出しています。小腸の壁の内側には、絨毛（=柔突起）がびっしり生えていますが、パイエル板のあるところは、絨毛がないか、発達していないため、そこだけ平らになっており、「板」という名前がついています。

虫垂《ちゅうすい》

回盲部から下の長さ10㎝程度の部分が盲腸となります。盲腸の先端には小指のような形状をした「虫垂」が付着しています。虫垂は、しばしば炎症を起こすことがあり、切除することがあります。これを一般的に「盲腸（炎）」と呼んでいますが、正式には「虫垂炎」であり、盲腸まで炎症が波及することはあまりないので、混同しないようにしましょう。

リンパ節

リンパ節については１０８ページを参照して下さい。

○リンパ器官の名称と部位

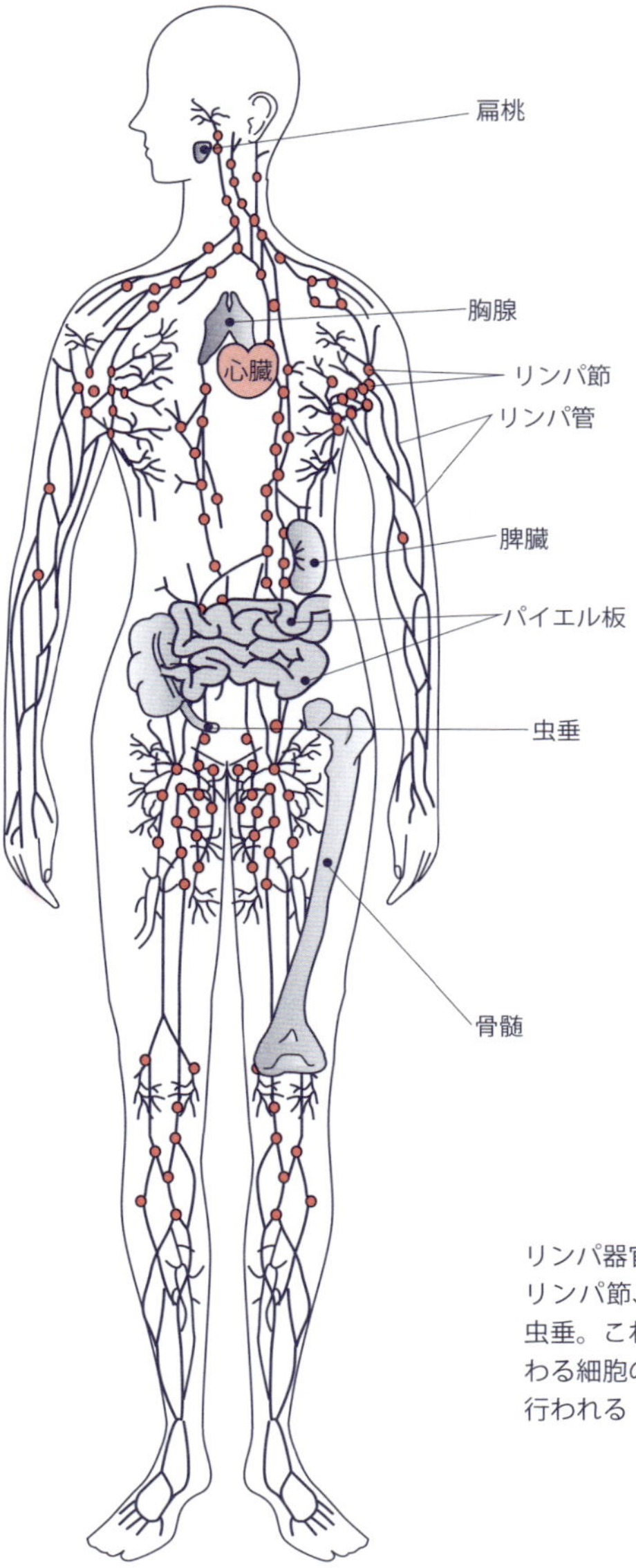

リンパ器官の骨髄、胸腺、脾臓、リンパ節、扁桃、パイエル板、虫垂。これらの器官で免疫に関わる細胞の産生、分化、増殖が行われる

Column

モダンリンパドレナージュと脳脊髄液（CSF）

身体には体液という水分があります。ここでは体液の循環について考えてみましょう。まず組織液について。これは代謝に必要な液体で、組織液の不要な老廃物や水分はリンパ管へ回収されていましたね。リンパ節を通過し浄化されたリンパ液は、静脈と一緒になって血液循環に乗り、不要なものは排泄されながら、リサイクルされます。そして全身に巡り、ふたたび組織液になるというように、名前や成分を変えながらも、体液循環は休むことなく繰り返されています。

全身を巡る過程では、血液は脳にも運ばれ、脳脊髄液を脳室の血管から分泌します。脳脊髄液は、脳・脊髄を包む髄膜（硬膜・くも膜・軟膜）の間を満たす液体で、衝撃を和らげるクッションとしての大切な役割があり、ドレナージュ（排水）し免疫系にも関わっていると考えられています。神経系の働きの中心である中枢神経（脳と脊髄）は、この脳脊髄液に浮かんでいます。

モダンリンパドレナージュでは、脳脊髄液の循環を促進してバランスをとる手法も用いています。同じような手法では、クラニオセイクラルがありますが、クライアントへの施術を通して、私は、身体の水の一部でなく、全部の水を循環させる方が効果的だと考えているので、モダンリンパドレナージュのセッションの中で行っています。

地球全体の海水を、浅くも深くも循環することが、身体の生命の海にアプローチでき「健康」と「予防」の実現につなげられると考えているからです。

Specific Features

リンパシステムの特殊な特徴

＊右手のリンパ液は、右リンパ本幹に、右足のリンパ液は、胸管に流れる!?

Q1．右手のリンパ液は、左の静脈角、それとも右の静脈角、どちらに合流するでしょうか？

答えは、右静脈角です。

Q2．次に、右足のリンパ液は、どこに流れるのでしょうか？

答えは、左静脈角です。

不思議ですね！　右足のリンパ液なら右側に注ぐと思いませんか？

次のイラストで示すように、リンパシステムは、担当している範囲が、右と左でかなり違います。

○２パーツに分けられるリンパの流れ

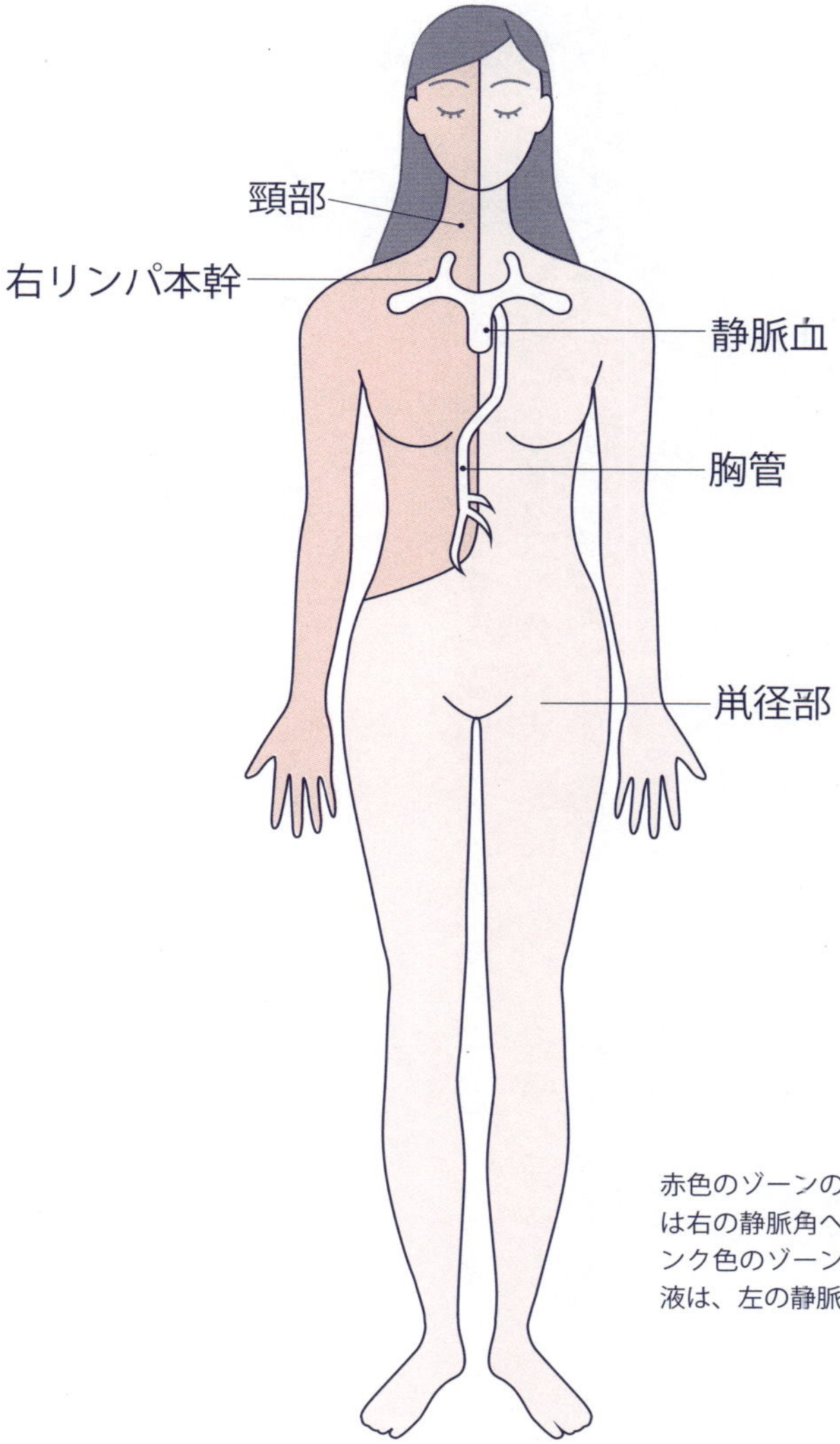

赤色のゾーンのリンパ液は右の静脈角へ流れ、ピンク色のゾーンのリンパ液は、左の静脈角に注ぐ

赤色の部分：右上半身と、顔の右側は、最終的には、右リンパ本幹という太いリンパ管になり、右静脈角に入ります。右顔面と右上半身のリンパ液は、頸部リンパ節、腋窩リンパ節を経由して右静脈角に合流します。

ピンク色の部分：左右の下半身と、左上半身、顔の左側は、最終的には胸管という太いリンパ管になり、左静脈角に入ります。左顔面と左上半身のリンパ液は、頸部リンパ節、腋窩リンパ節を経由して、左静脈角に合流します。

なぜ左側の静脈に注ぐのでしょうか。環境に適応するように進化してきた人類ですが、リンパシステムがなぜこのような流れになるのか、とても不思議ですね。

今まで多くの方をトリートメントしてきましたが、顔の左右のバランスがパーフェクトという人には、一度もお会いしたことがありません。

片方で、ものをかむ癖のある人は、片側の筋肉（とくに頬筋）が発達して顔のバランスを崩すことがありますが、むくみで左右のバランスが異なるケースも多々あります。長年の経験から、どちらかというと、左側がむくんでいる方が多いように感じています。これはリンパシステムの流れと関係していると考えています。

トリートメントを受けられた後、細かく観察すると、まぶたや鼻筋、ほほのふくらみ、あごのラインなどの左右のバランスがとれていることが分かります。むくみがとれ、リフトアップするので、顔全体の印象が大きく変わってきます。

おつかれまさまでした!

以上で、リンパシステムの解剖生理学は終わりになります。分からなくなったら何度でも戻ってきてくださいね!

次はいよいよモダンリンパドレナージュの実践に入ります。

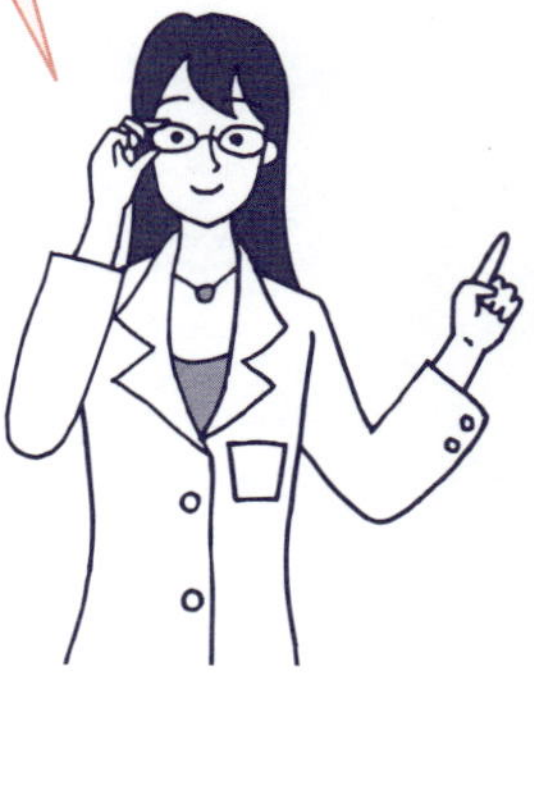

3 章【TECHNIQUE 技術】

モダンリンパドレナージュ
基本の手技

Basic Technique

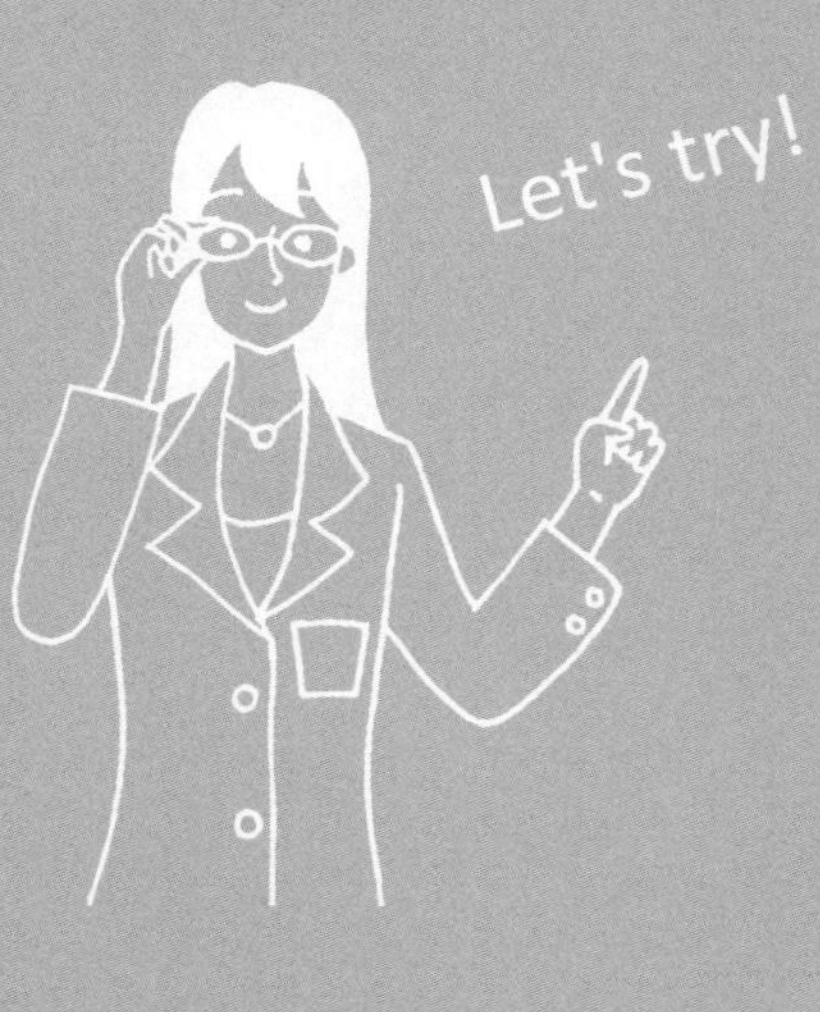

モダンリンパドレナージュの手技

紹介する技術は、私たちが使っている多くの技術の中から、比較的やりやすく、そして効果がでるようなものを選びました。しかし、比較的やりやすいといっても、紙面では、説明に限界があります。

正しく学習するためには、実践に適した指導のもと、実習を繰り返すことが必要です。

また、リンパドレナージュは、元々は医療用に開発されたものなので、方法を間違えると、大変危険です。そのため、紹介できない技術が、まだまだあります。

これらの2点をどうかご理解下さい。

モダンリンパドレナージュは、クリニカルアロマセラピーオイルを使用して、トリートメントを行います。各部位は、「エフルラージュ」という技術でスタートします。エフルラージュは、日本語では「軽擦（法）」、手のひら全体を使って長いストロークをする技術で、オイルを塗布する時にも使います。私は、エフルラージュをする段階で、クライアントの状態をチェックしています。

※効果をあげるためのクリニカルアロマセラピーオイルは194ページで紹介しています。

トリートメントの基本

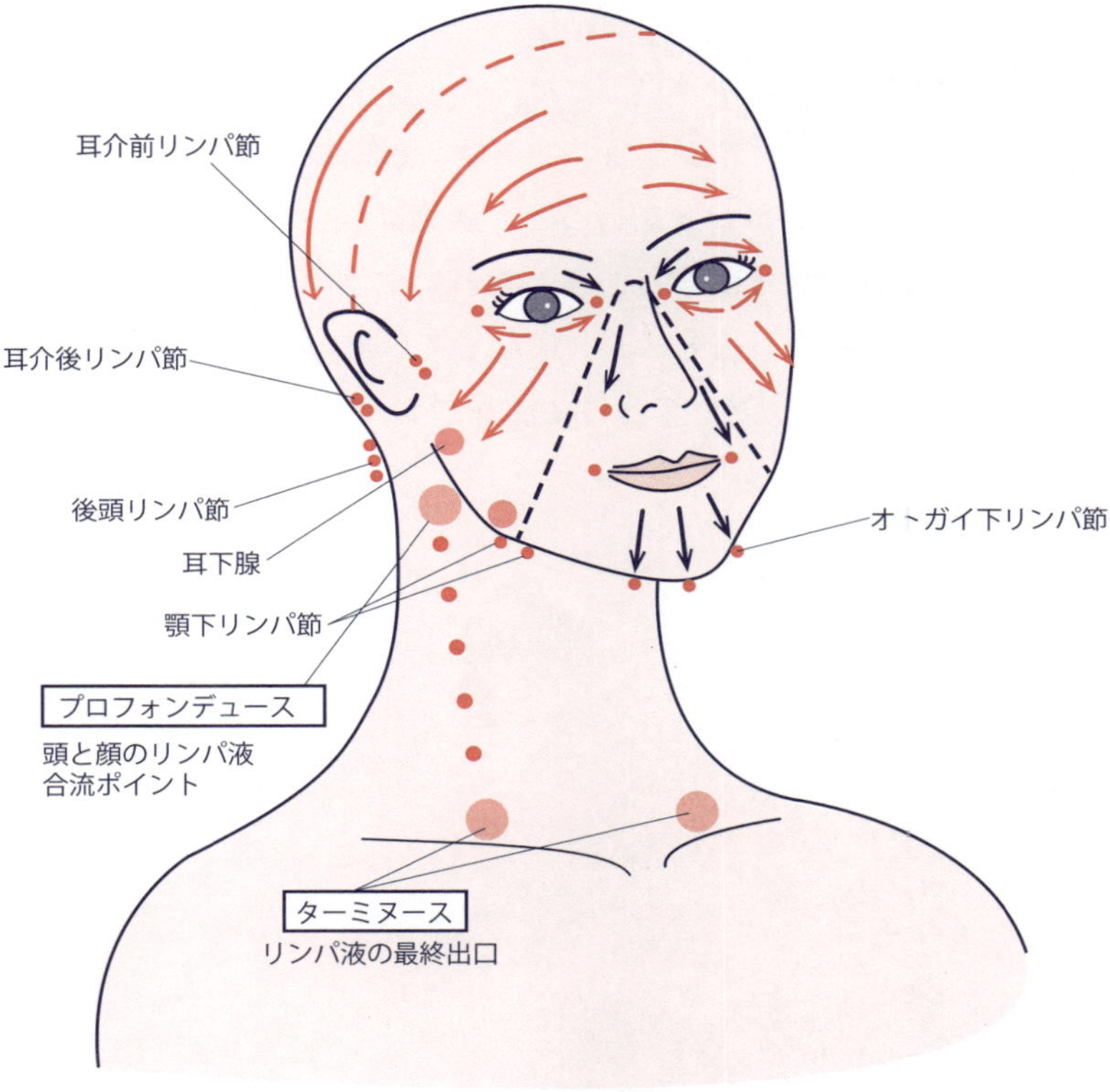

●モダンリンパドレナージュフェイシャルメソッド

目頭と左右のエラを結んでできるトライアングル（三角形）を意識してトリートメントを行います。

＊トリートメントする時の注意点＊

・手は、緊張させず、軽い圧で行います。
・基本的に、矢印の方向に流します。
・矢印の方向は、上のイラストを参考にして下さい。
・ボディ全身は 127 ページを参考にして下さい。

正しい立ち方と手の使い方

基本の立ち方

セラピストにとって、ポジショニングは、とても大切。

悪い姿勢でトリートメントを行うと、腰痛になったり、手首・指を痛めることにつながります。また、圧もきれいに均等に入らないので、手技が安定せず、雑なトリートメントになってしまいます。

背筋を伸ばし、少し腰を落として膝をブロックしないで行いましょう！

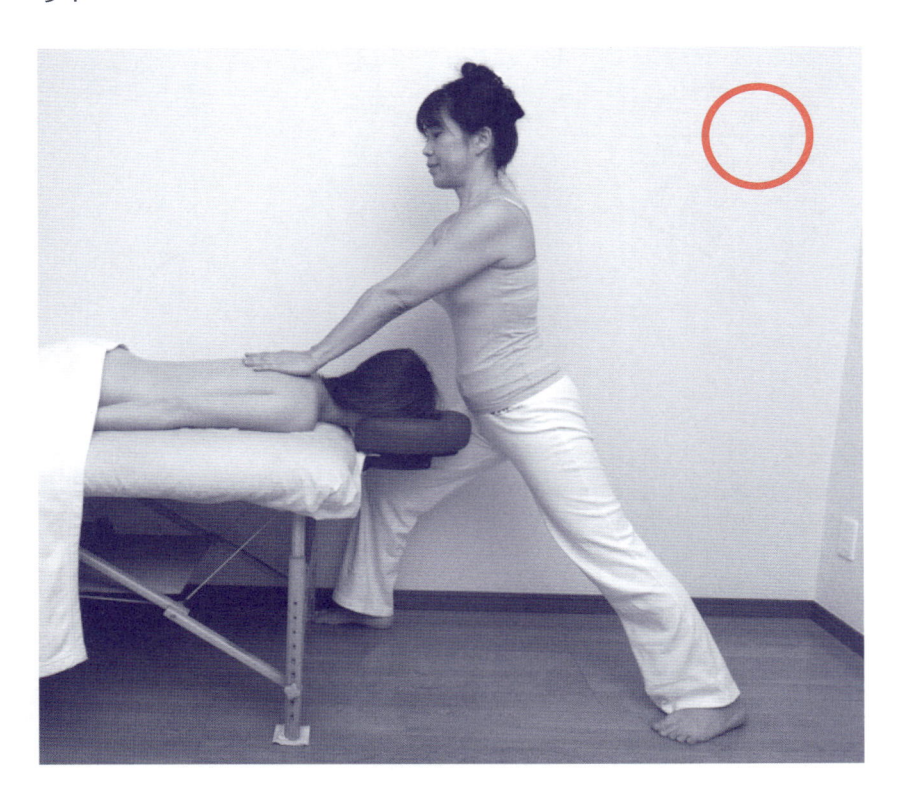

よくある悪い例

突っ立った姿勢、上から無理に圧をかけるなど、写真で見るとあきらかに悪いポジションと分かりますね。でも、やりがちです！

結果、よい内容のトリートメントはできなく、必要以上に疲れたり、身体を壊してしまうこともあり、利点はありません。よいポジショニングを心がけましょう。

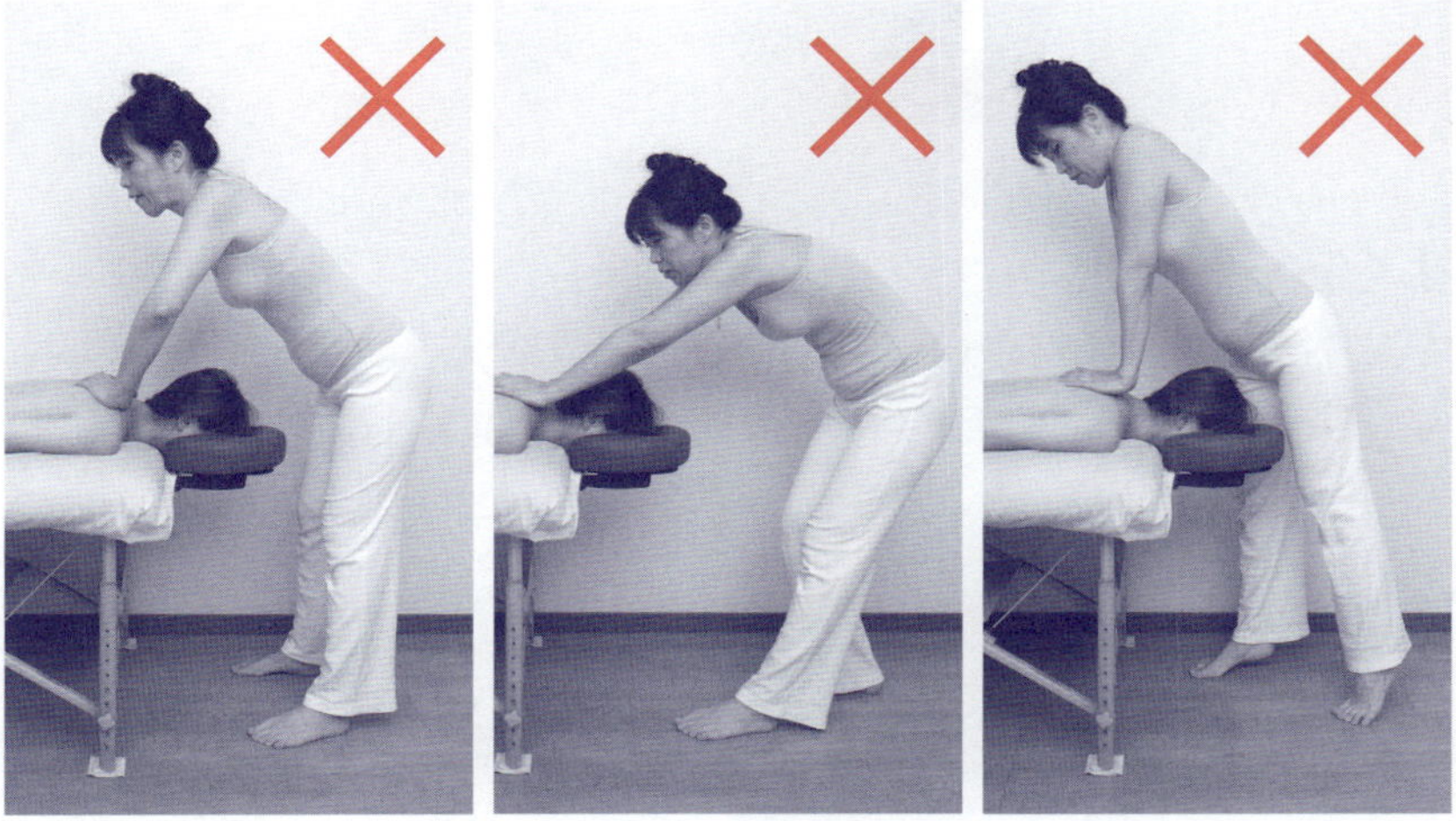

基本の手の使い方

手技により、手・指の使い方は変わりますが、基本的に「緊張させない！」

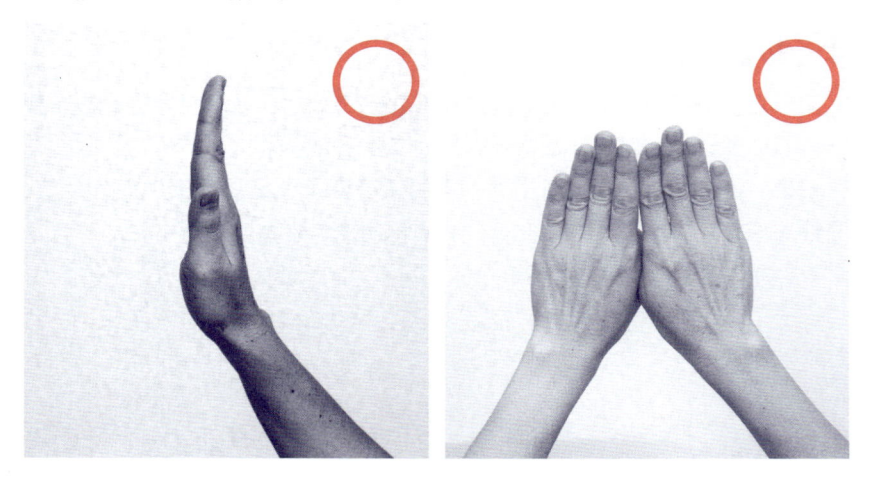

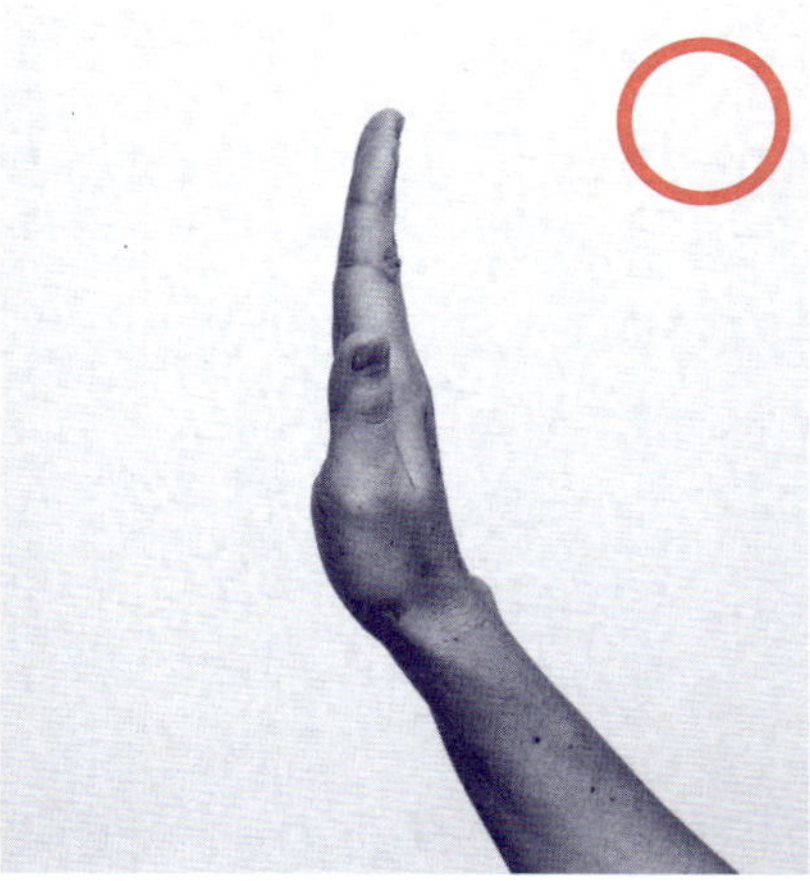

よくある悪い例

きれいに圧がかからない。受ける側（クライアント）も、気持ちよくないし、セラピストも手を痛める可能性もあります。反らすのもNG！

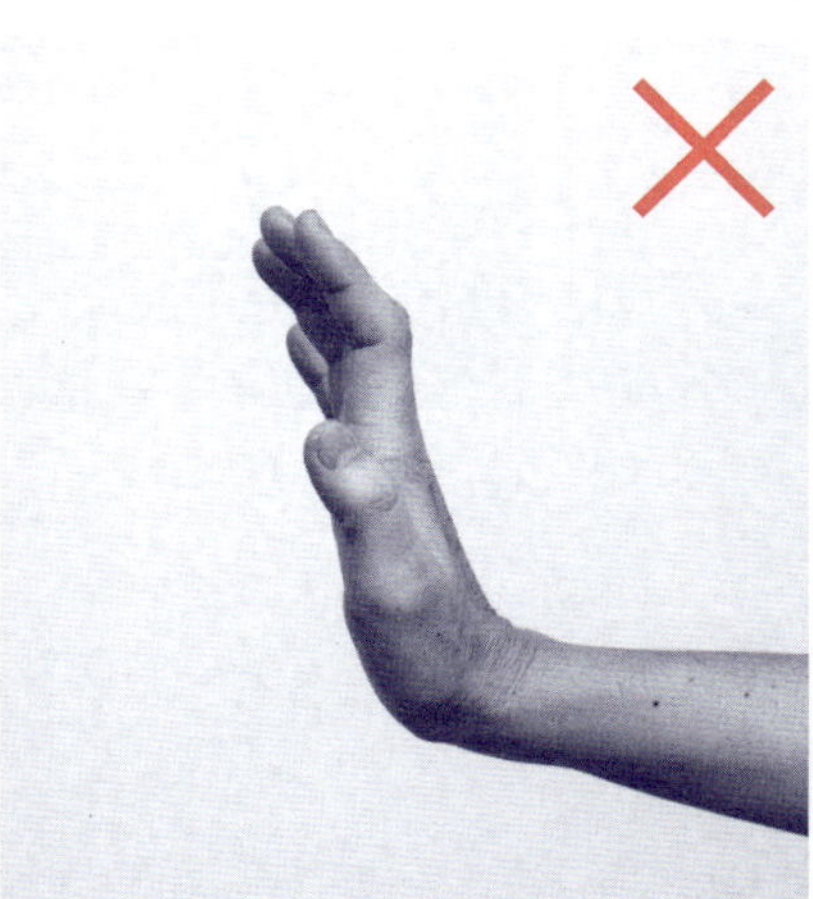

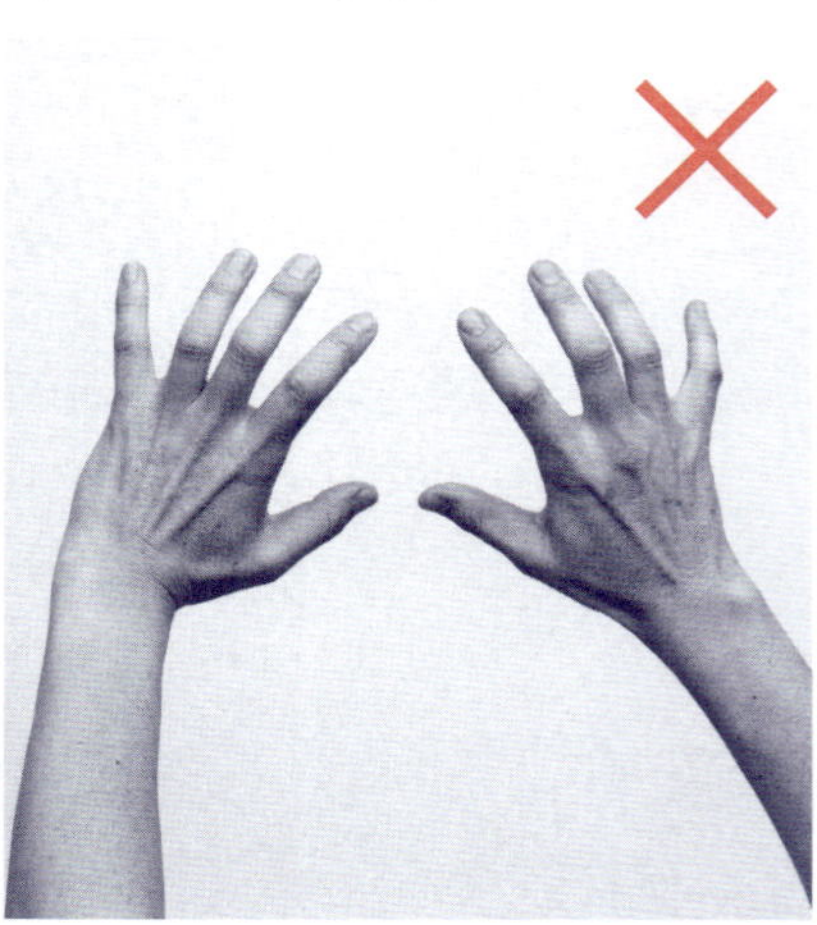

モダンリンパドレナージュ基本施術

オープニング ———— p150
フェイスセッション ———— p152
スカルプセッション ———— p158
デコルテセッション ———— p160
アームセッション ———— p162
レッグセッション ———— p170
バックセッション ———— p186

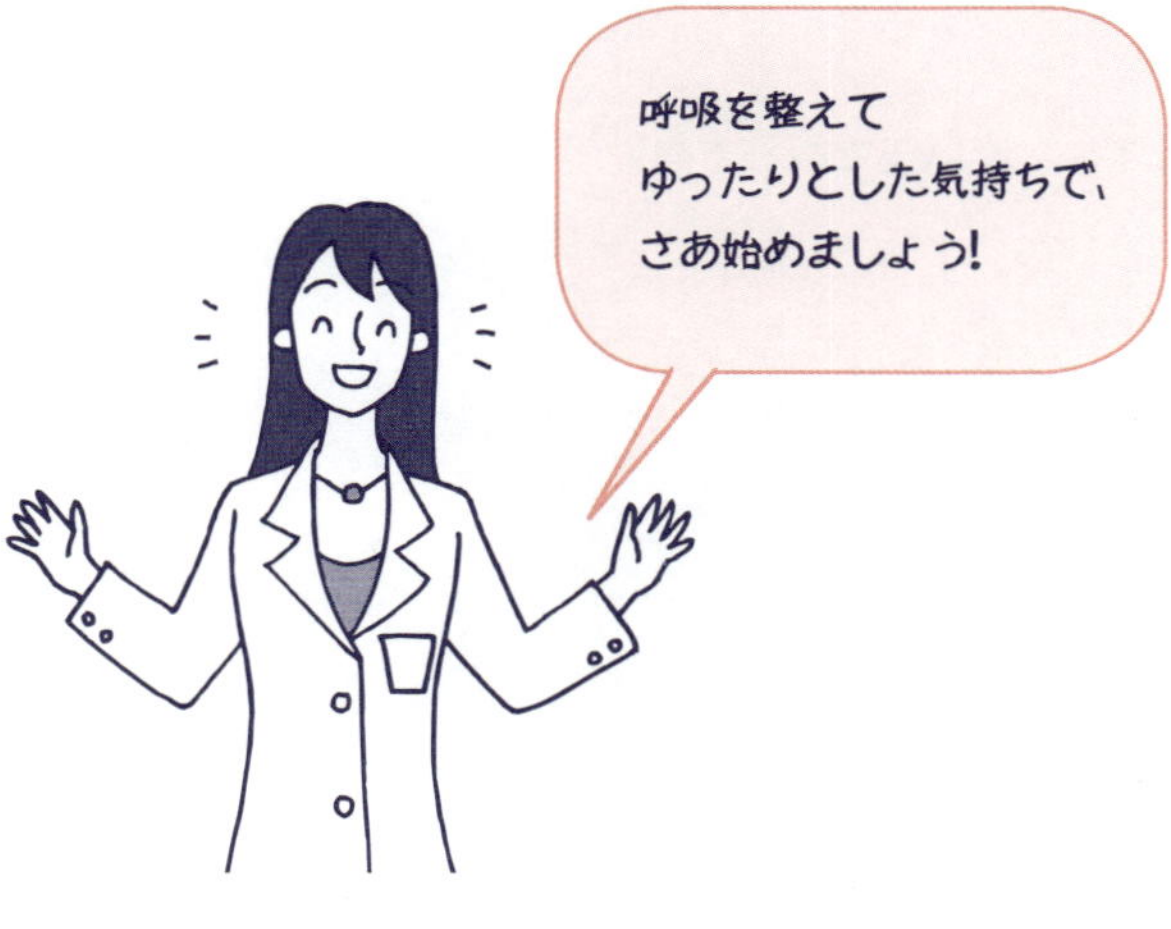
呼吸を整えて
ゆったりとした気持ちで、
さあ始めましょう!

オープニング（リンパ液の最終出口にアプローチ）
Opening

トリートメントの一番はじめに行うと効果が出やすい技術です

＊オープニング プロフォンデュース

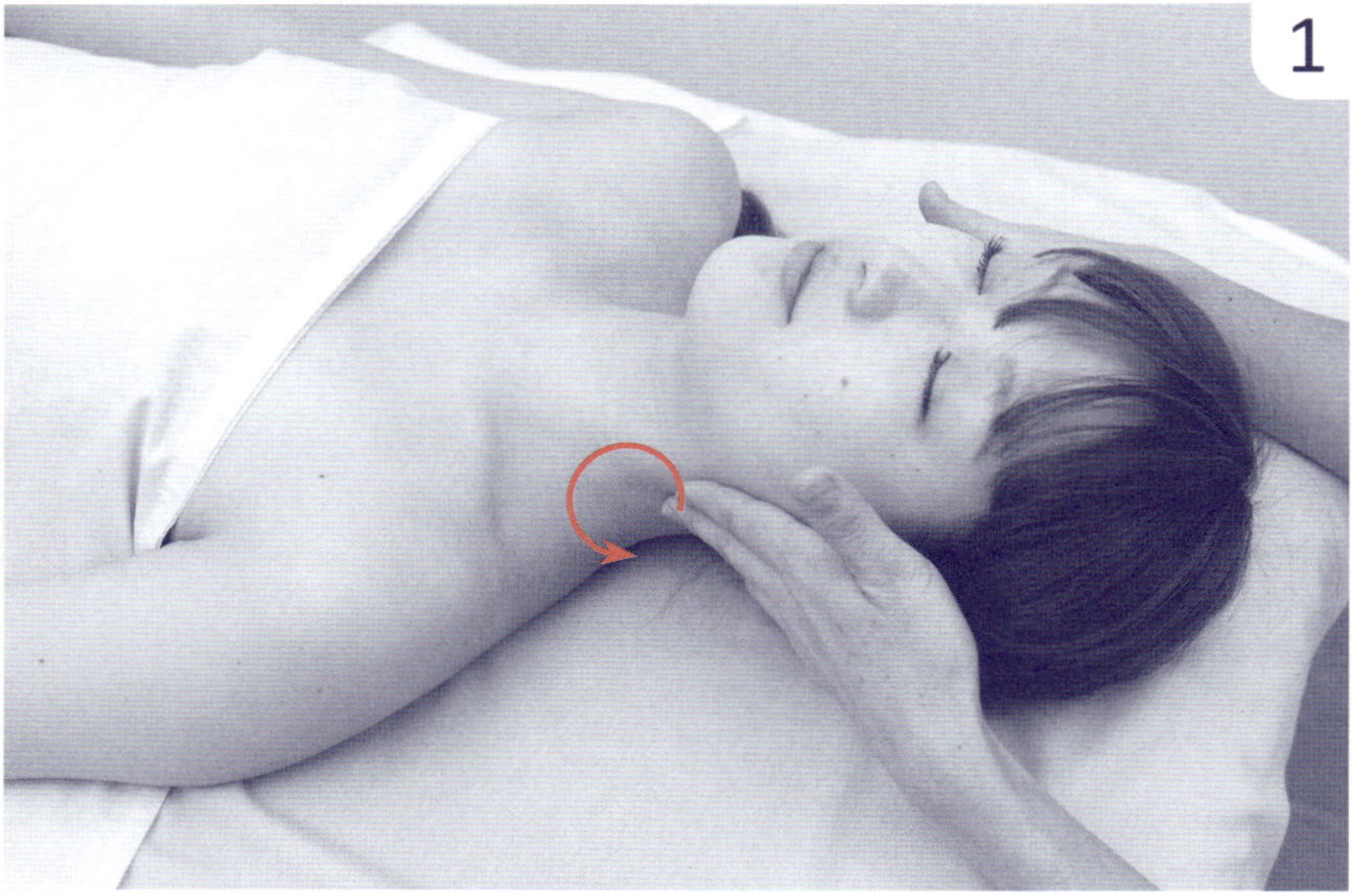

指を緊張させずに、軽い圧で鎖骨方向に円を描く

＊オープニング　ターミヌース

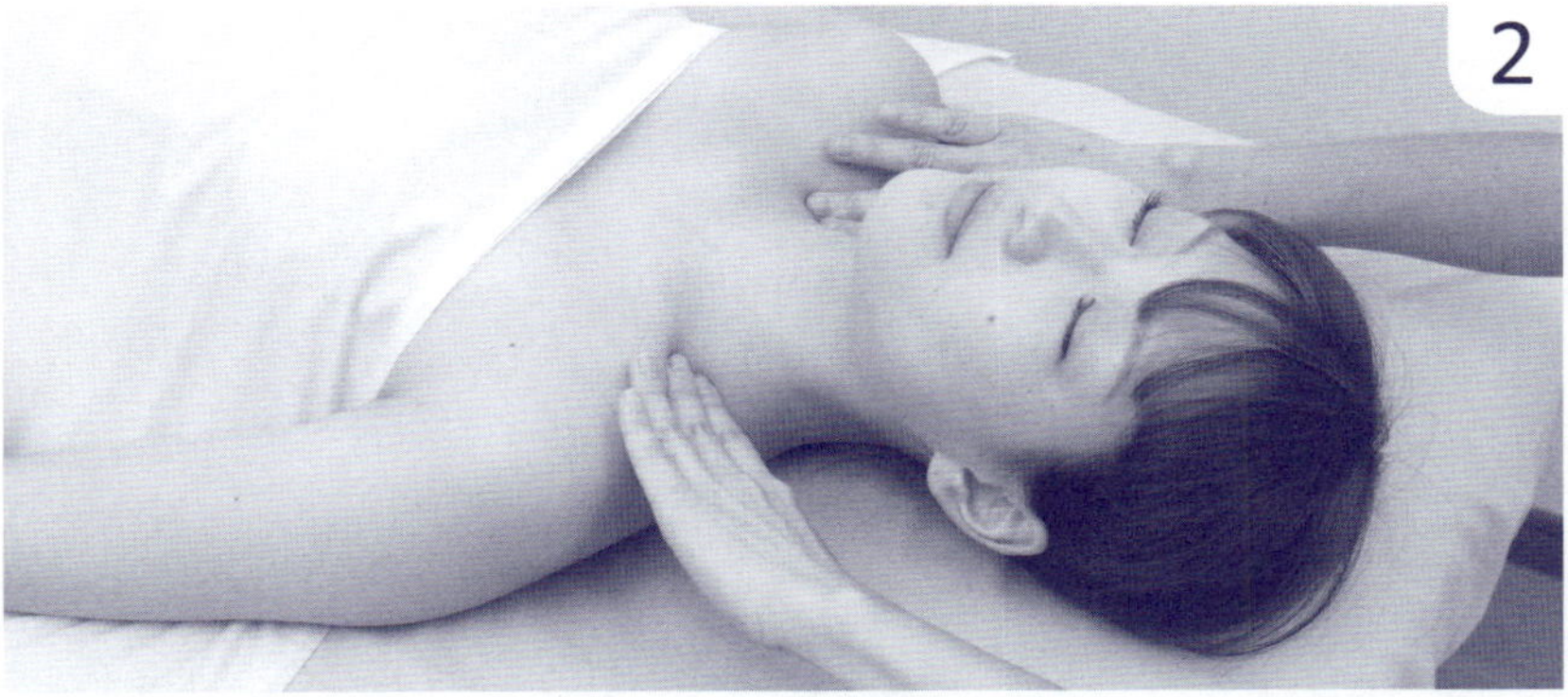

リンパ管が静脈に合流する最終地点である、鎖骨上のくぼみを内側へ軽く押さえるとリンパ液が排出しやすくなる

＊トライアングルベースのオープニング

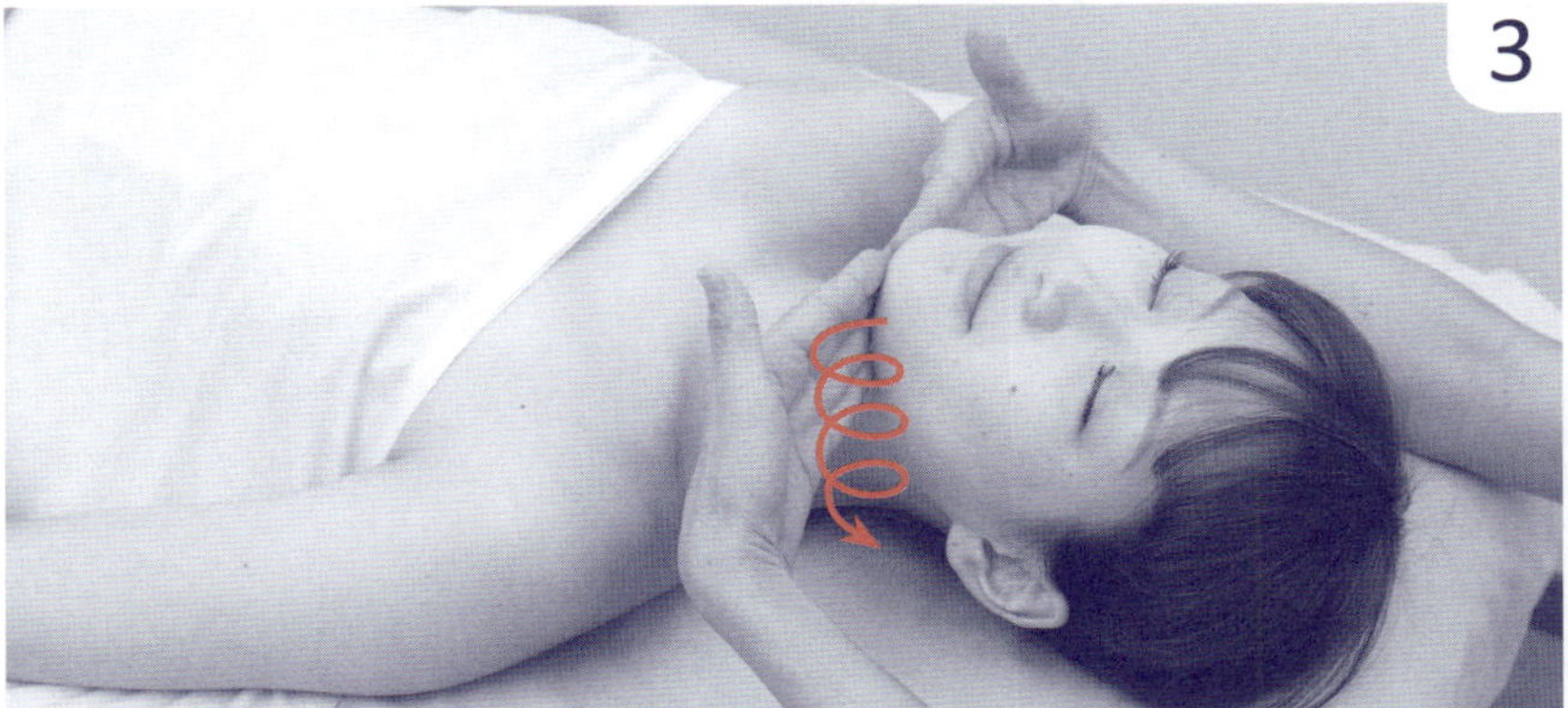

あごの下、オトガイ下リンパ節の部分を指先で軽く押さえ下方向に円を描く

POINT

オープニングをすることで、全身のリンパ液が流れやすくなります

フェイスセッション
Face Session

＊小顔になるドレナージュ①

ほほ

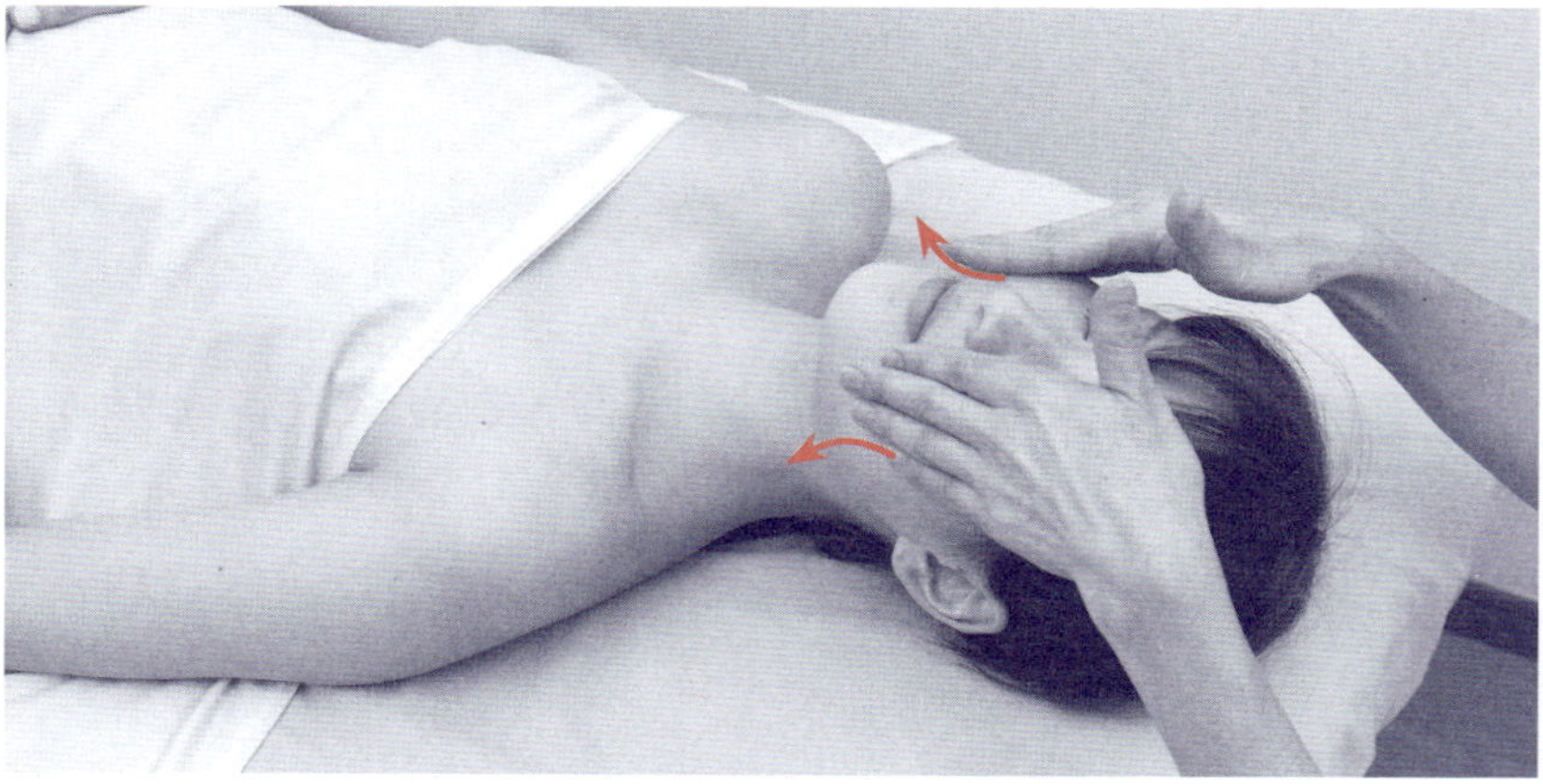

ほほから耳下腺へ流すイメージ。ほほのむくみに即効性がある

側頭筋

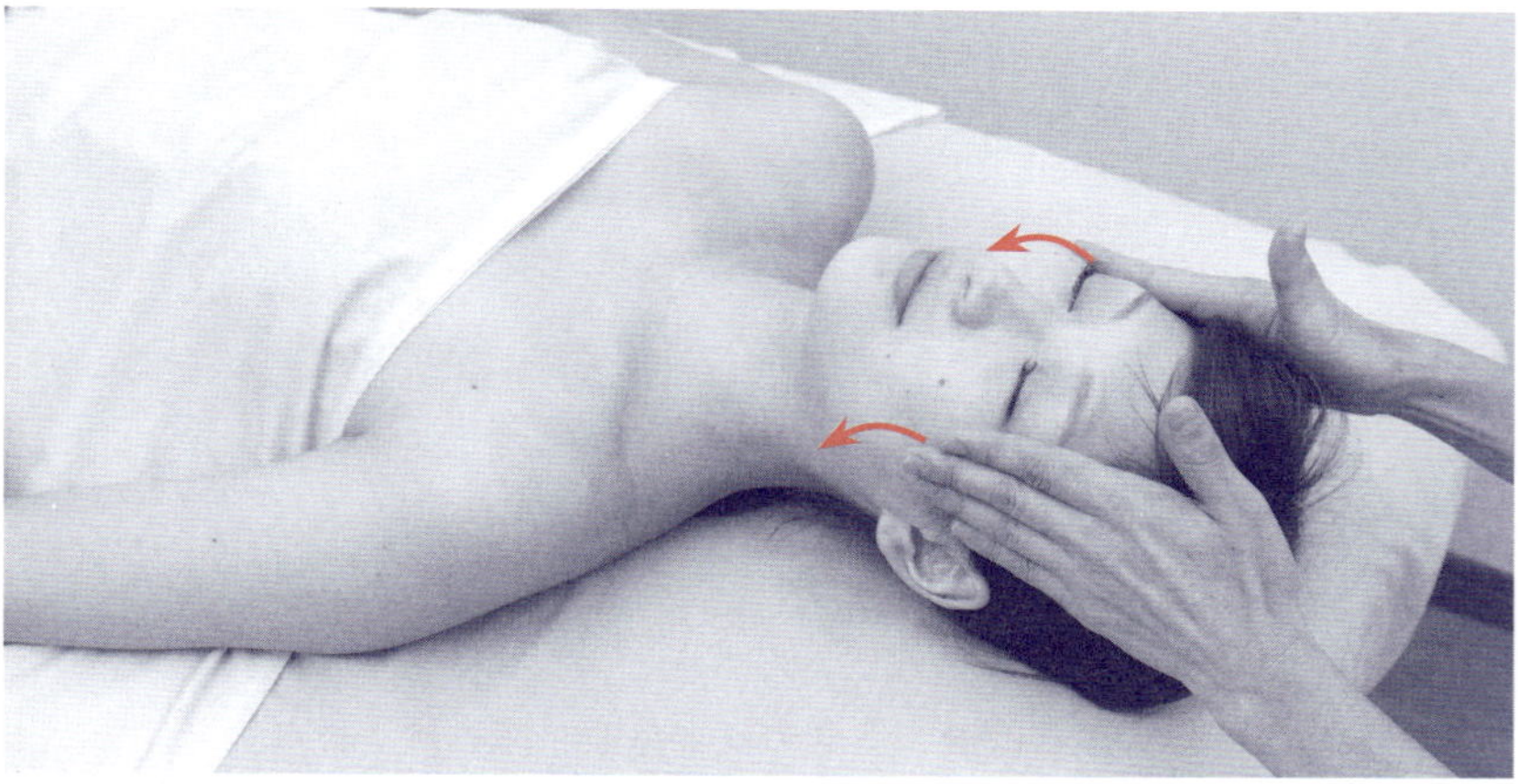

ほほや、側頭筋の緊張をとり、ドレナージュすることも、顔の左右のバランスを整えるのに有効な手技のひとつ

耳下腺

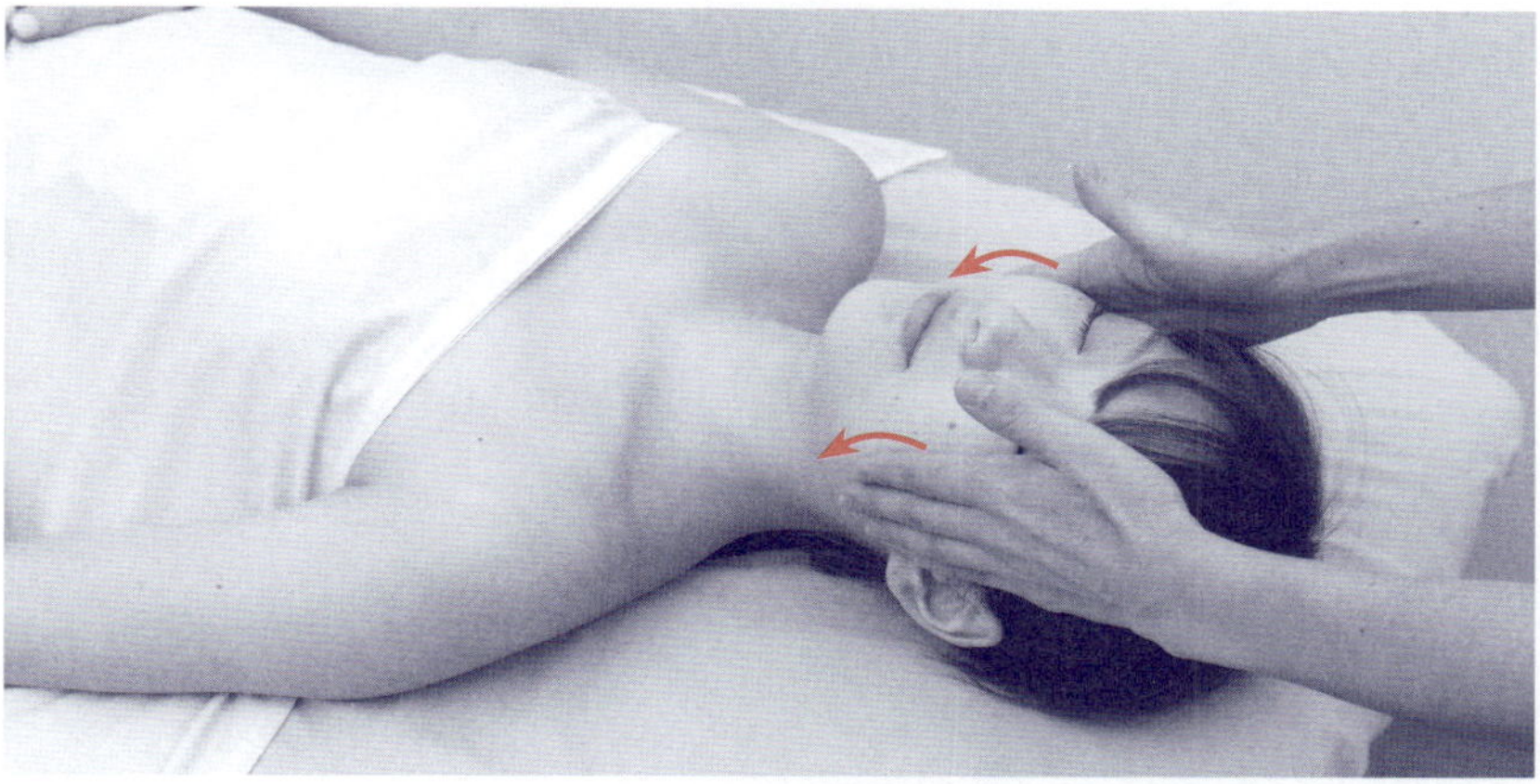

日本人は、ヨーロッパ人、アメリカ人と比べると骨格の違いから、顔幅の広い人が多いため耳下腺は大切なポイント

POINT

ネコ顔が多い日本人は、耳下腺周辺に水が溜まりやすい傾向があるので意識してトリートメントを行うとGOODです！

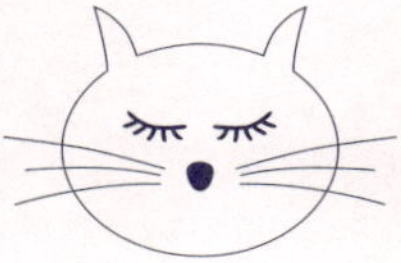

ネコ顔／日本人

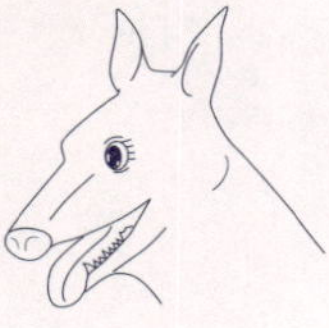

イヌ顔／ヨーロッパ
アメリカ人

額 ポジション1

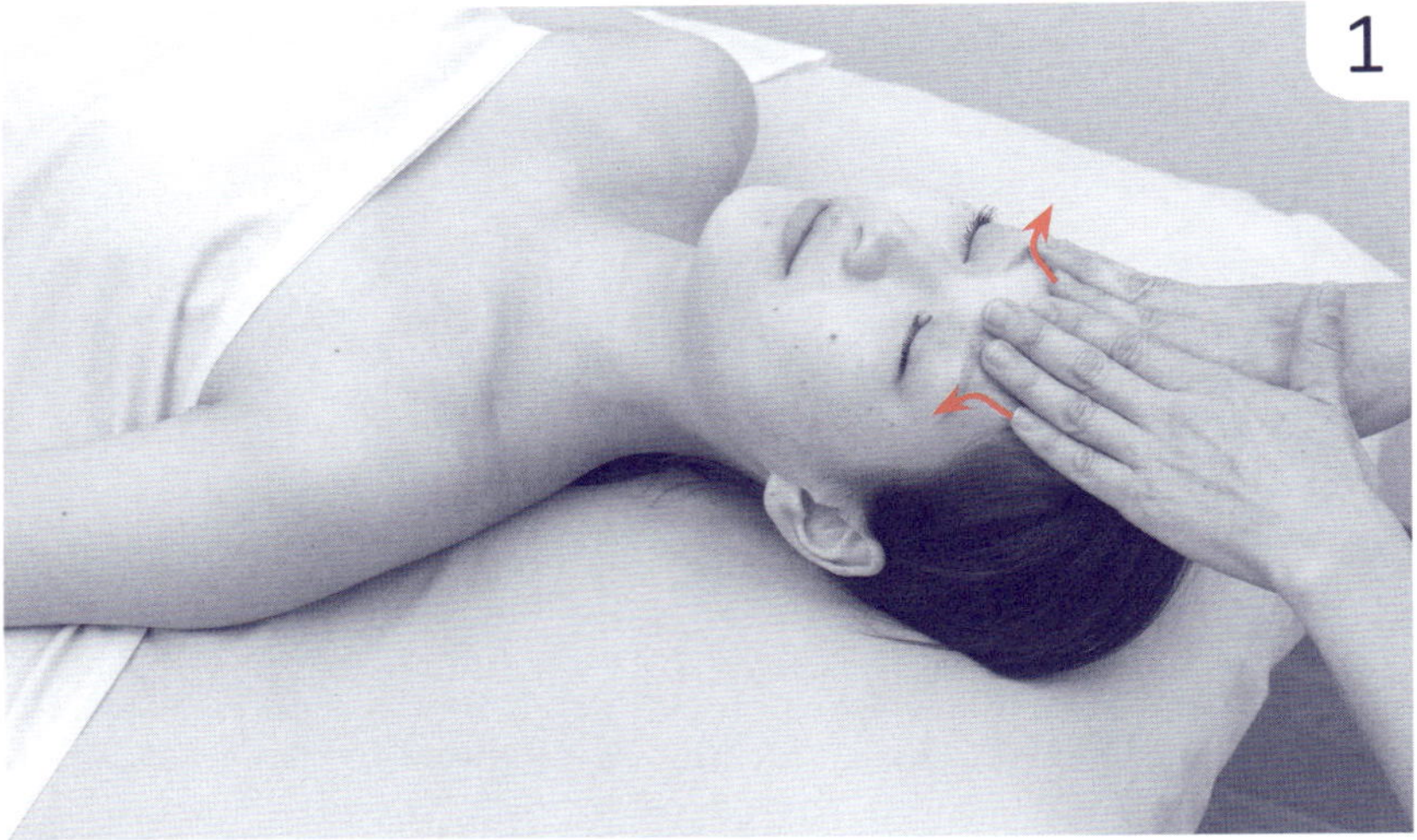

四指をまっすぐにして額に置き外側へ流す

額 ポジション2

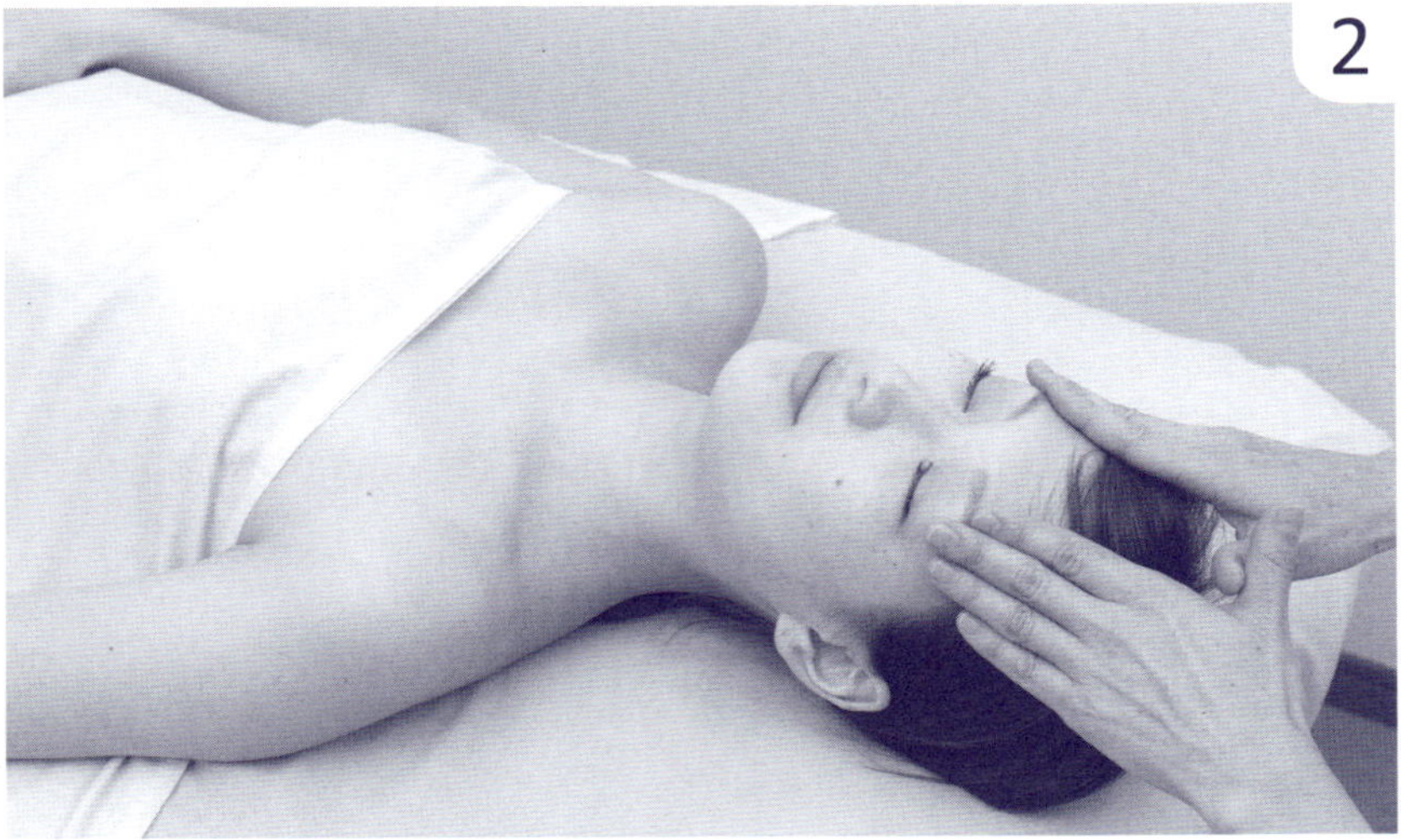

指全体が額に密着するように。１と同じ動き

眉

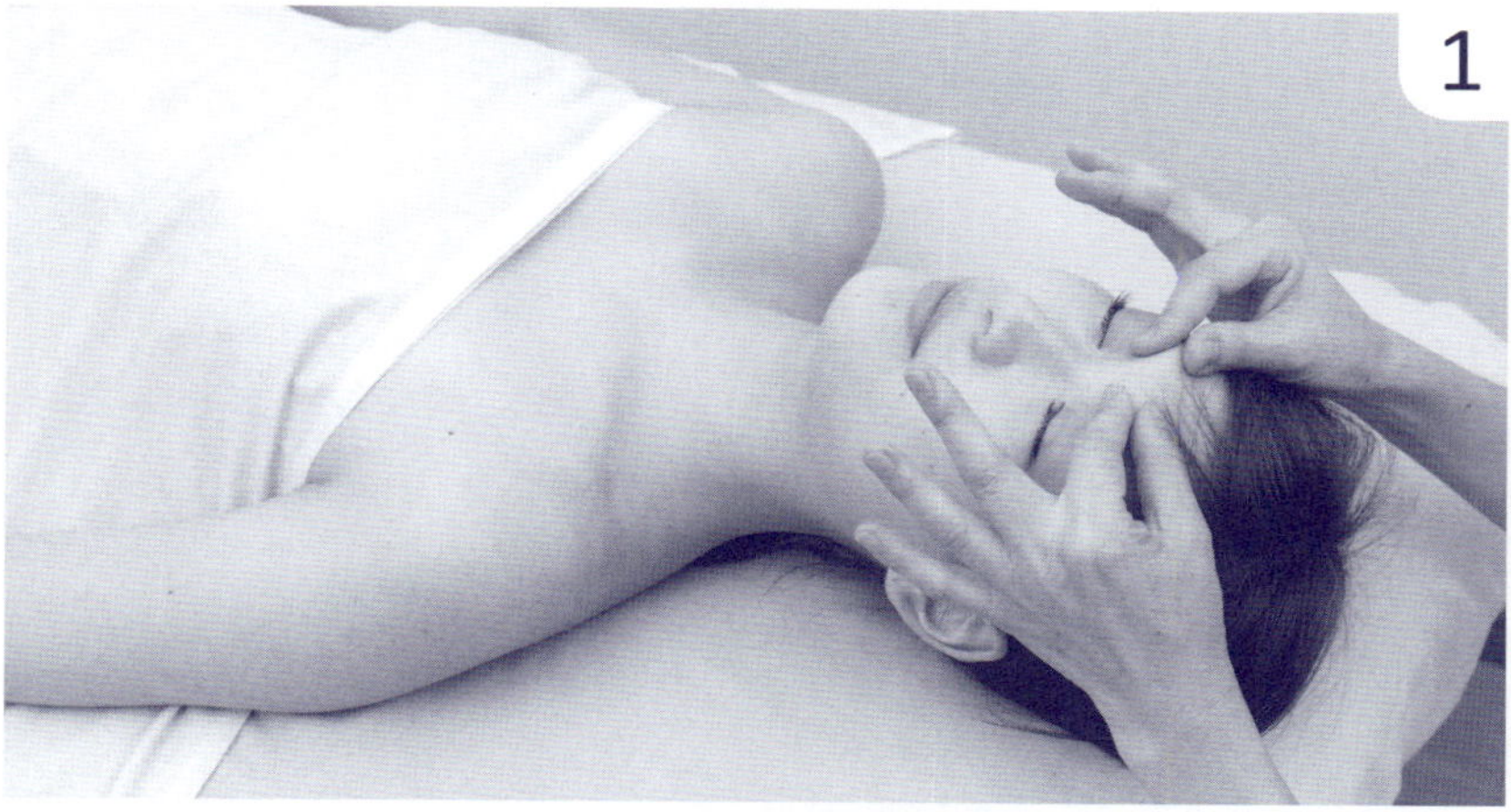

眉頭から眉尻にかけてゆっくりとリズミカルに移動しましょう

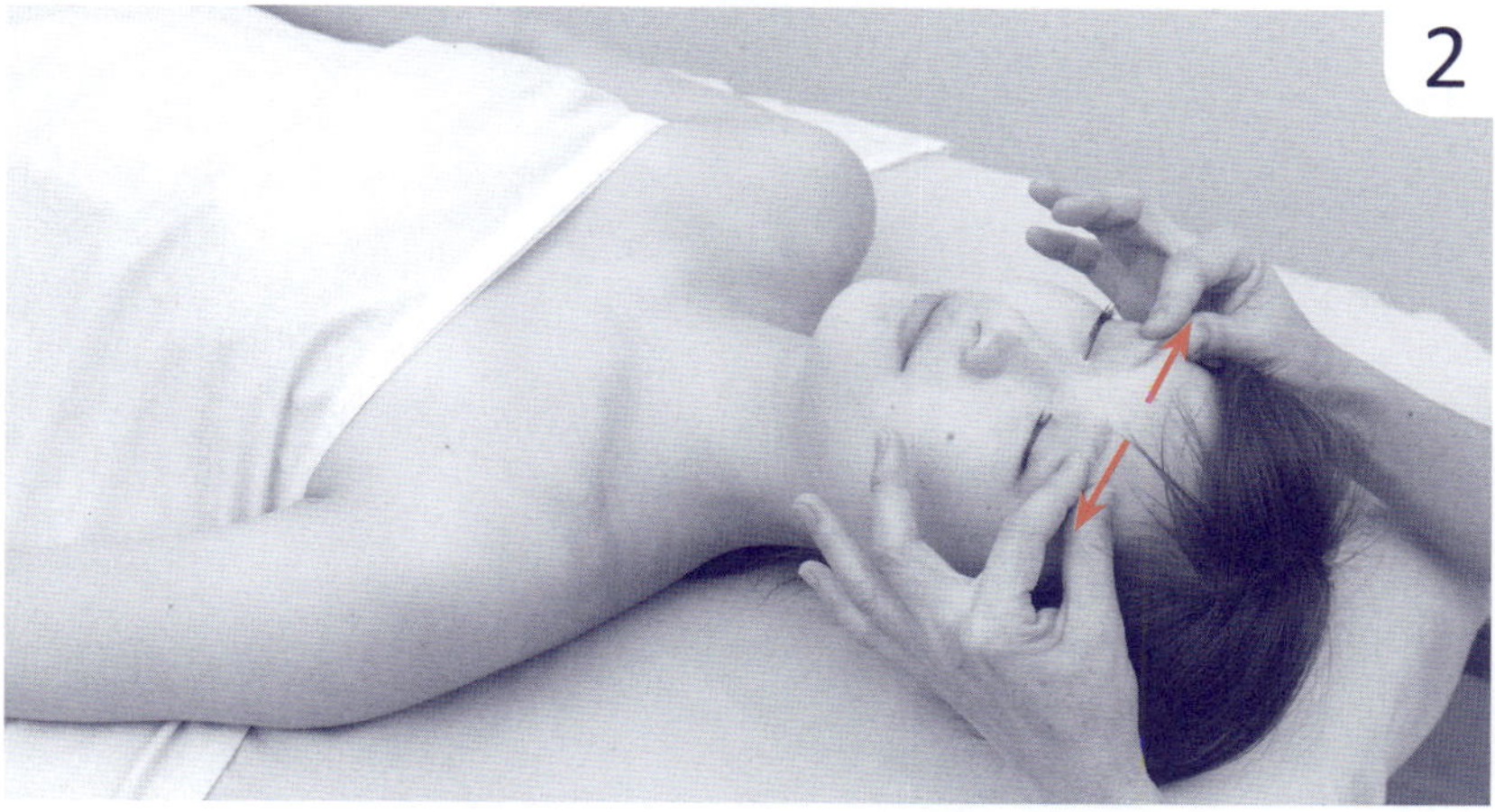

眉をひっぱらないように注意

POINT

これらの手技も、ハンドテクニックがマシーンに勝ると感じられる技術のひとつです。この時、額の皮膚が動くとGOOD!!

耳

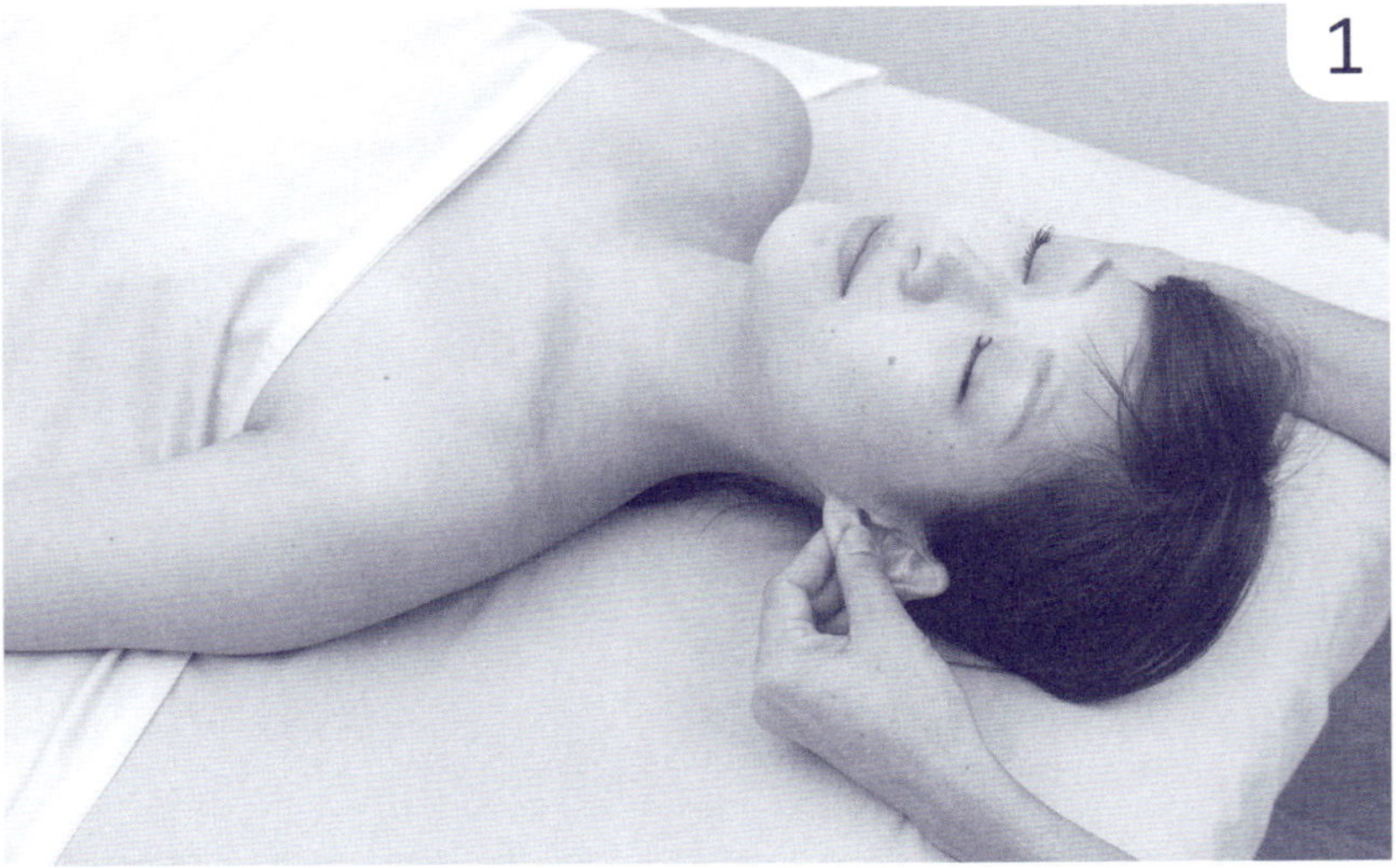

やさしくほぐし、緊張を解く

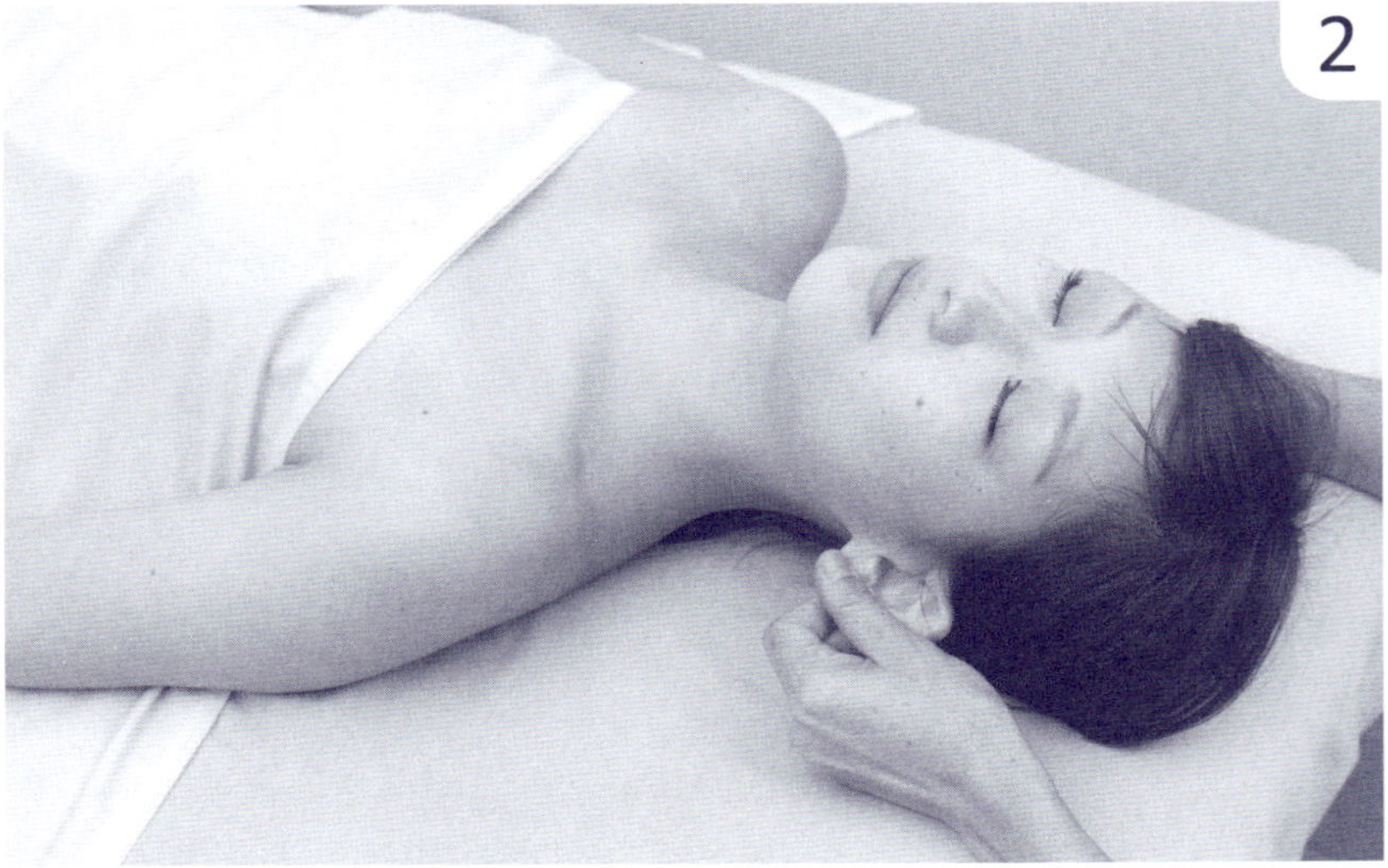

耳のストレッチ、循環を促す

＊モドラージュ デュ コンツアーフィニッシングテクニック
…アゴのラインをくっきりと見せる手技

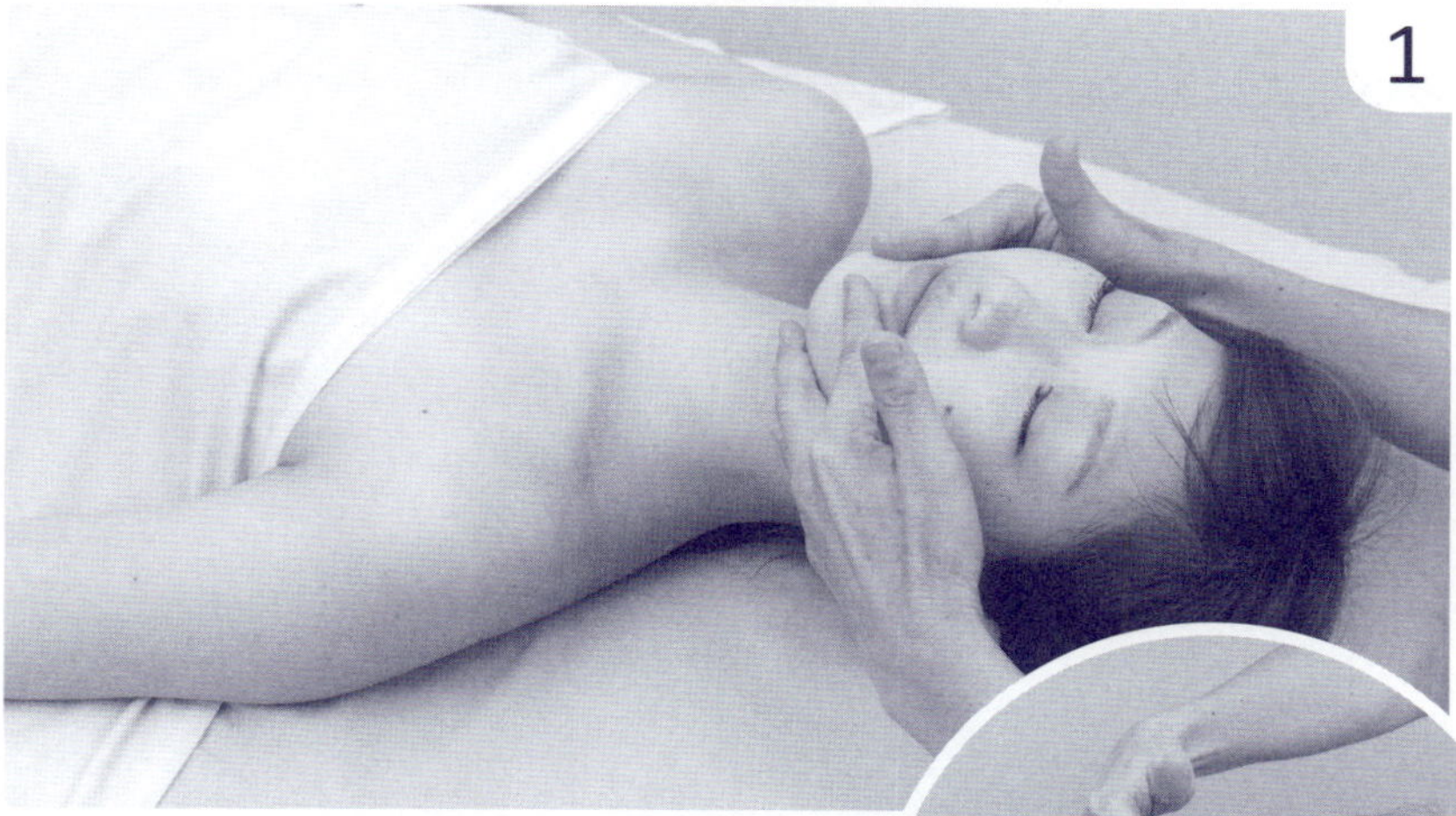

顎から耳下腺に向かう

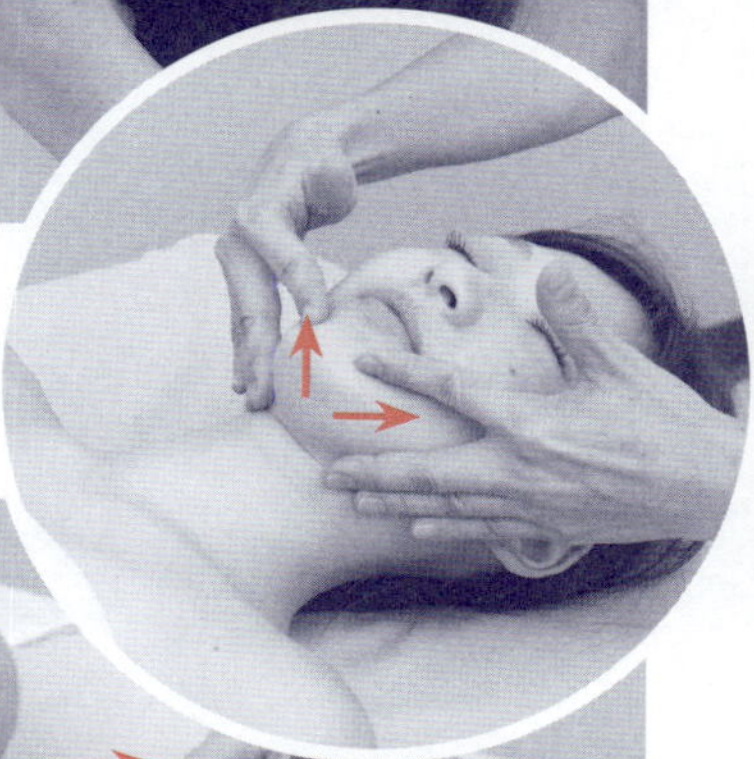

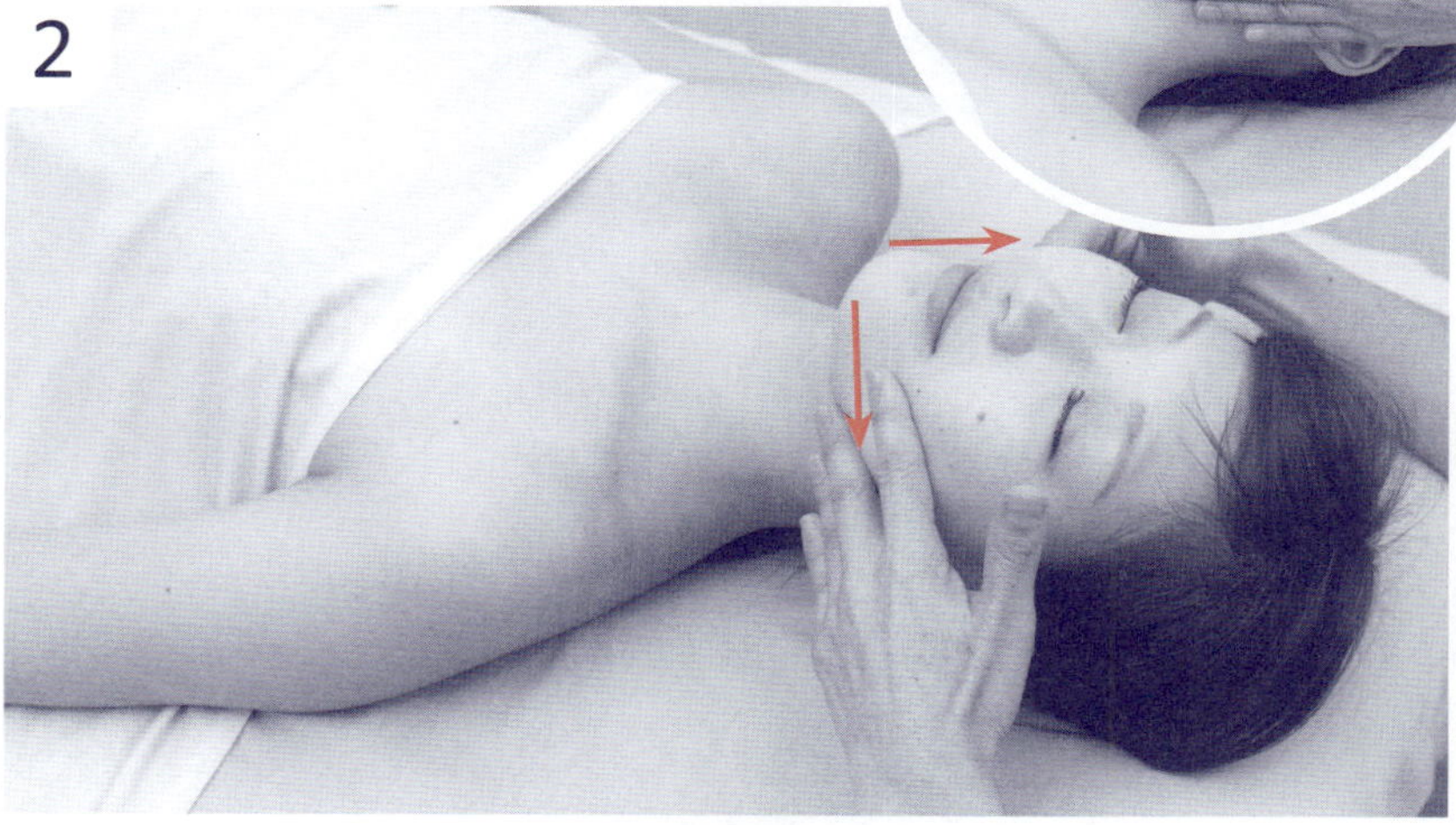

オトガイ下リンパ節と顎下リンパ節を意識しましょう

スカルプセッション
Scalp Session

＊小顔になるドレナージュ②

スカルプ　頭皮

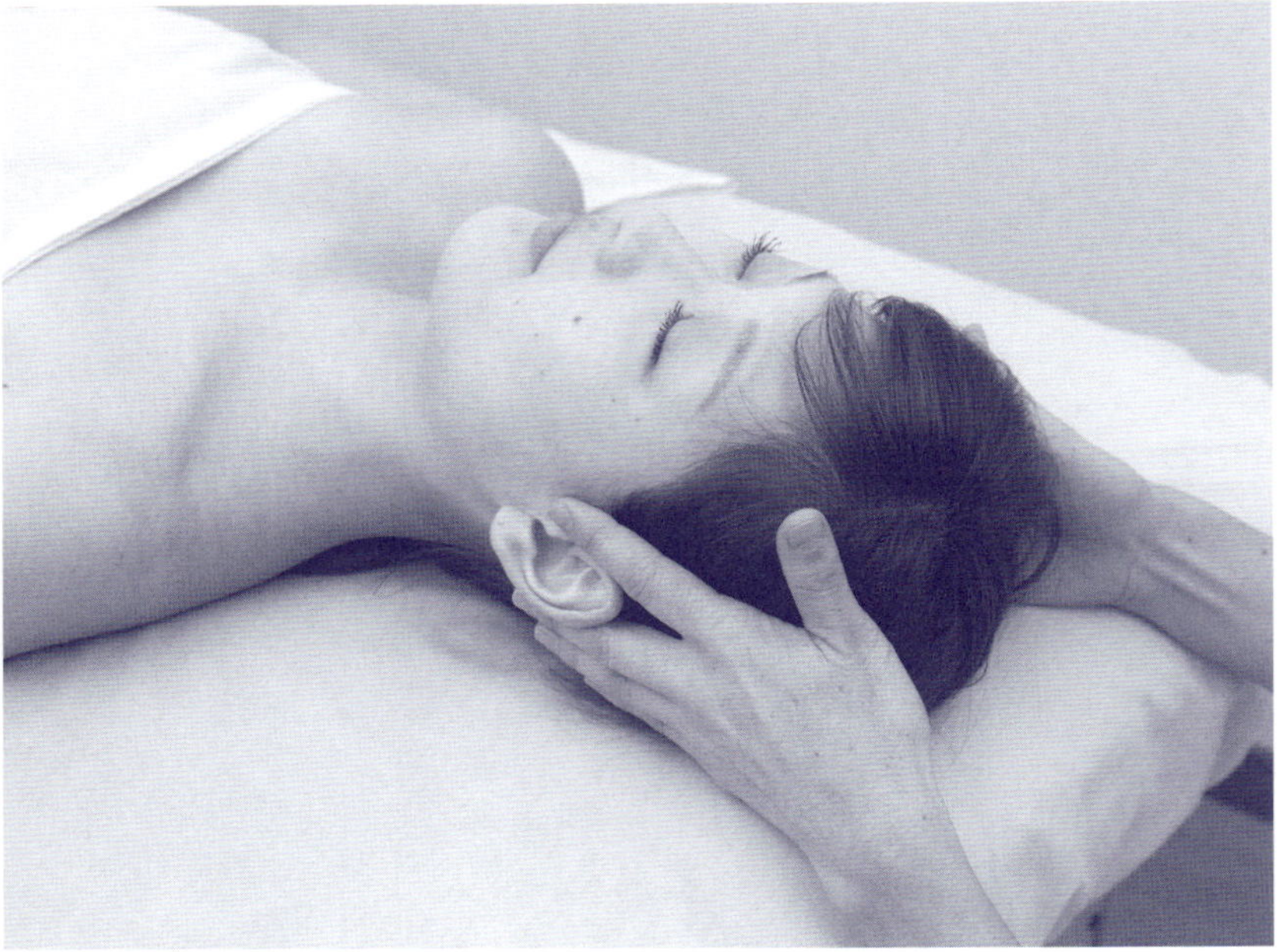

耳介前リンパ節、耳介後リンパ節のドレナージュを促進

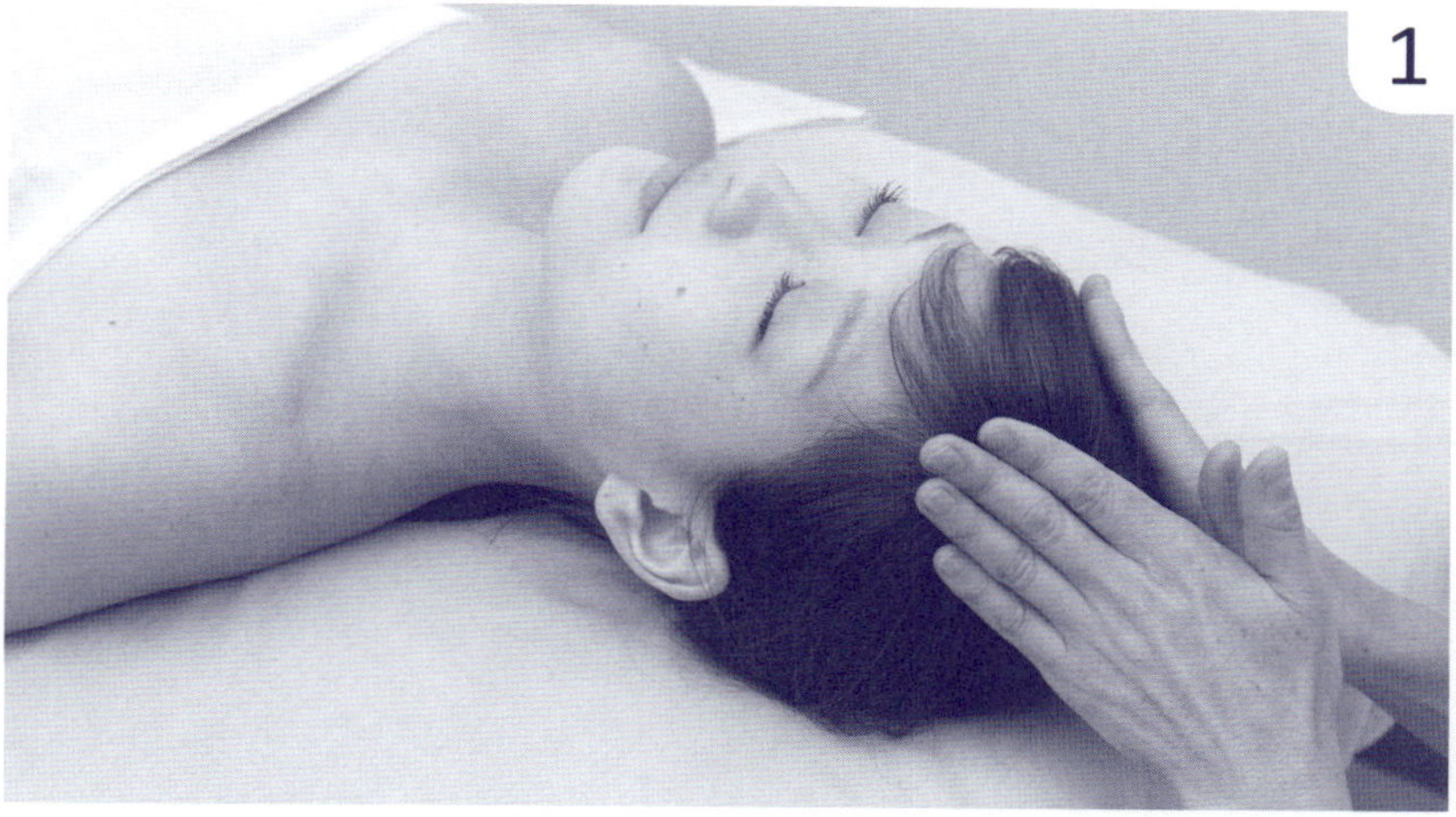

耳下腺に向かってドレナージュ

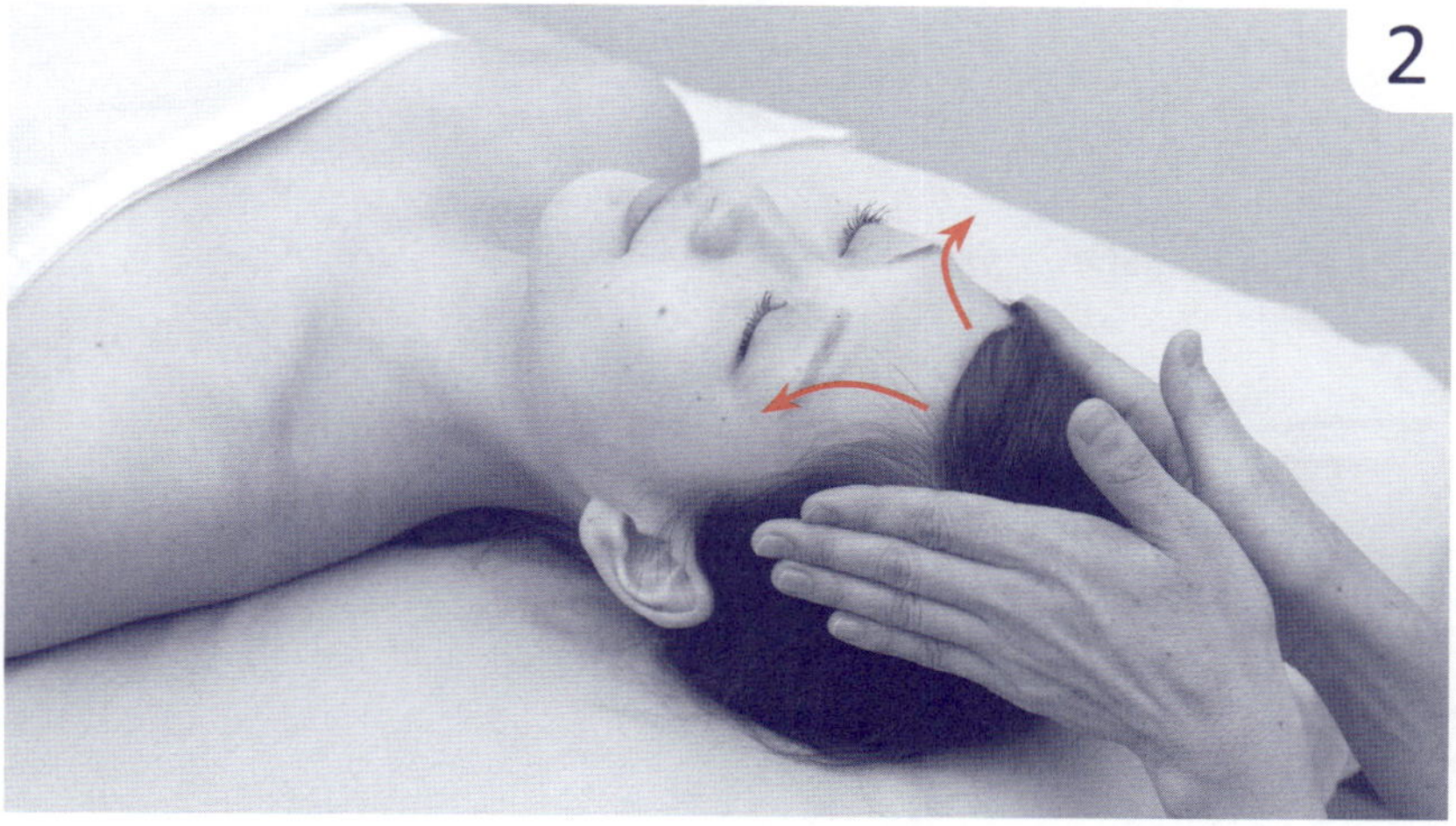

はえぎわに圧をかけながら流す

POINT

頭皮と顔の皮膚はつながっているので、頭皮をドレナージュすると顔が変わります。リフトアップして表情がイキイキしますよ!!

デコルテセッション
Decolete Session

＊エフルラージュ（オイル塗布）

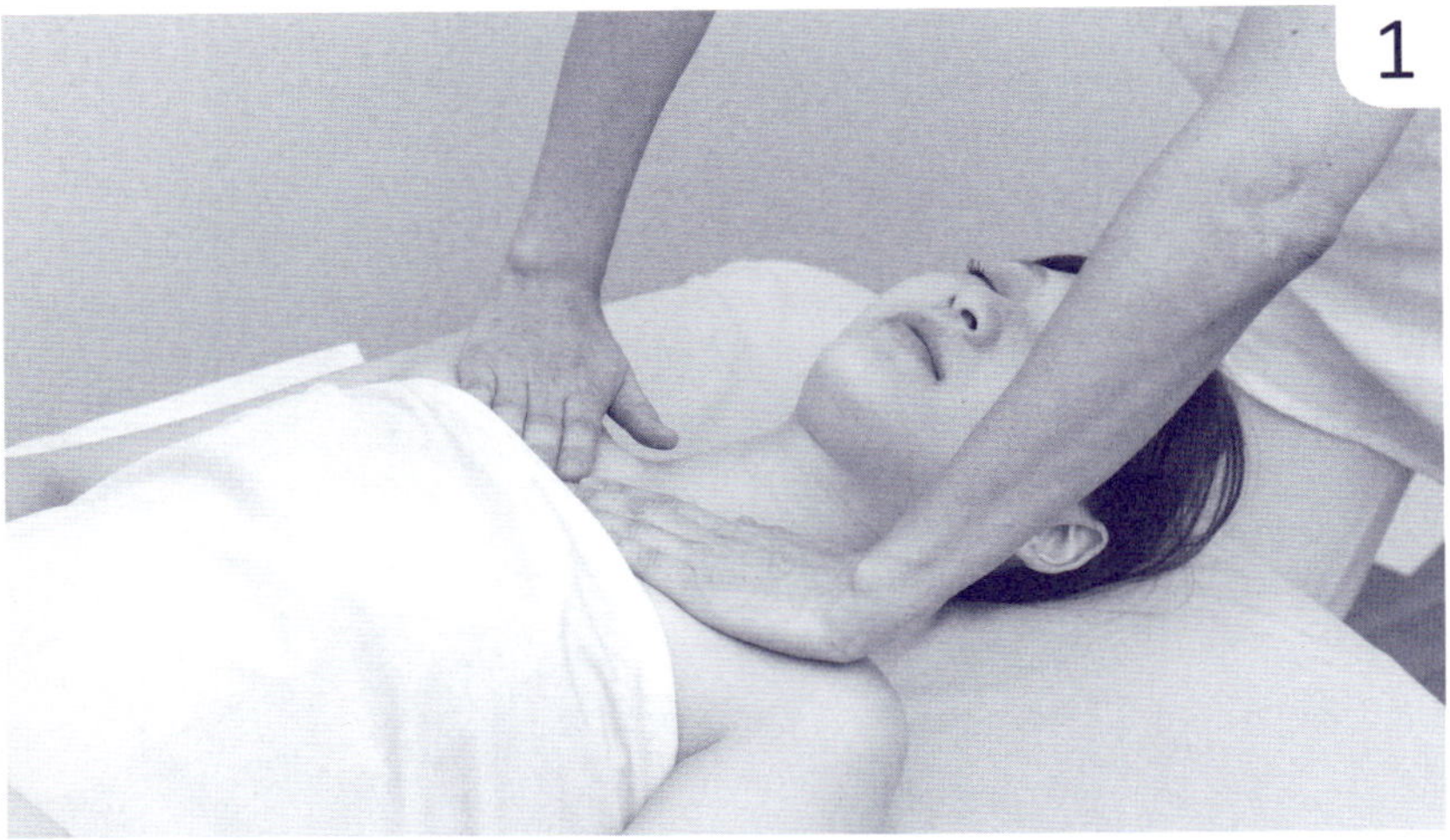

エフルラージュ (オイル塗布) 中心から外へ。デコルテ用のオイルを使うとリラックス効果を促進します

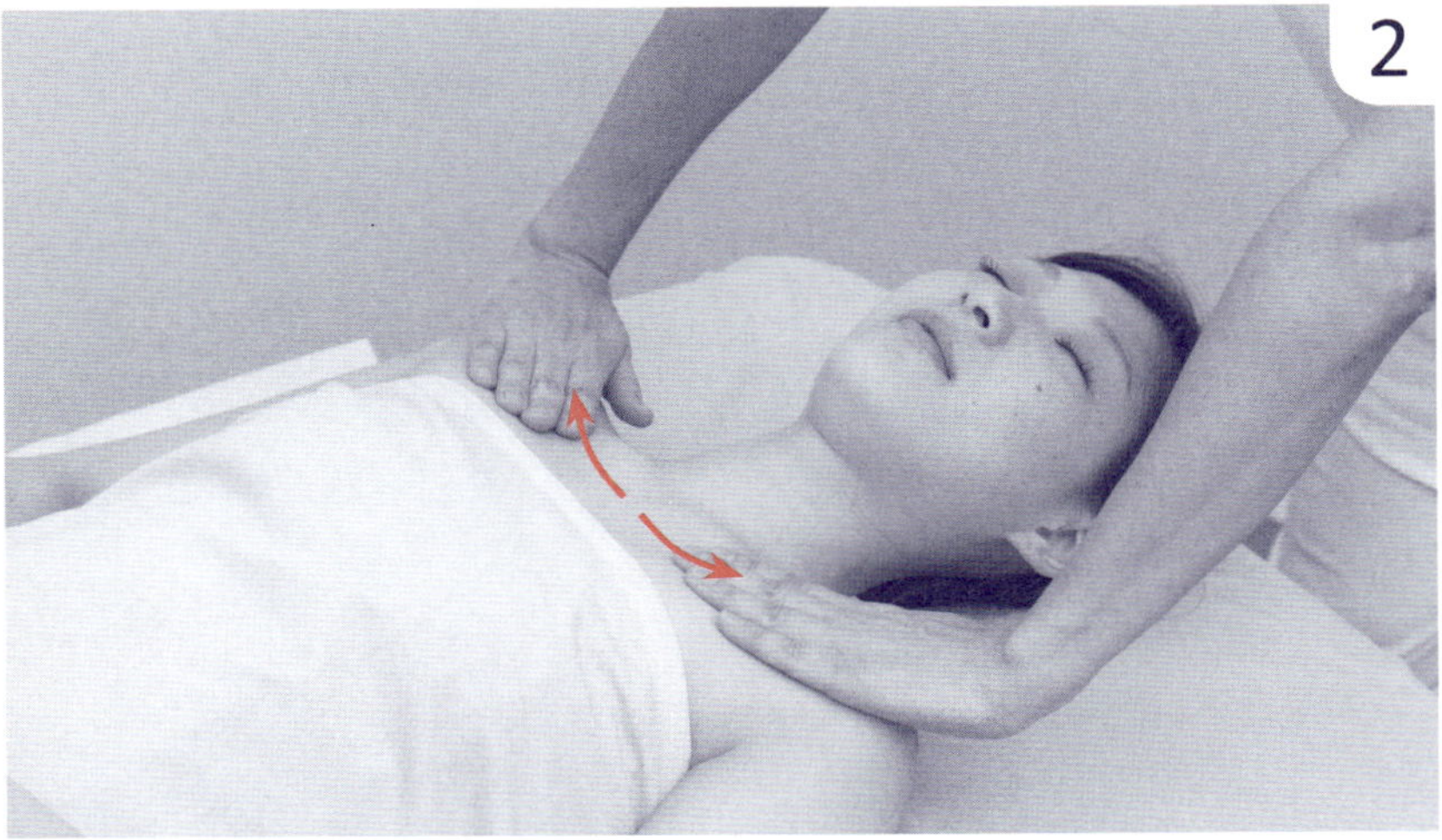

上から圧をかけて圧迫しないこと

3

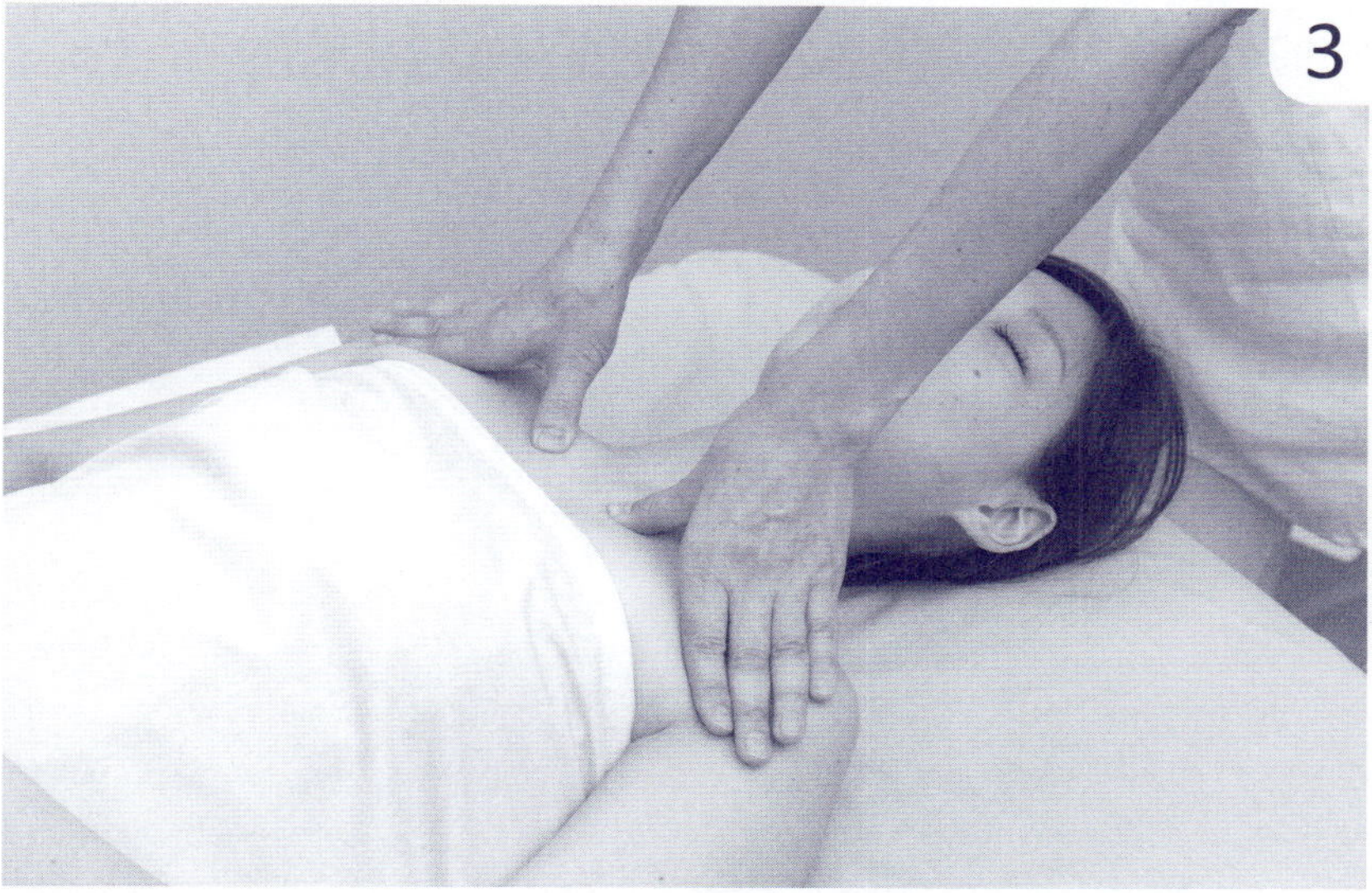

鎖骨下を親指で押す。中心から外へ

4

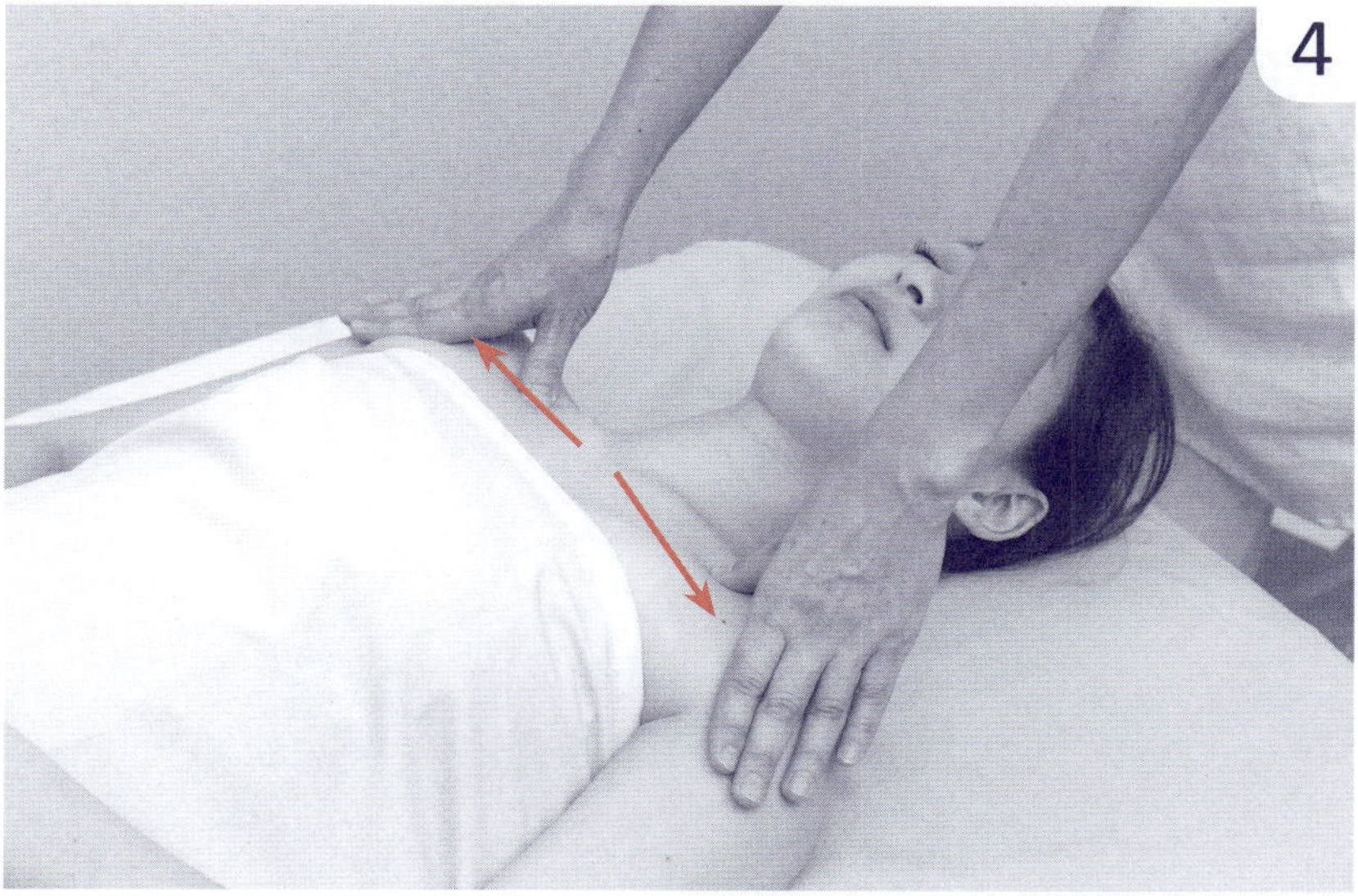

力を入れすぎないように

アームセッション
Arm Session

＊エフルラージュ（オイル塗布）

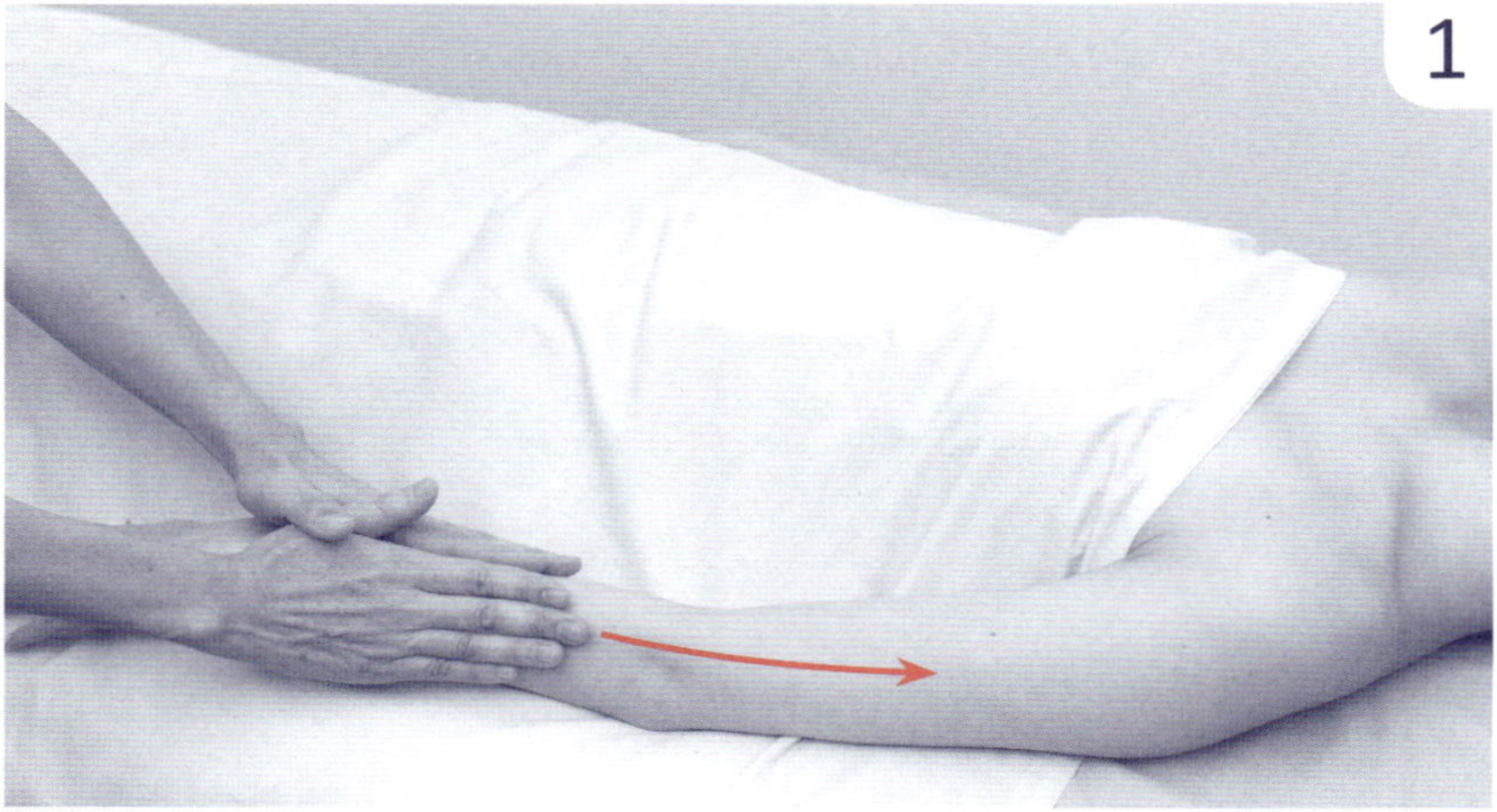

腋窩リンパ節に向けてエフルラージュ

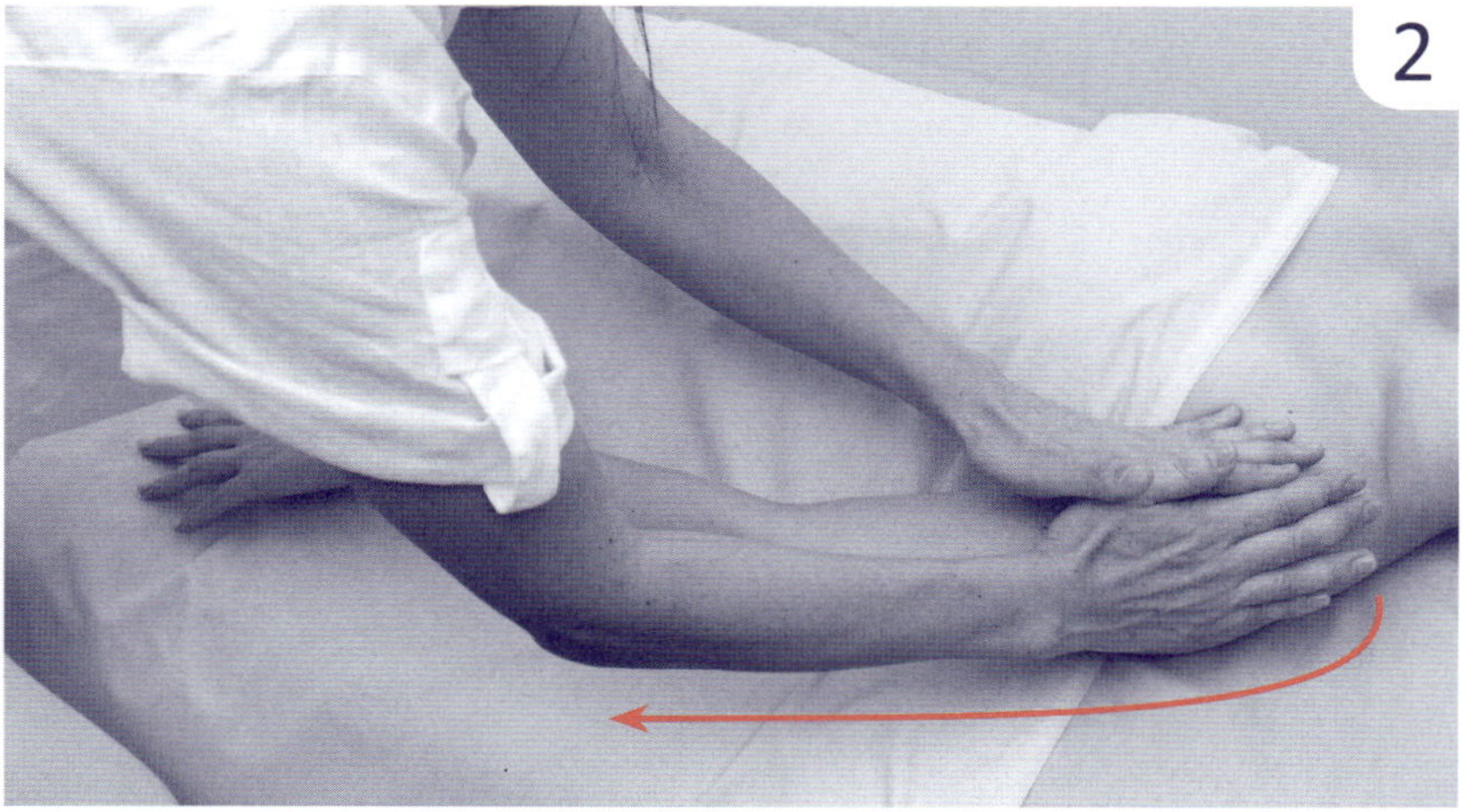

肩まで包みこむように行うと気持ちよい

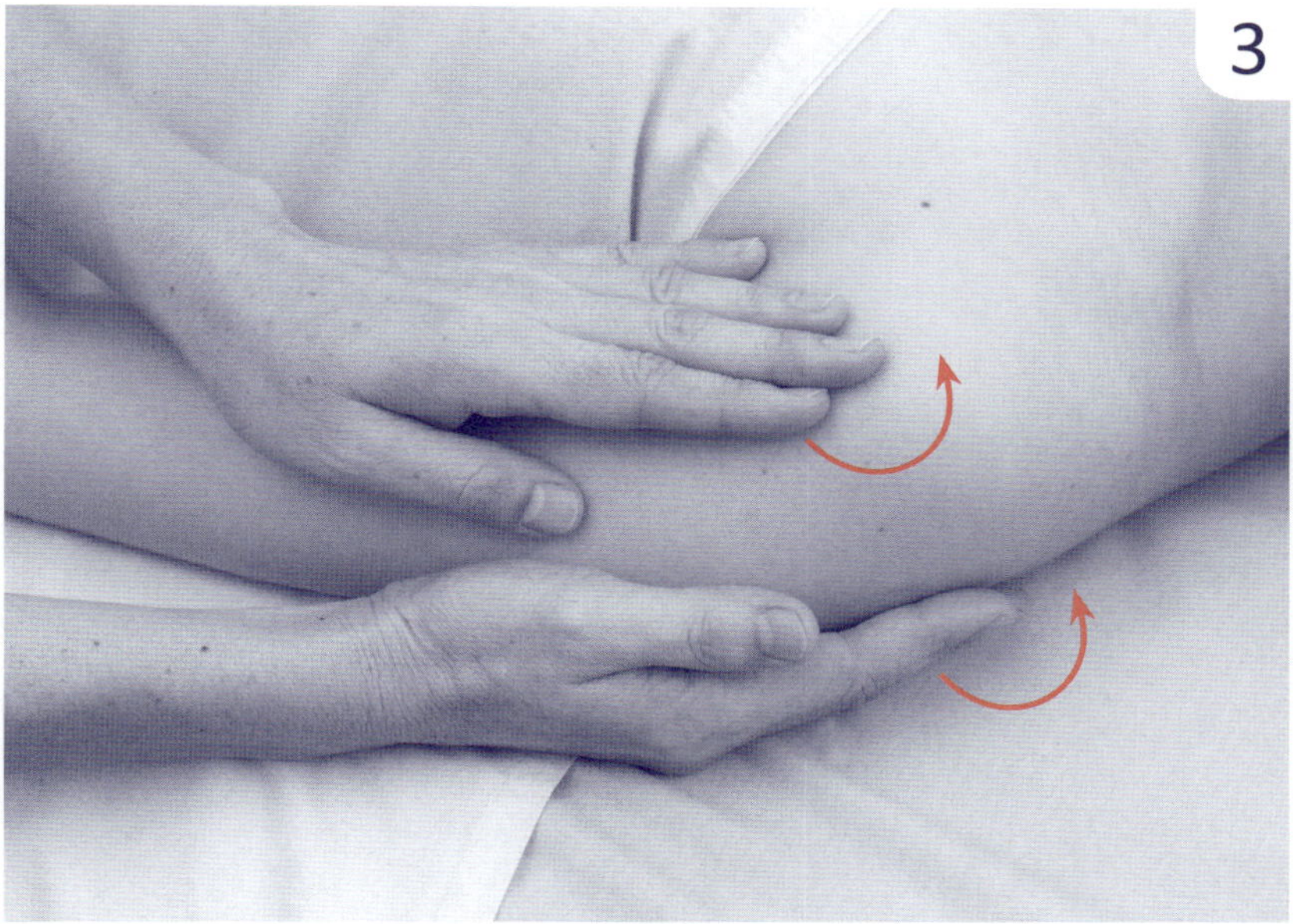

腋窩リンパ節へ流す。腕のむくみに効果的

POINT

フランスでは、放射線治療や、最近では減ってきていますが、乳房切除術により乳房の周囲のリンパ節（特に腋窩リンパ節）を切除したことによって、腕はむくんでしまう乳ガンの患者さんに対して行う代表的な技術です。

＊ポンピングテクニック…皮下組織の過剰な水分を送り流す。
適度な圧で行う。

上腕部

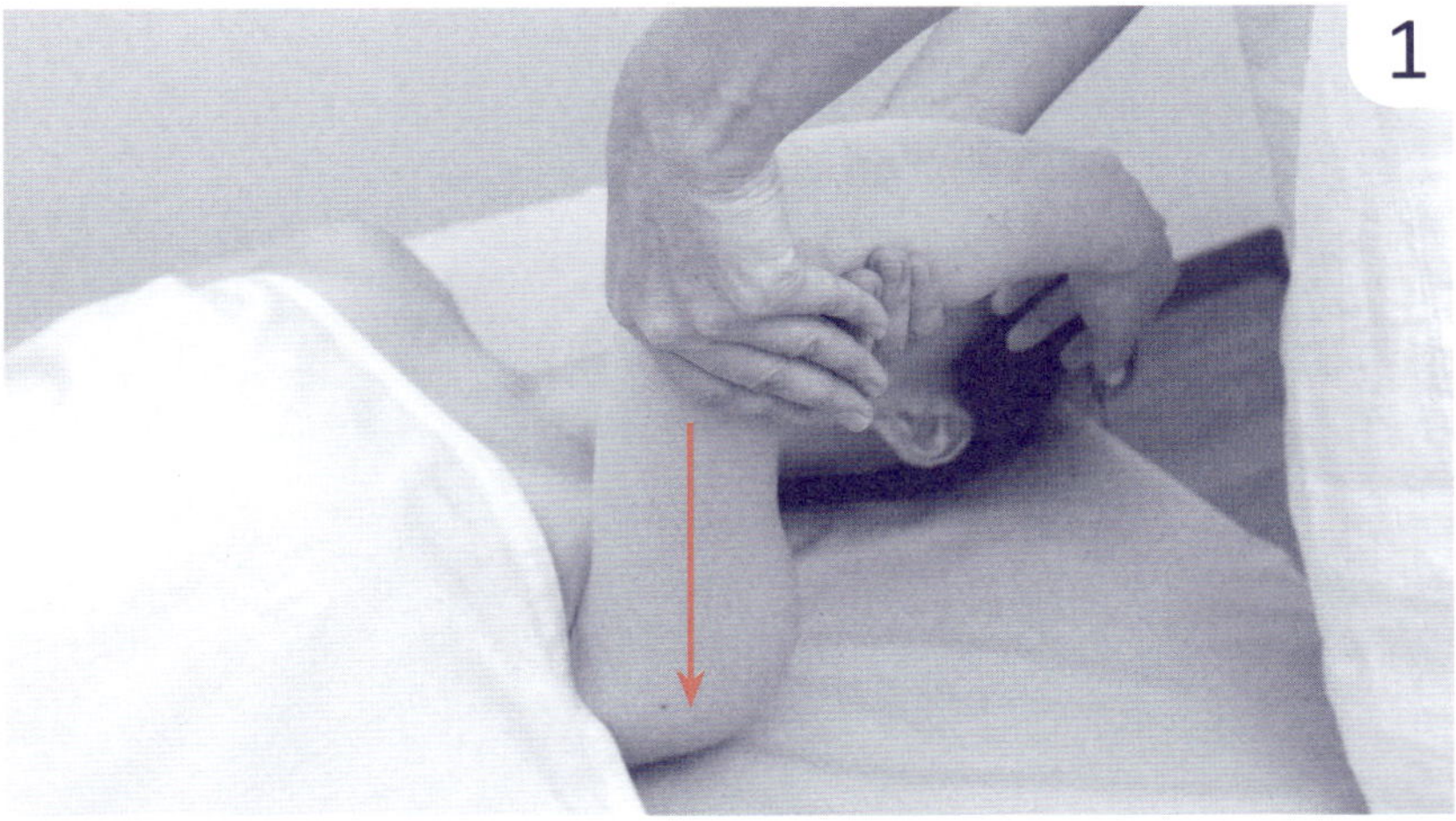

水を流すイメージで上腕三頭筋の上をひじから腋窩に向かう

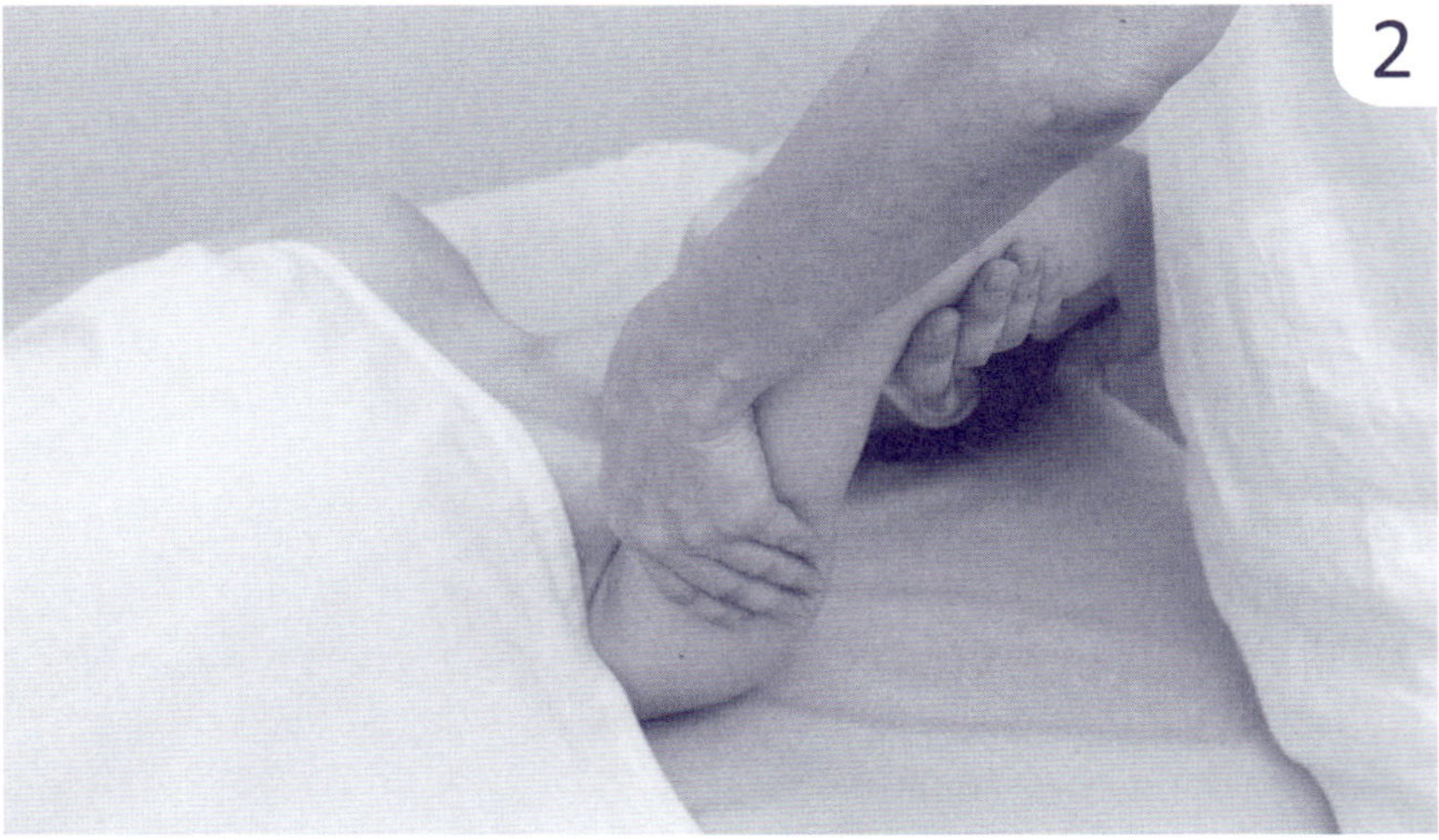

腋窩でポンピングを行う

ひじ

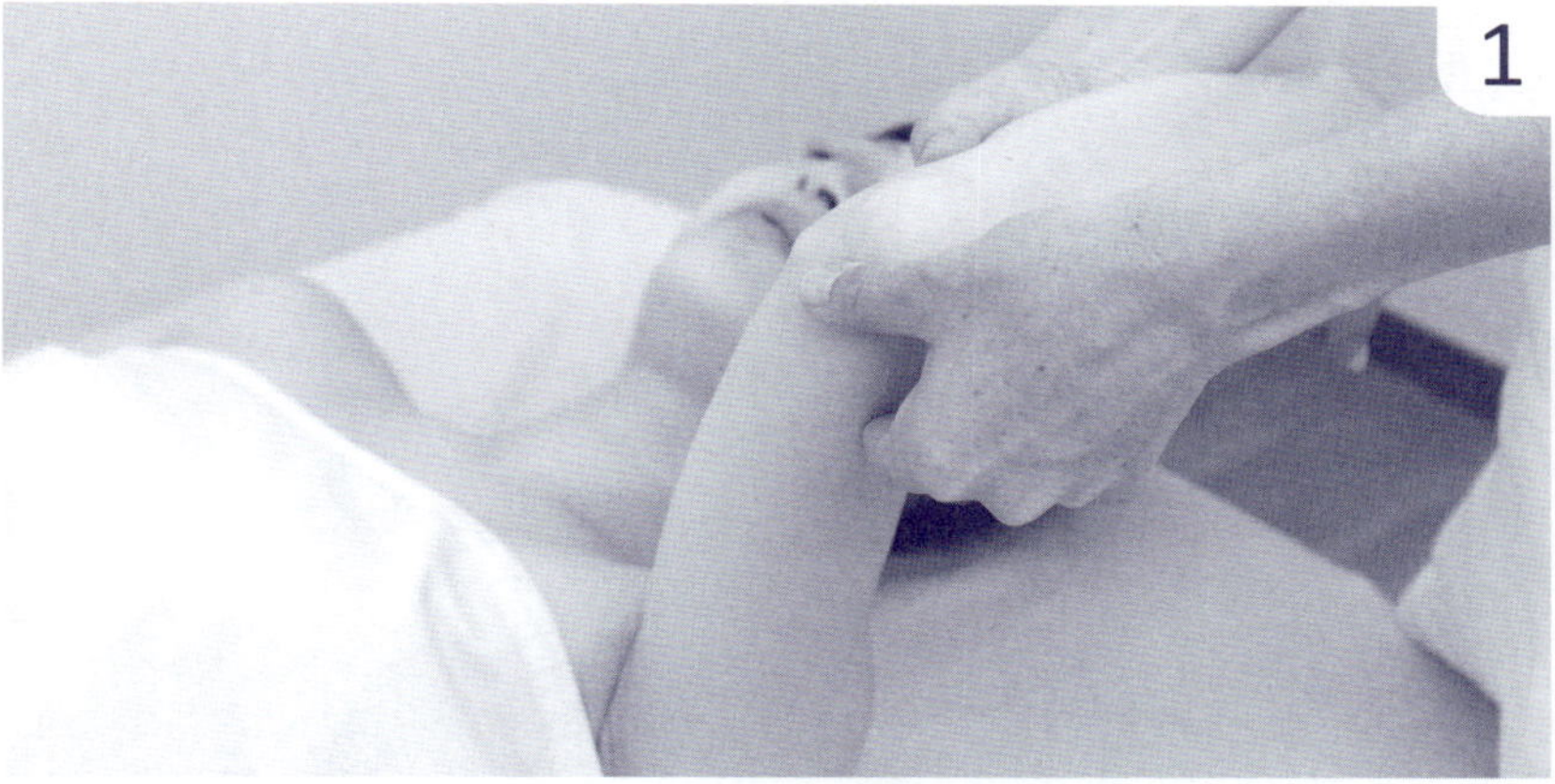

ひじの周りを親指で円を描く

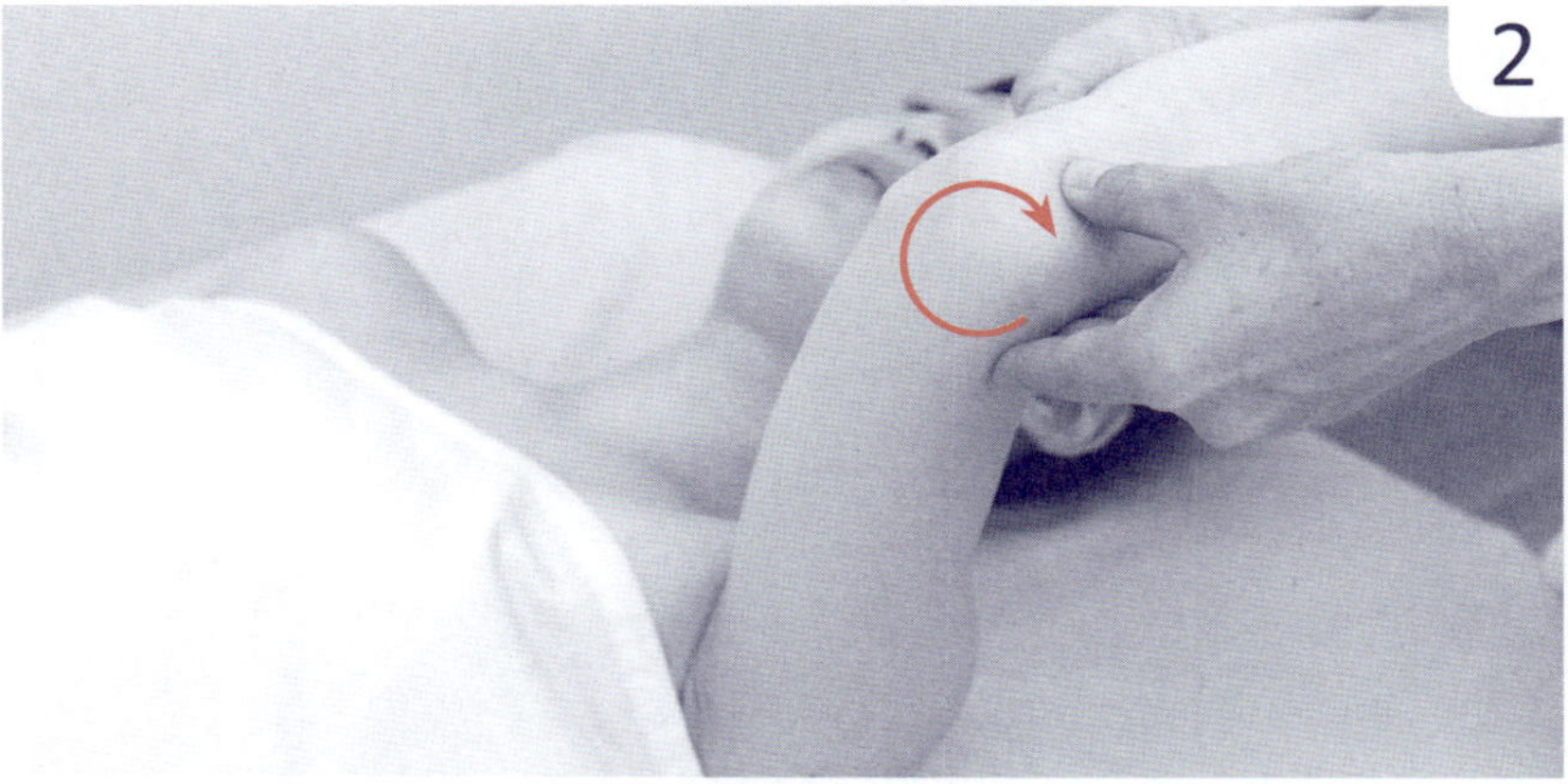

クライアントのひじをやさしく曲げること

POINT

これはテニスエルボー（テニス肘）の症状にも使う技術ですが、クライアントがテニスエルボーで治療を受けている時には、医師の指示に従ってください。

＊ポンピングテクニック

前腕部

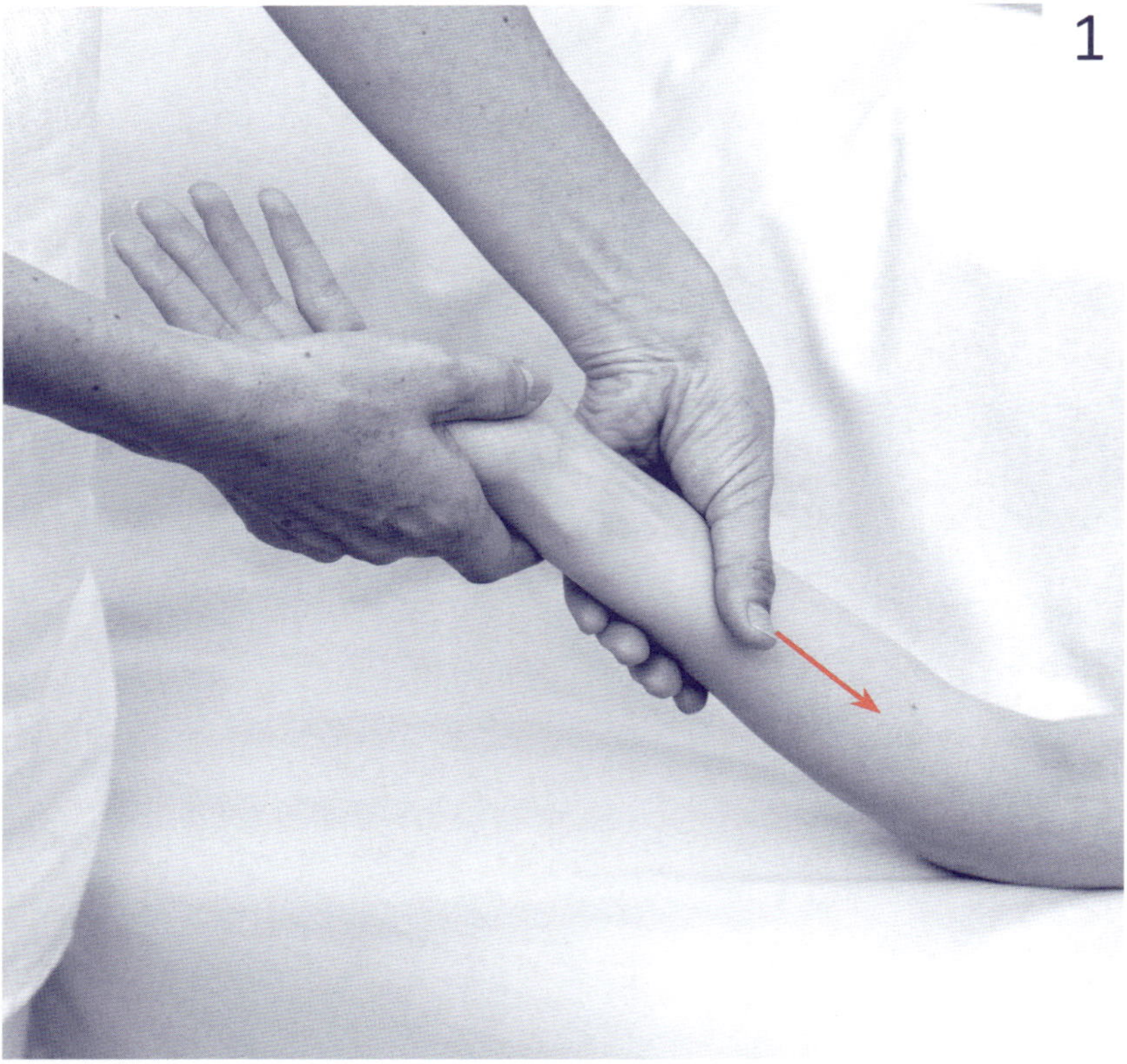

皮膚の下の水分を移動させるイメージ

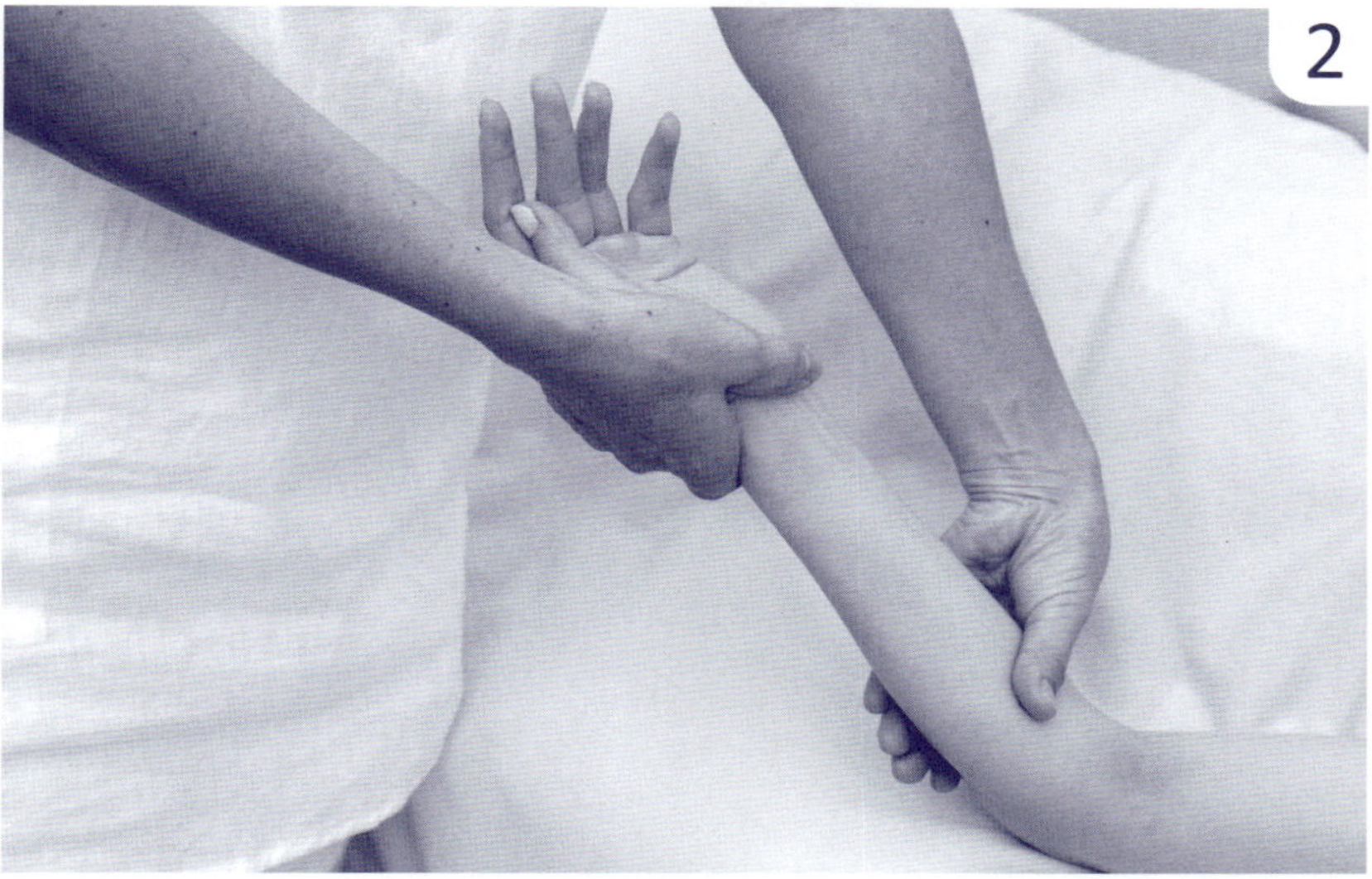

クライアントの腕を軽く曲げ圧をかけすぎない

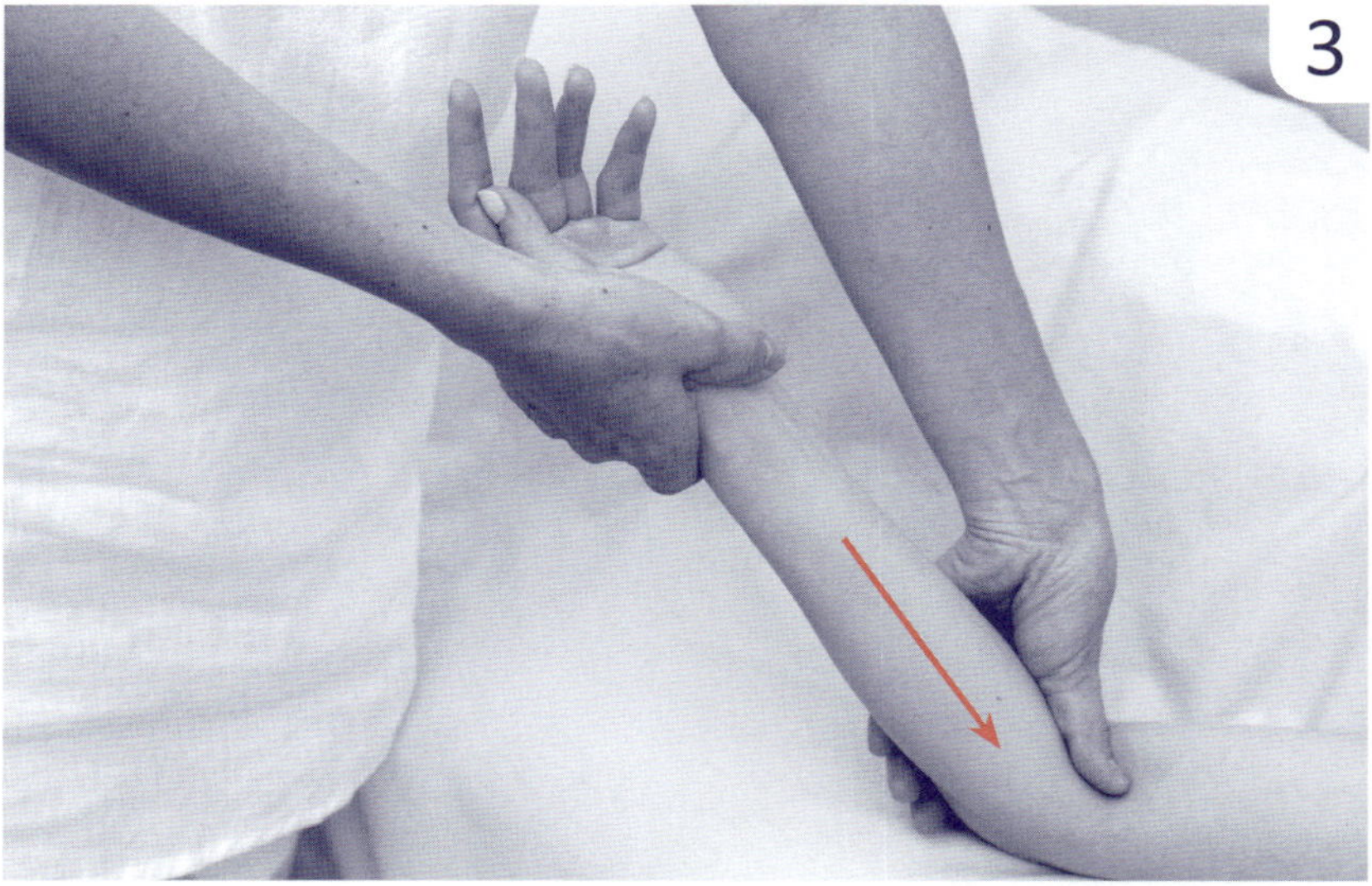

肘リンパ節に向かう

＊腕を軽くストレッチ

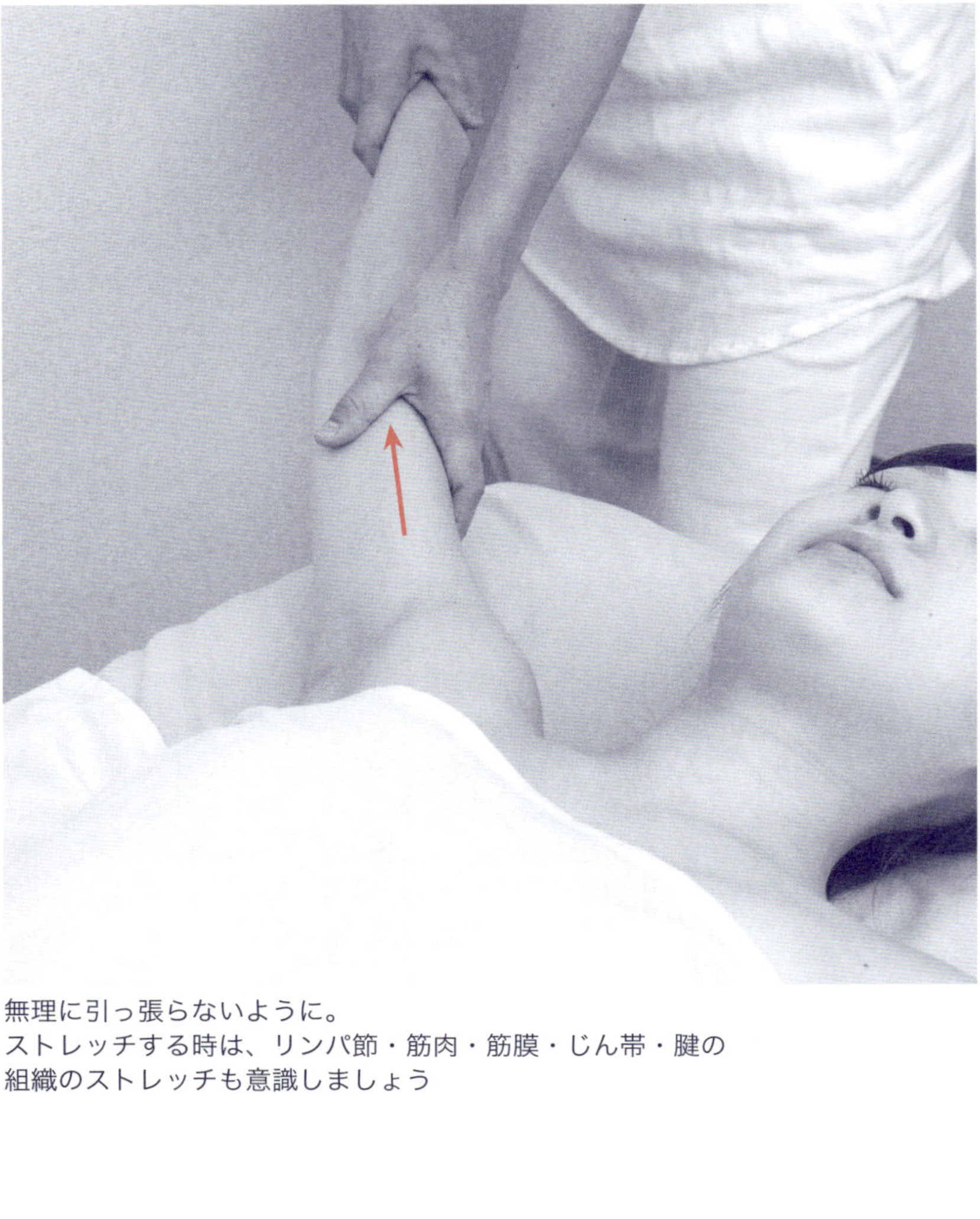

無理に引っ張らないように。
ストレッチする時は、リンパ節・筋肉・筋膜・じん帯・腱の組織のストレッチも意識しましょう

ワンポイントアドバイス ＊ 腕の置き方

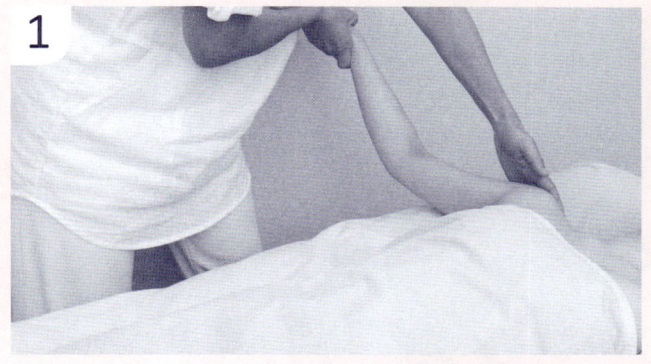

クライアントの肩にそっと左手を置き、右手で軽く手首をつかむ

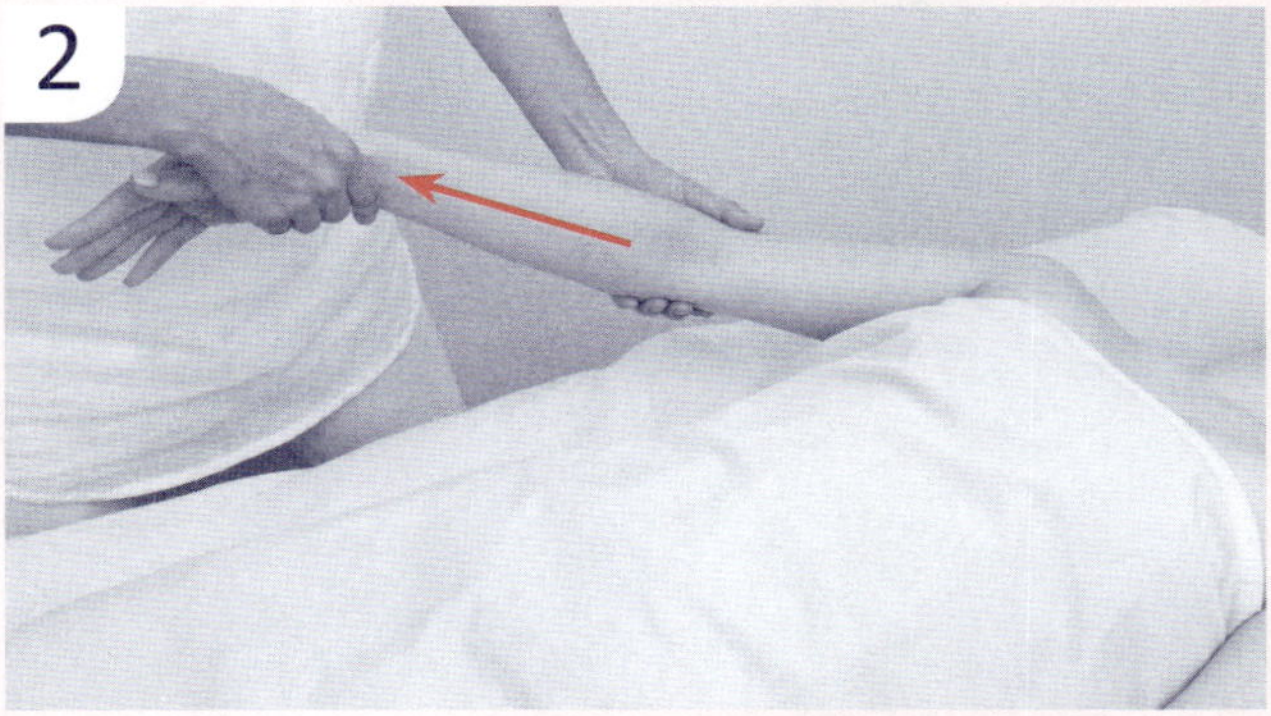

肘のあたりをやさしく支えながら腕を伸ばす

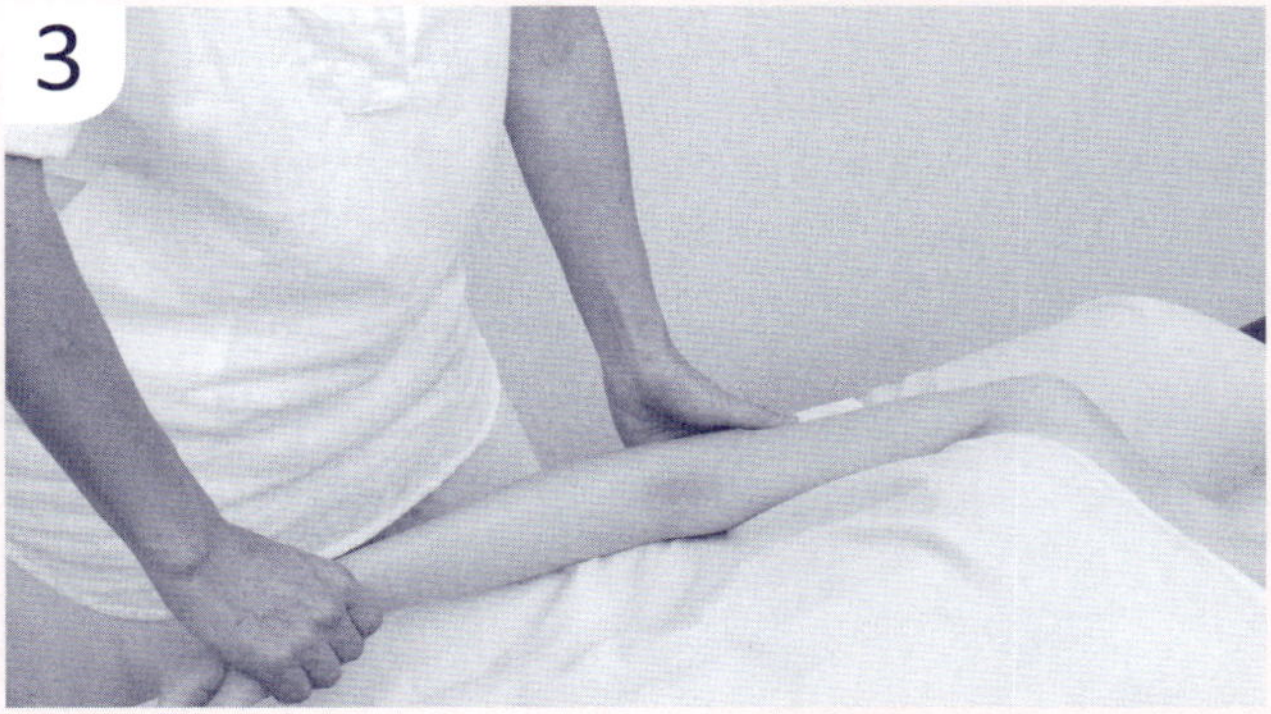

右手でクライアントの手首をそっと身体の脇に置く

レッグセッション
Leg Session

脚部／後面

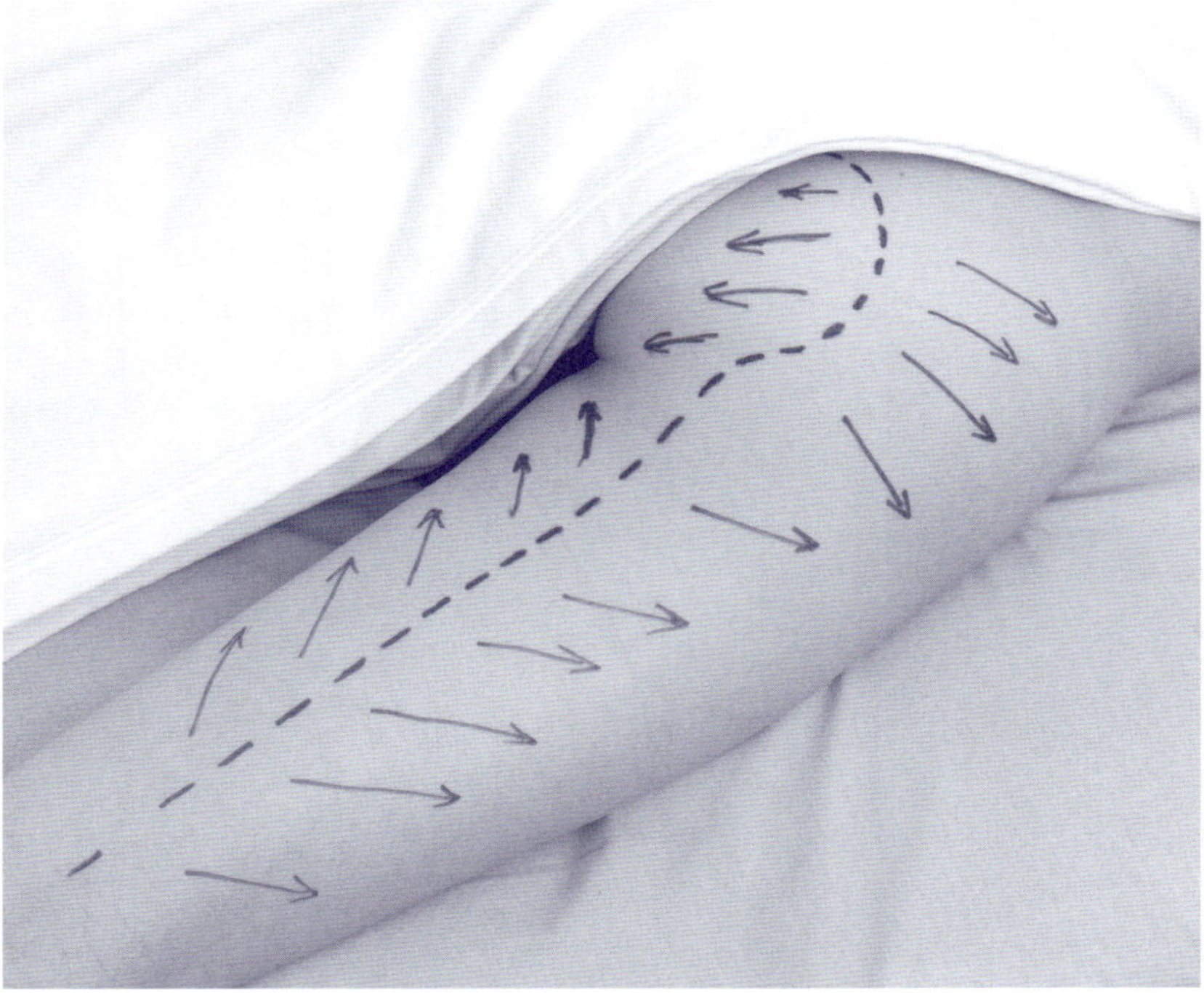

矢印方向に流すように意識しましょう
求心性（心臓に向かってマッサージをする方法）と大きく違うことが確認できますね

半月テクニック ～仙骨から腸《ちょう》脛《けい》靭《じん》帯《たい》まで～

ポジション１ 指をリラックスさせて面でタッチ

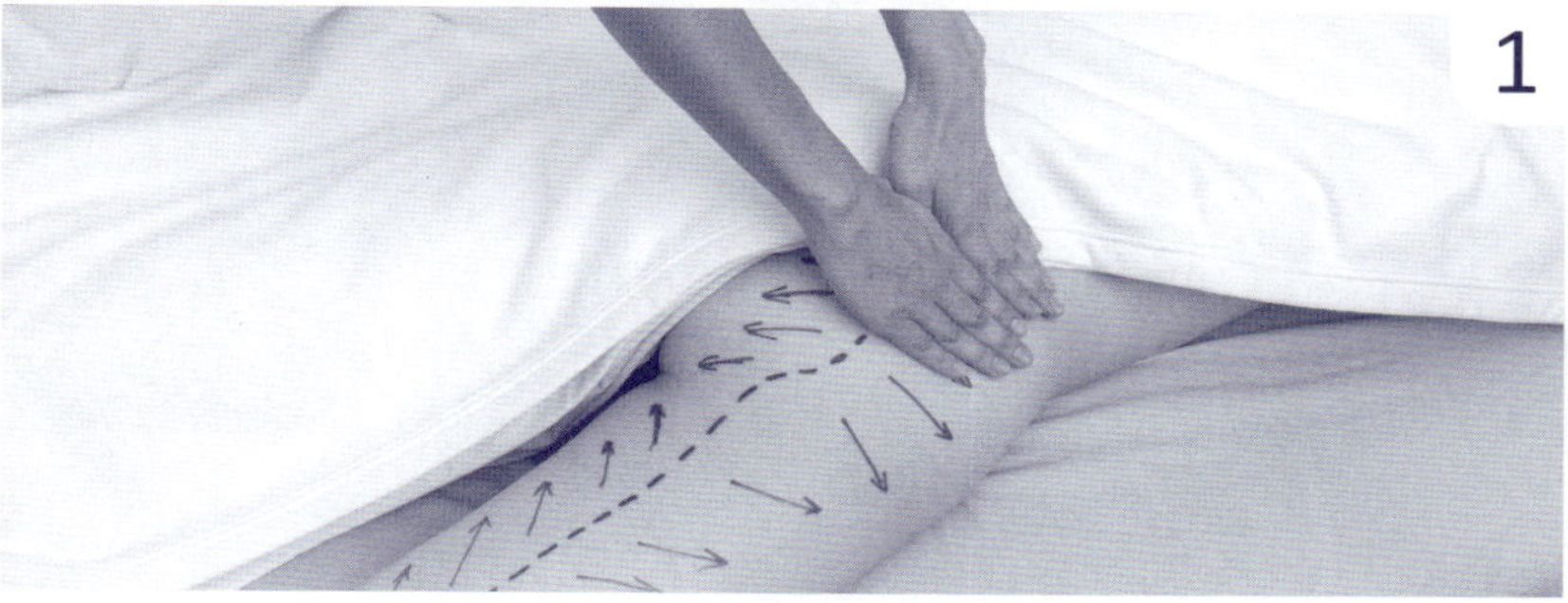

ポジション２ 圧のかけすぎに注意

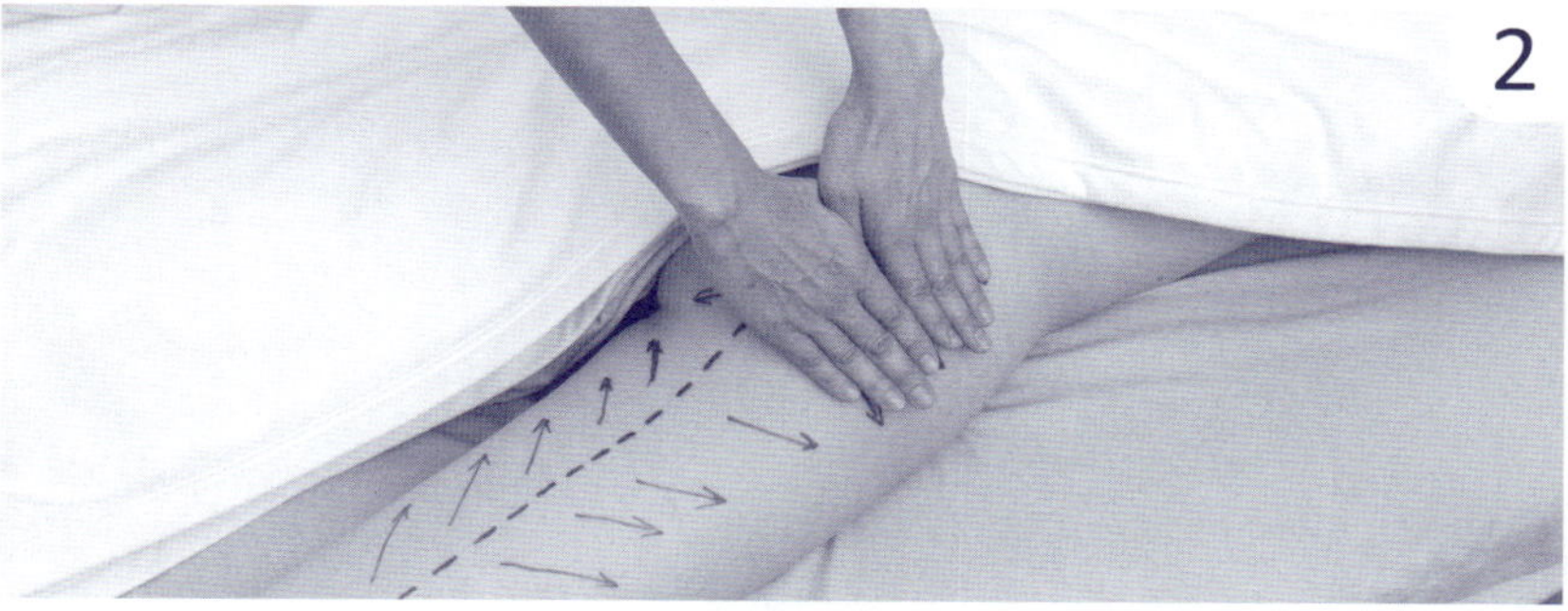

ポジション３ 親指を交差させ圧を一定に

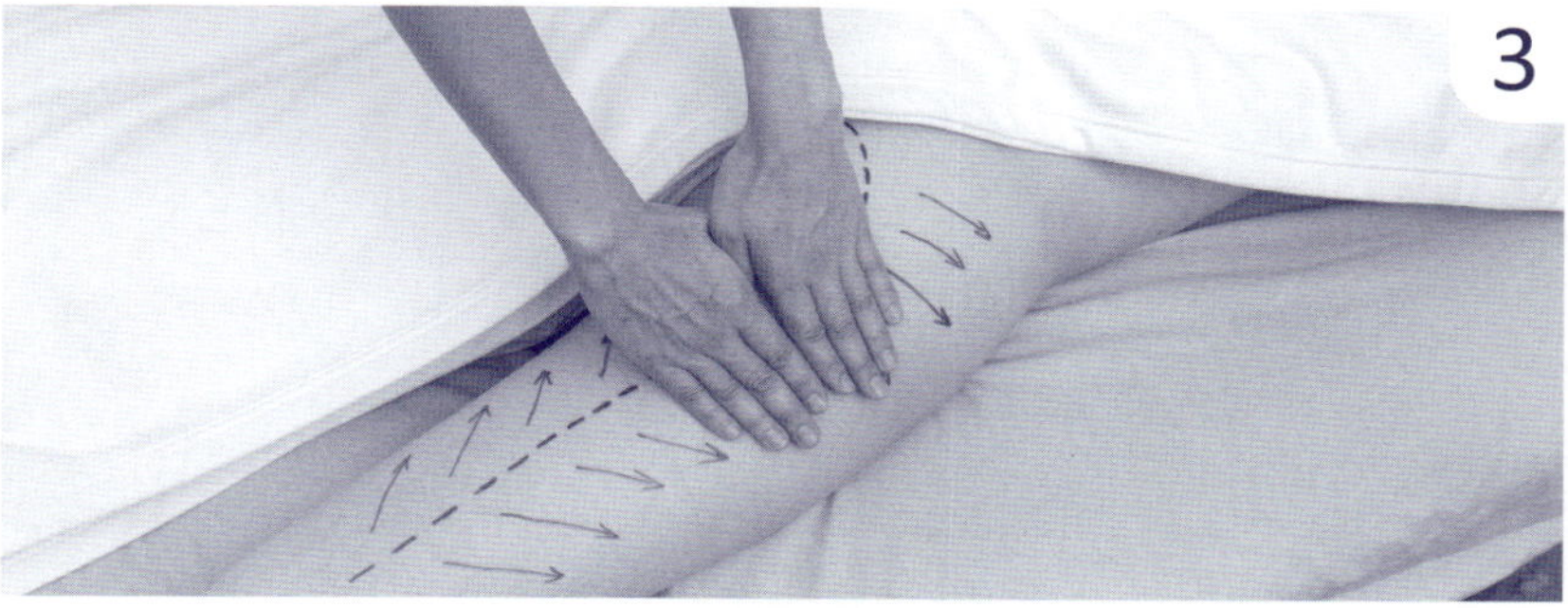

1

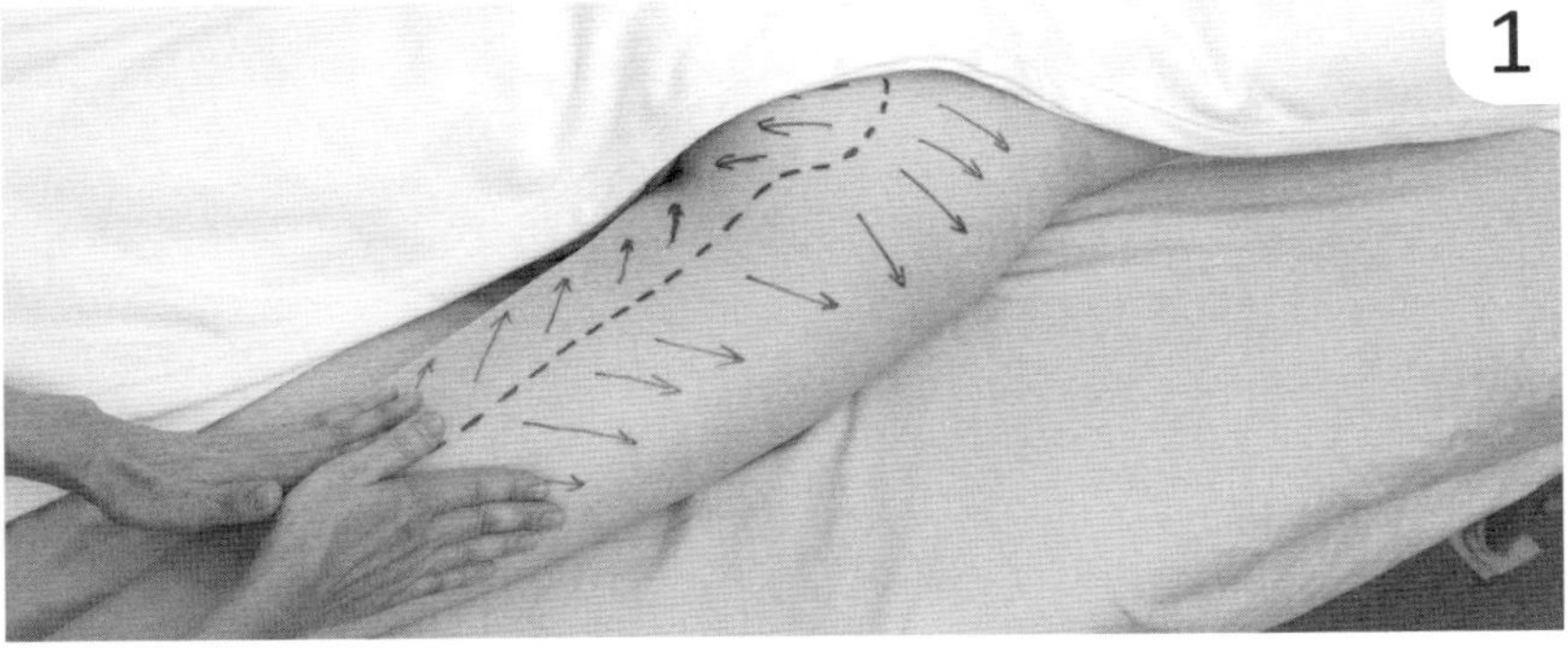

ていねいに外側へ流します

2

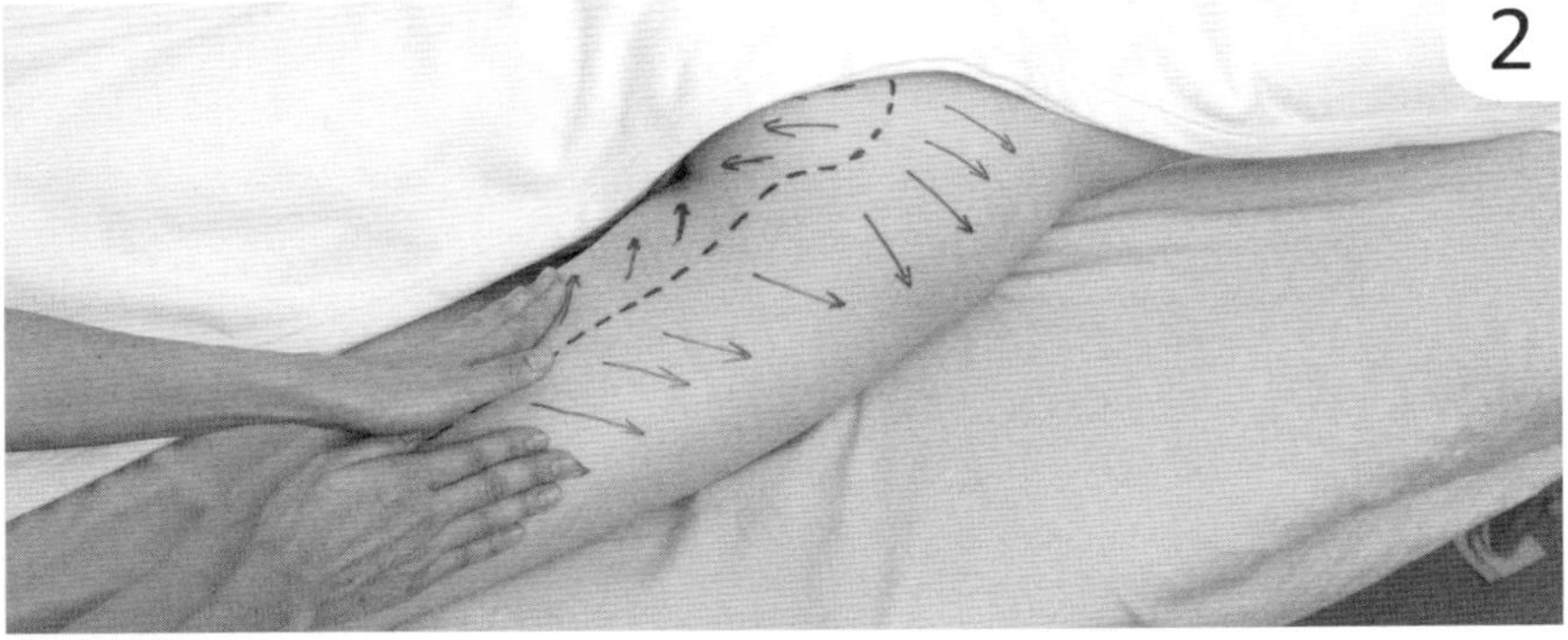

手は交互に動かして移動します

3

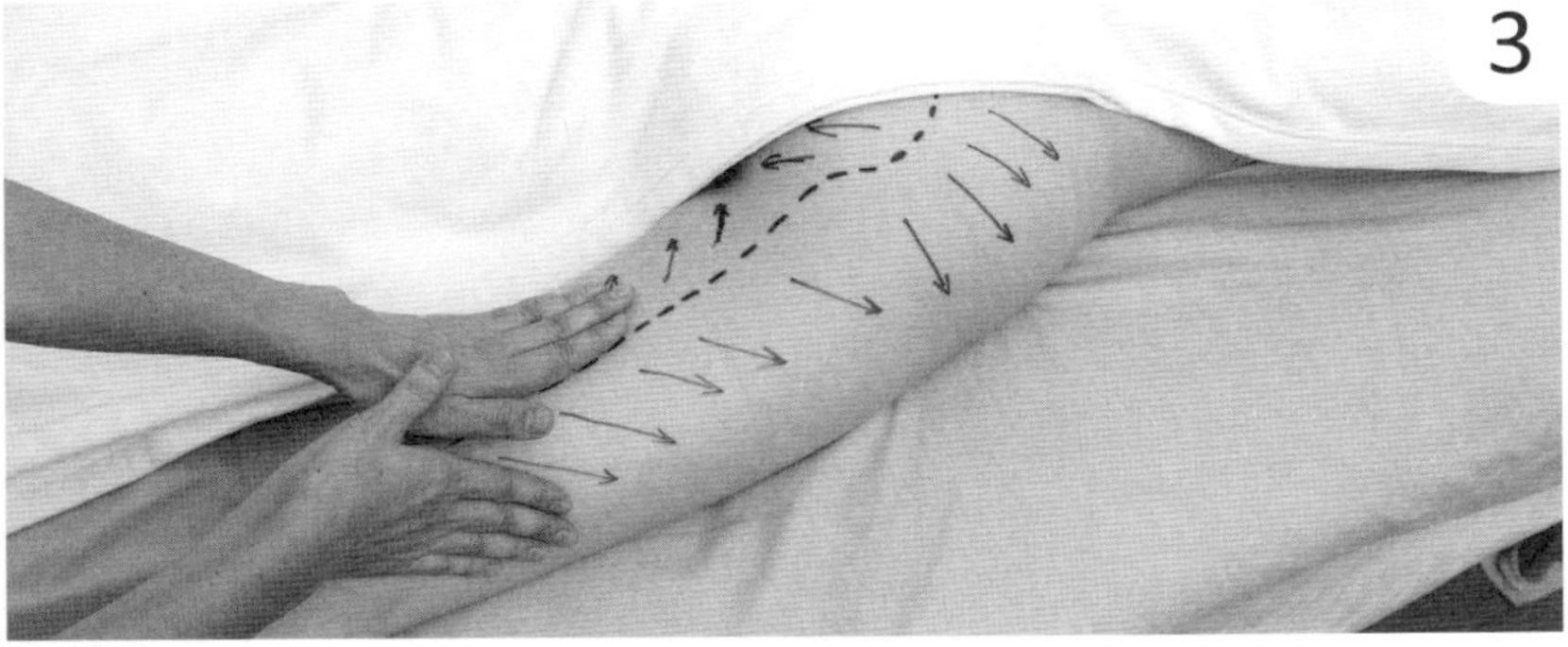

両手が離れないように、流す方向もしっかりイメージしましょう

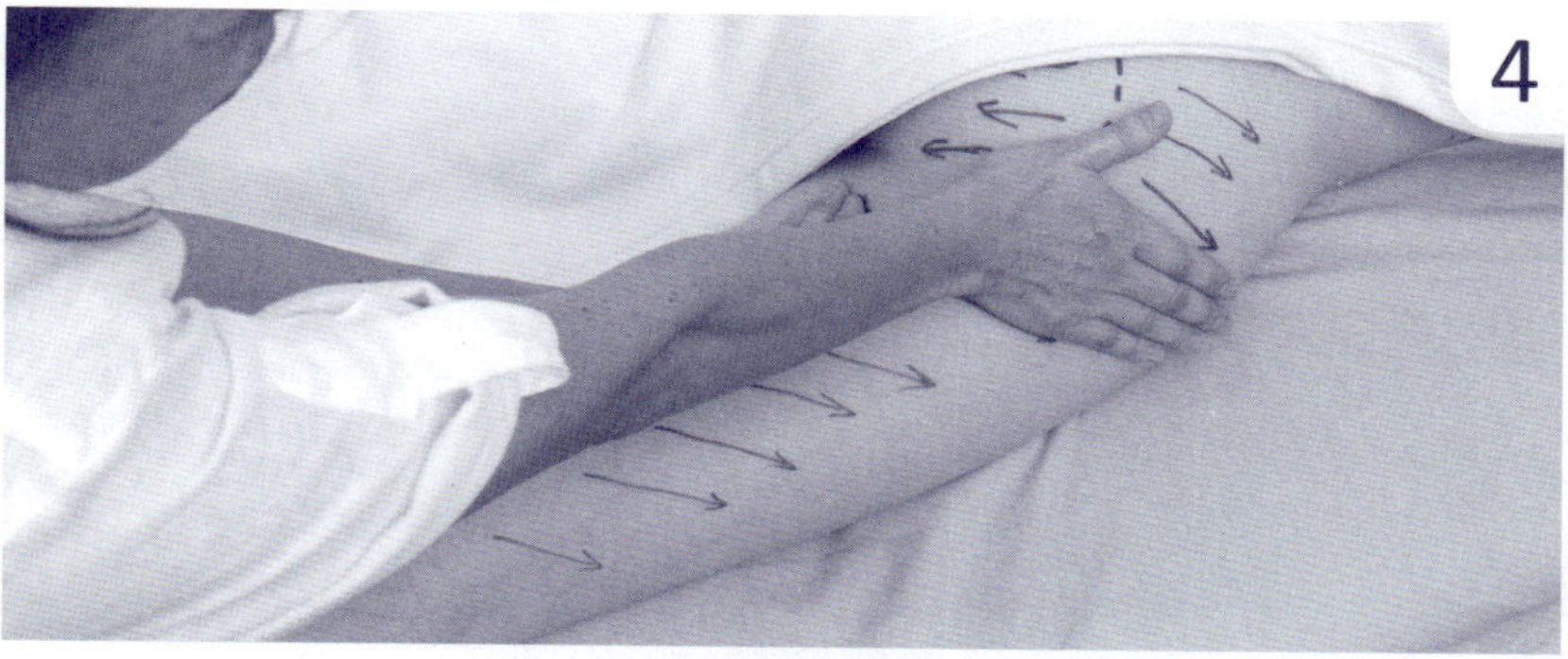

ヒップも忘れずにドレナージュしましょう

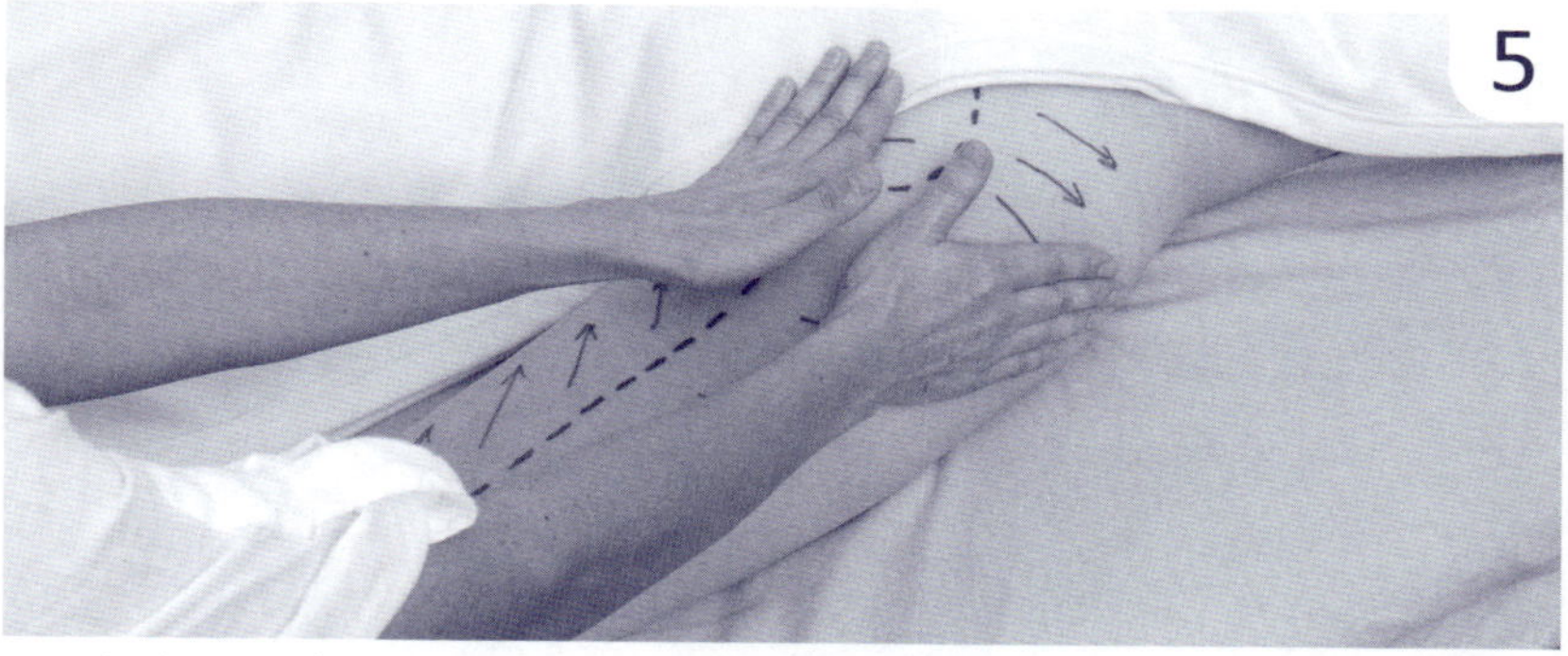

そっと手を置き包み込むように

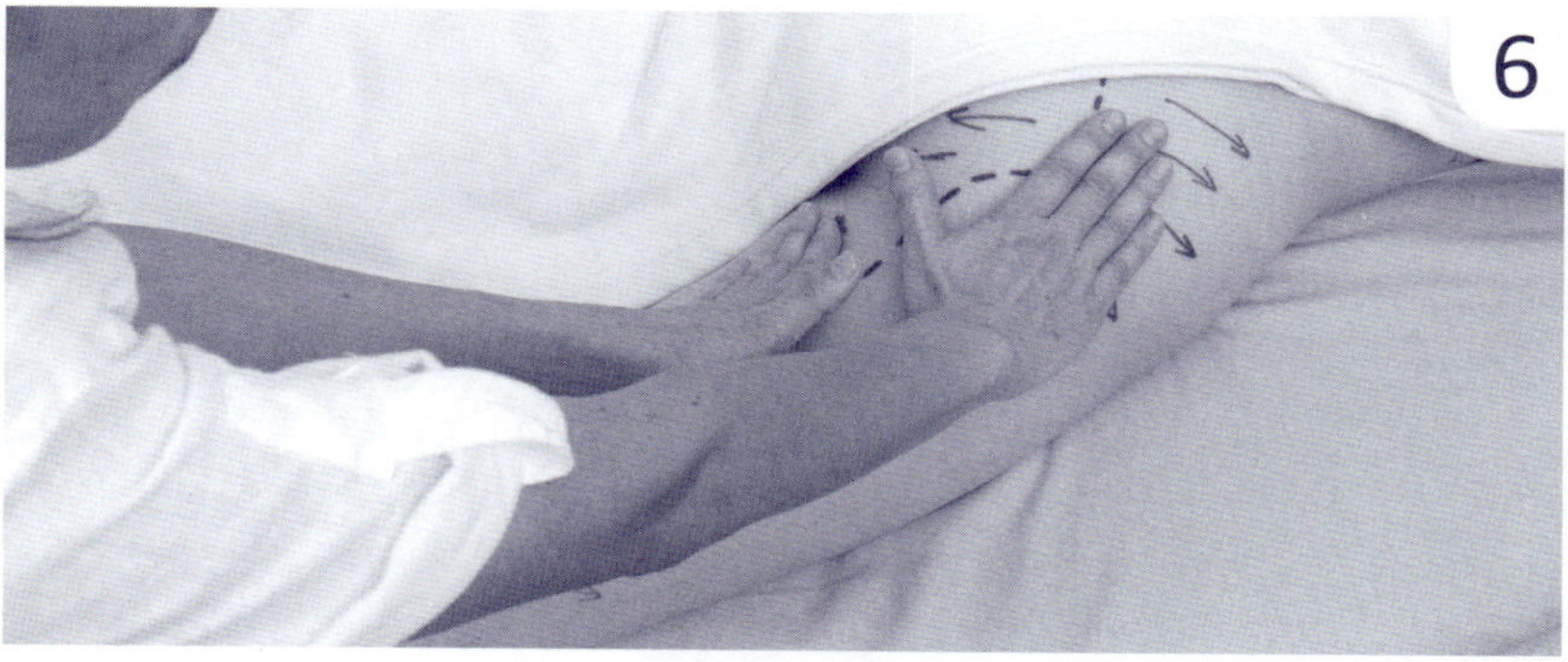

手のひらの圧も均等に

ふくらはぎ

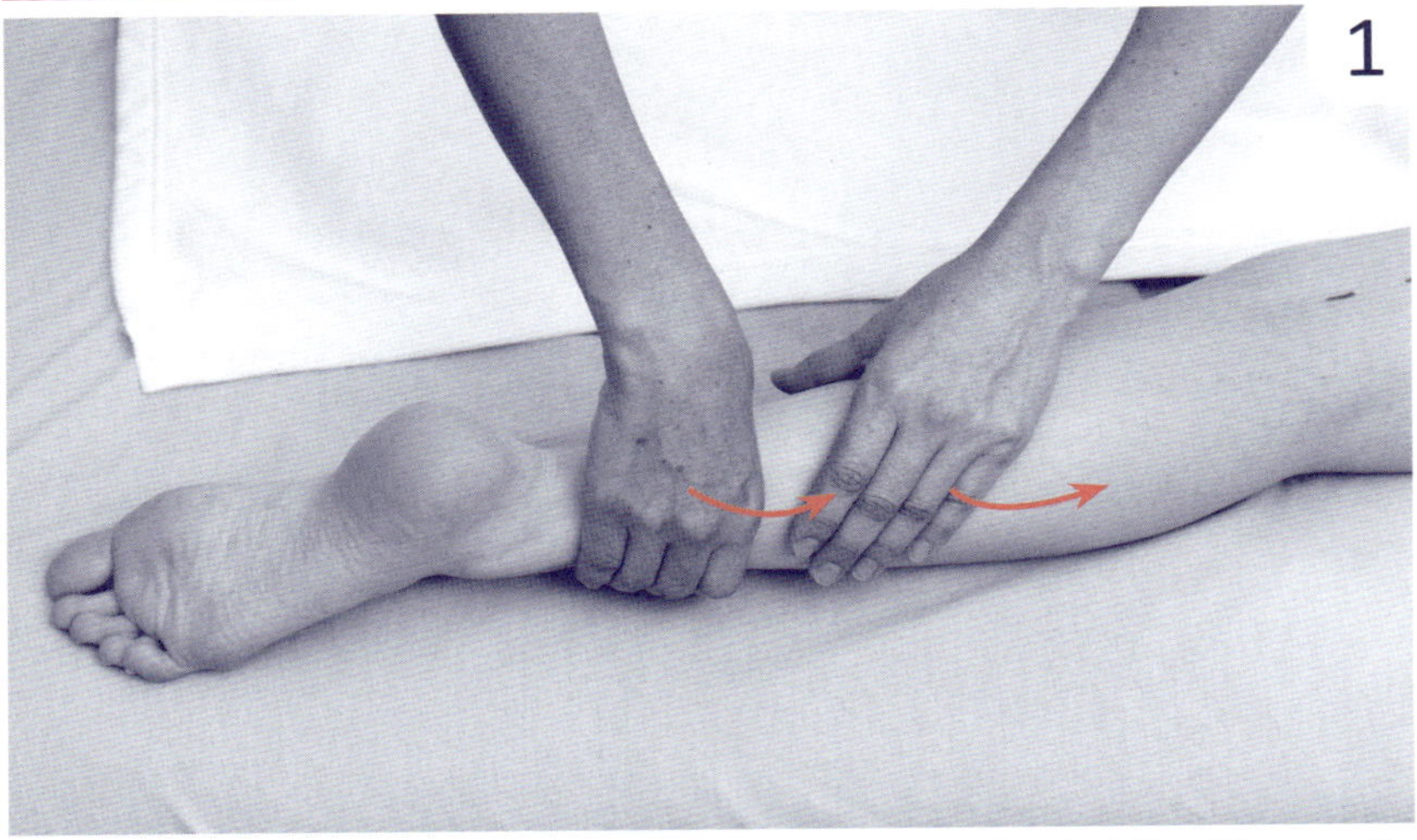

手をリラックスさせて、ふくらはぎの上に置きます。脂肪や老廃物で滞っている皮下組織を流します

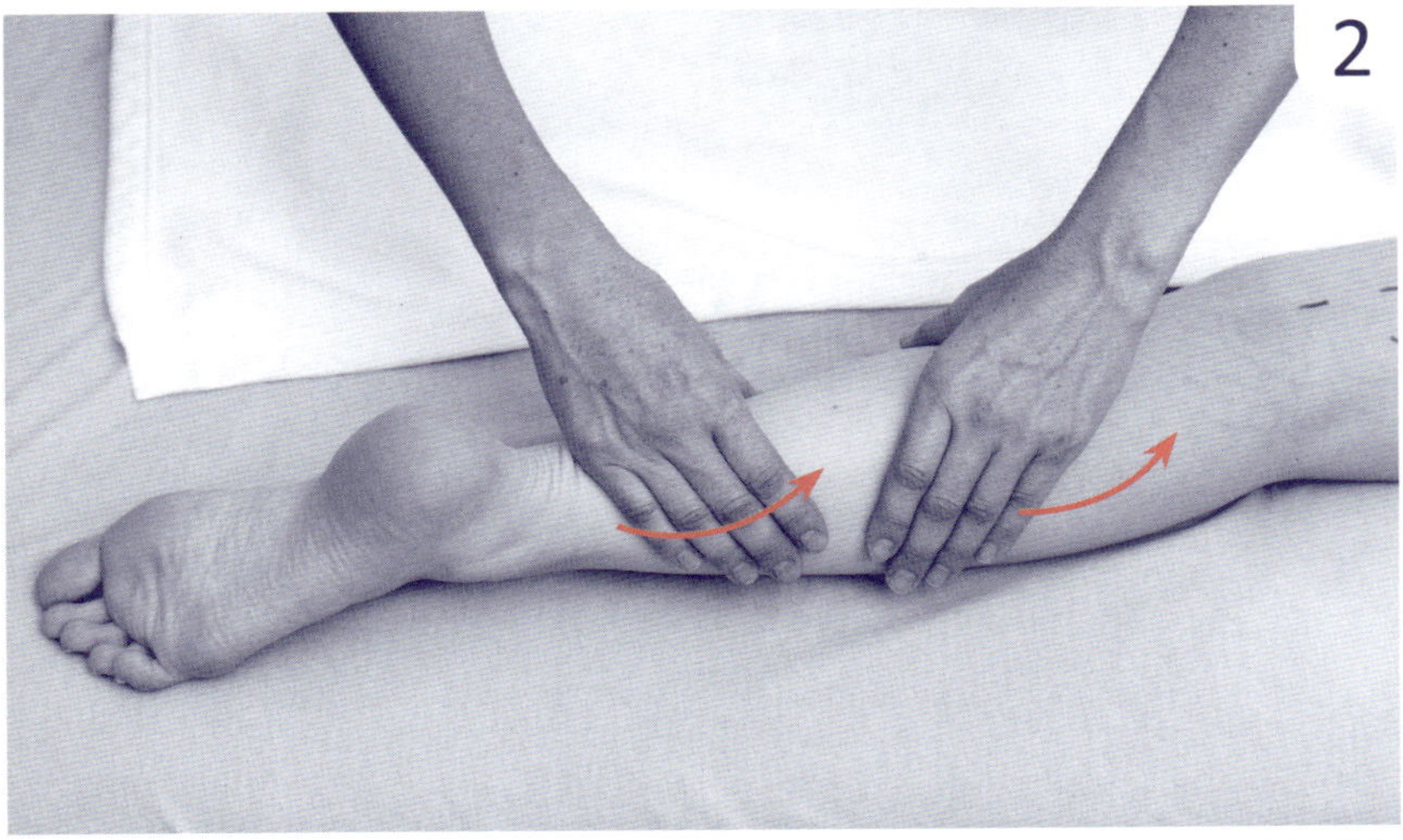

スタートは足首から。リンパ管に水を戻してあげるイメージで手をゆっくり動かします

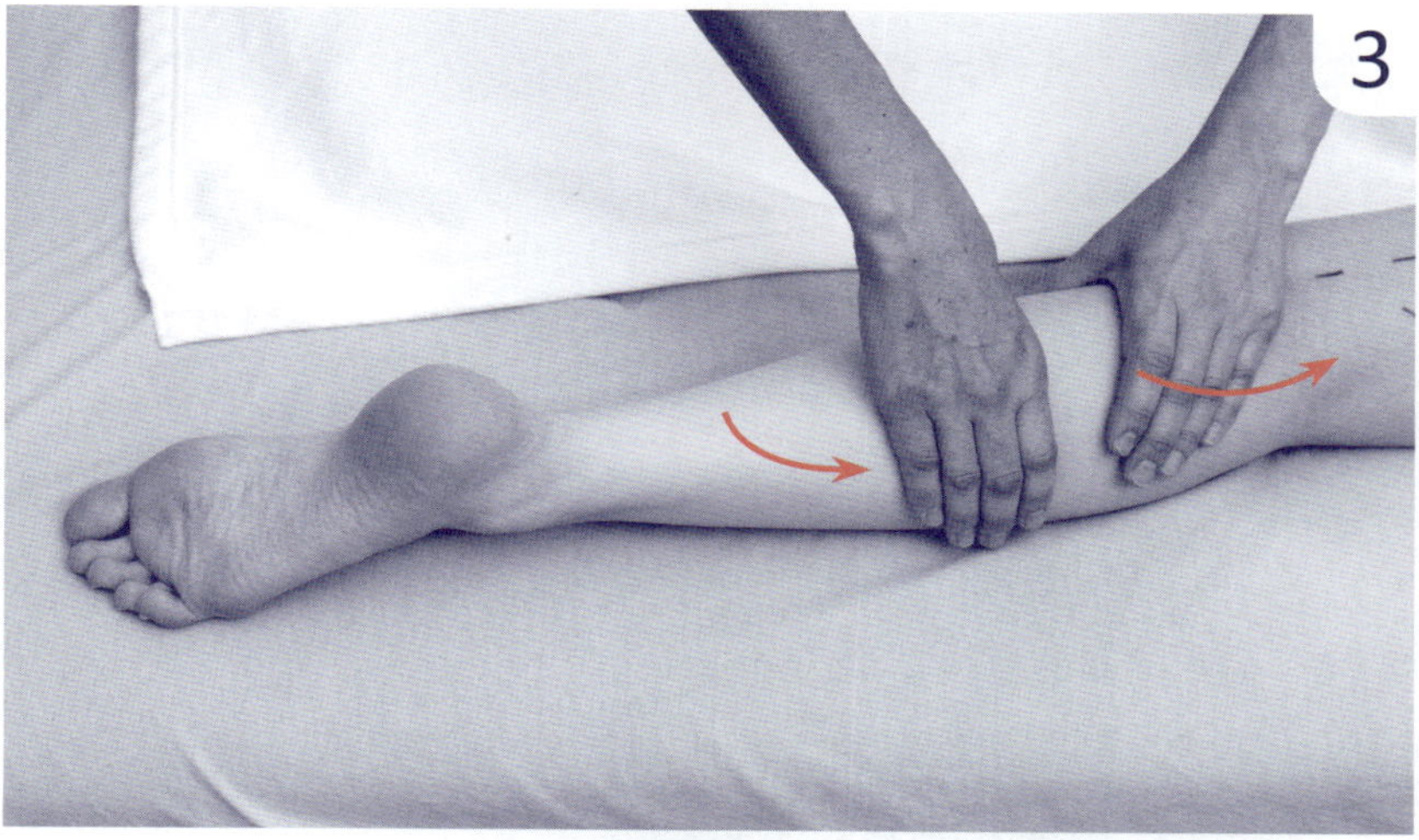

ソフトな圧で、水をそっとリンパ管に戻すように両手を交互に動かします

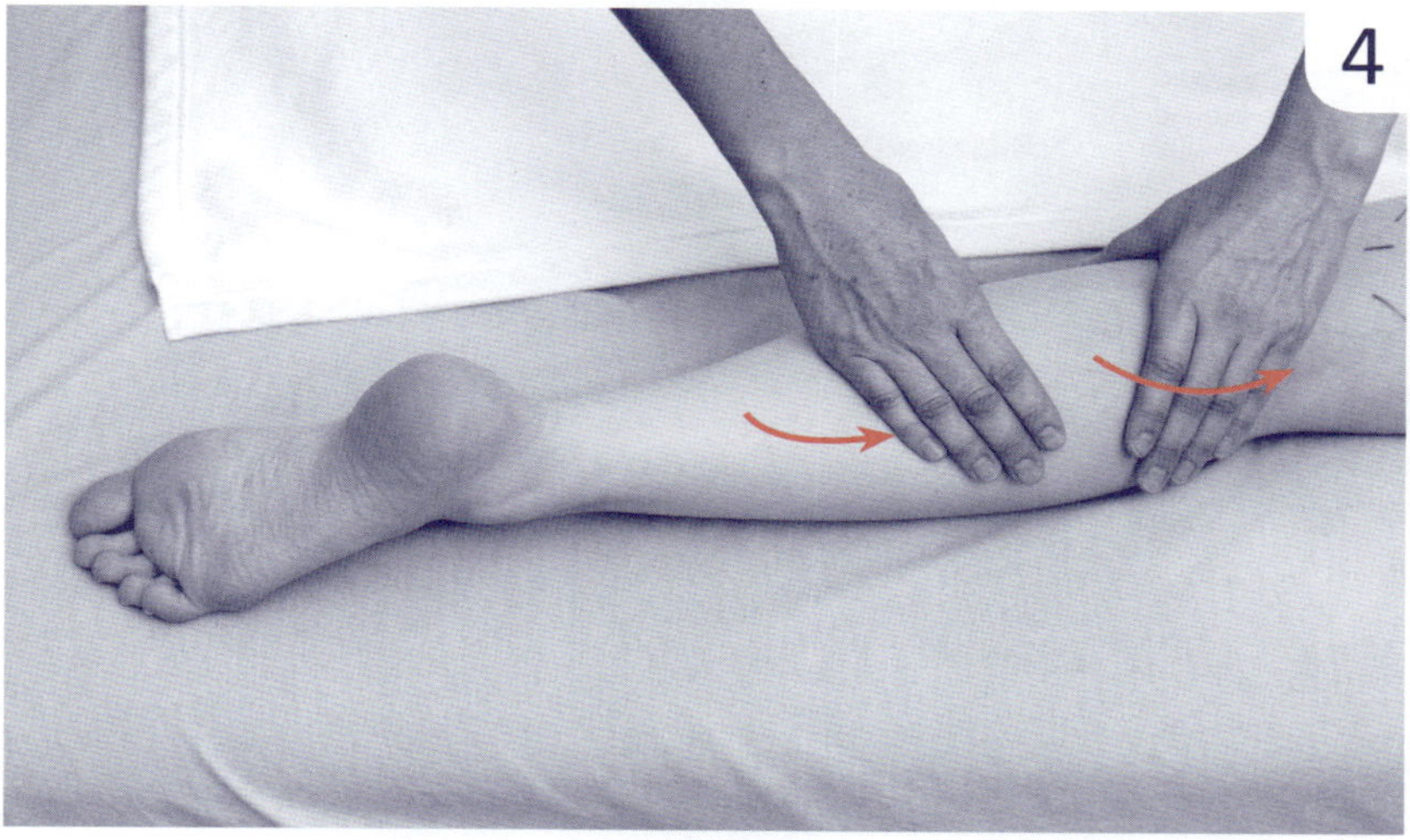

徐々に、ひざの裏（膝窩リンパ節）に移動します。①～④を数回、繰り返します

脚部／前面

＊エフルラージュ（オイル塗布）

1

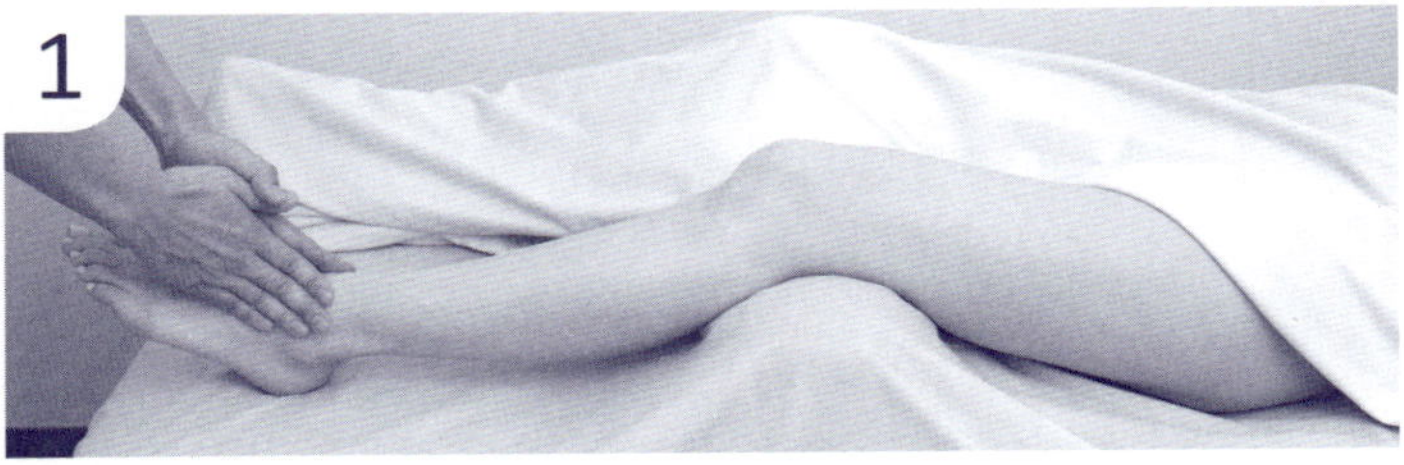

くるぶし上の部位に軽くふれる

2

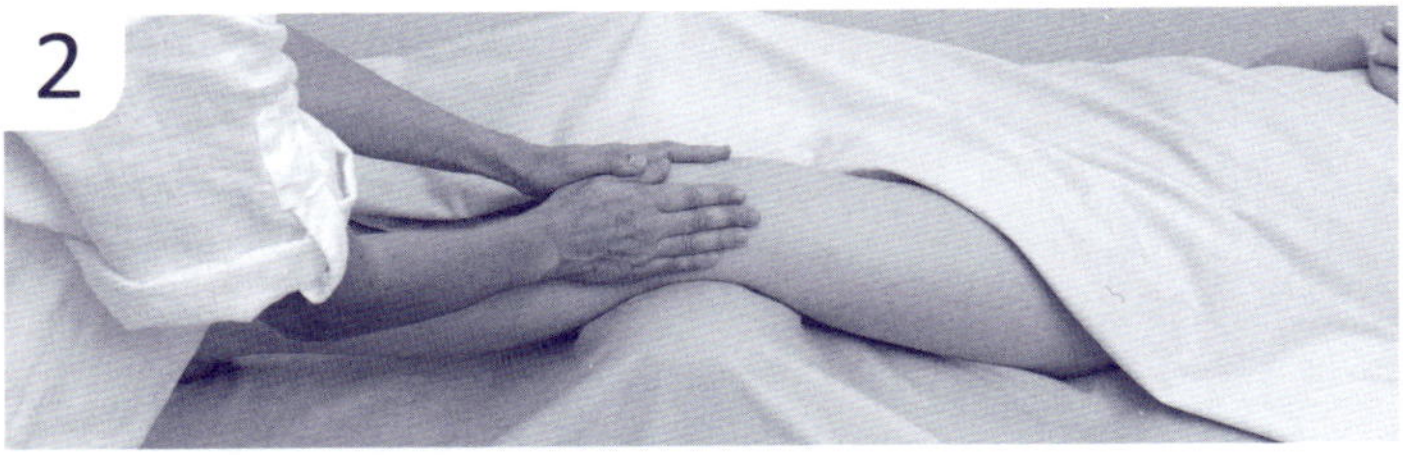

膝蓋骨をはさむように

3

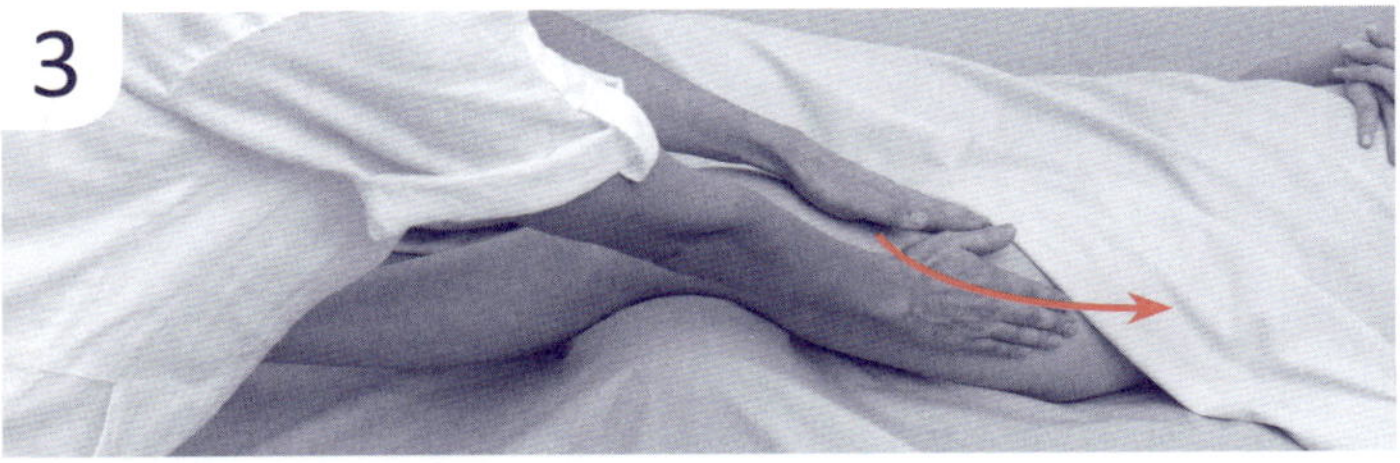

鼡径リンパ節に向けて流すことを意識して

4

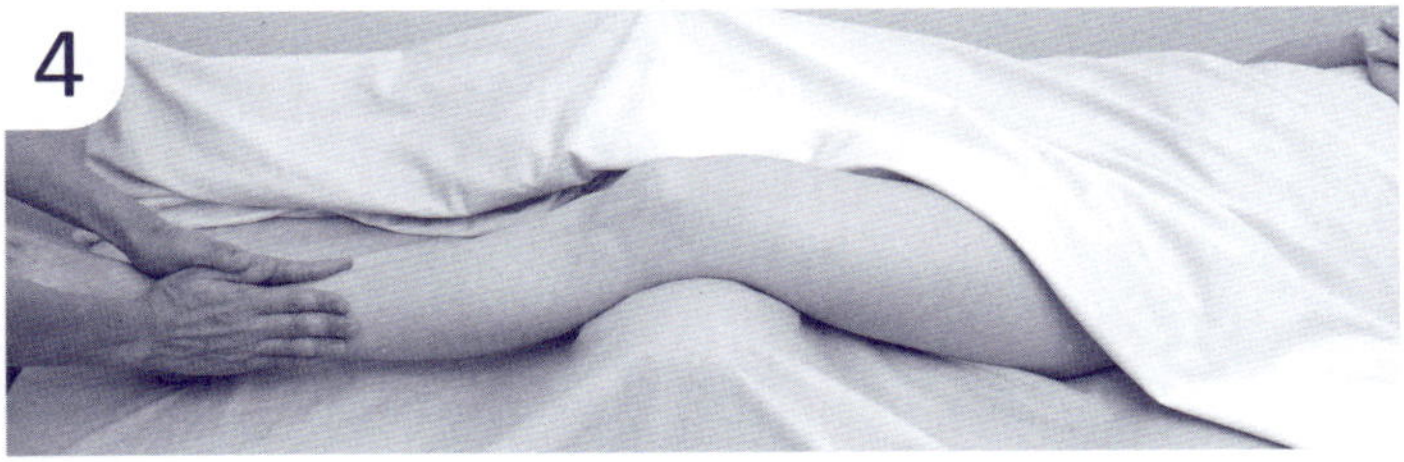

再び足首まで戻る

POINT

太ももから足首へ戻る時、ももの内側と外側にもオイルを塗布するとGOOD!! 塗れていない部分があると後でトリートメントがやりにくい。

大腿部 前面と側面

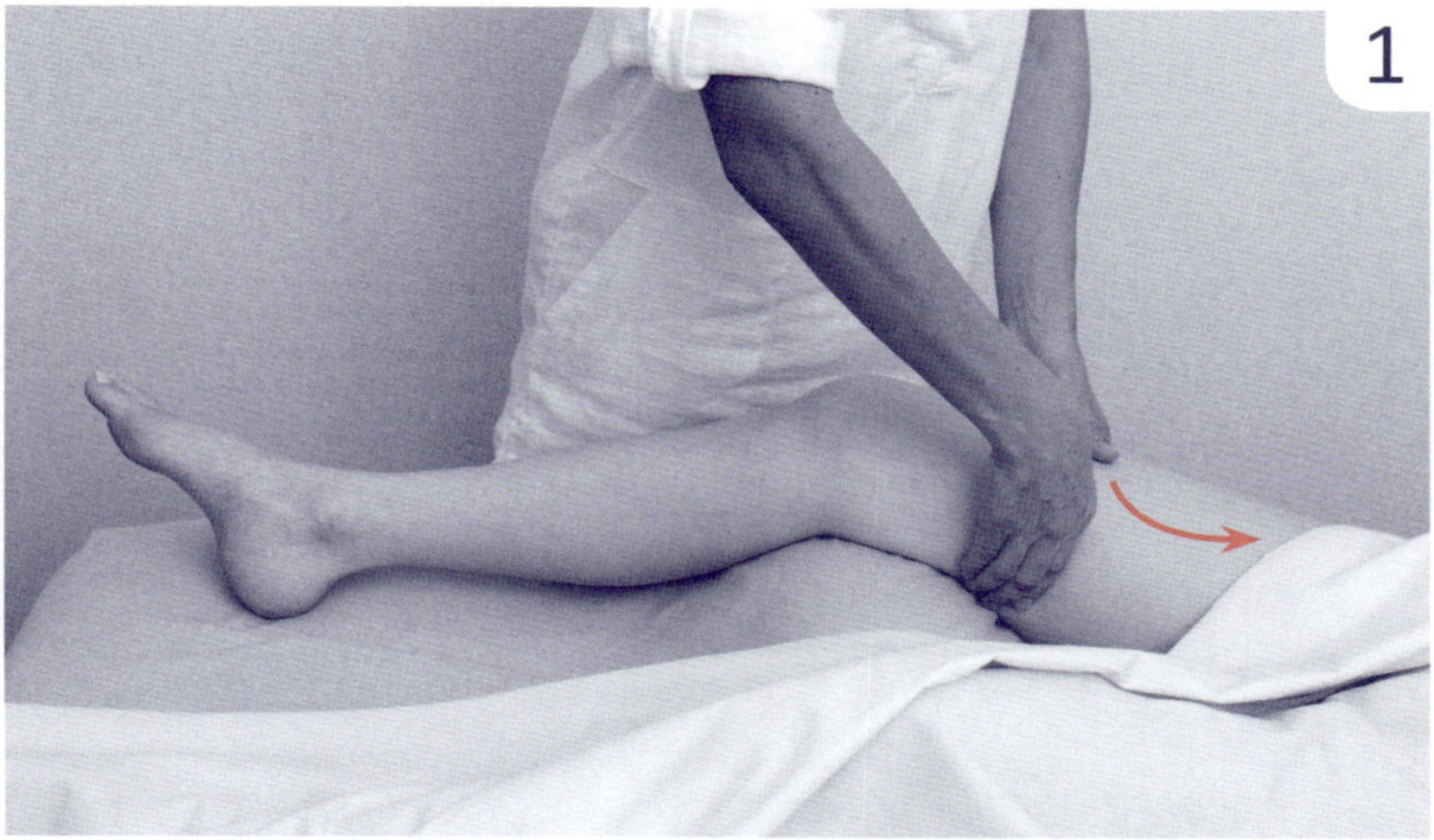

鼡径リンパ節にドレナージュ

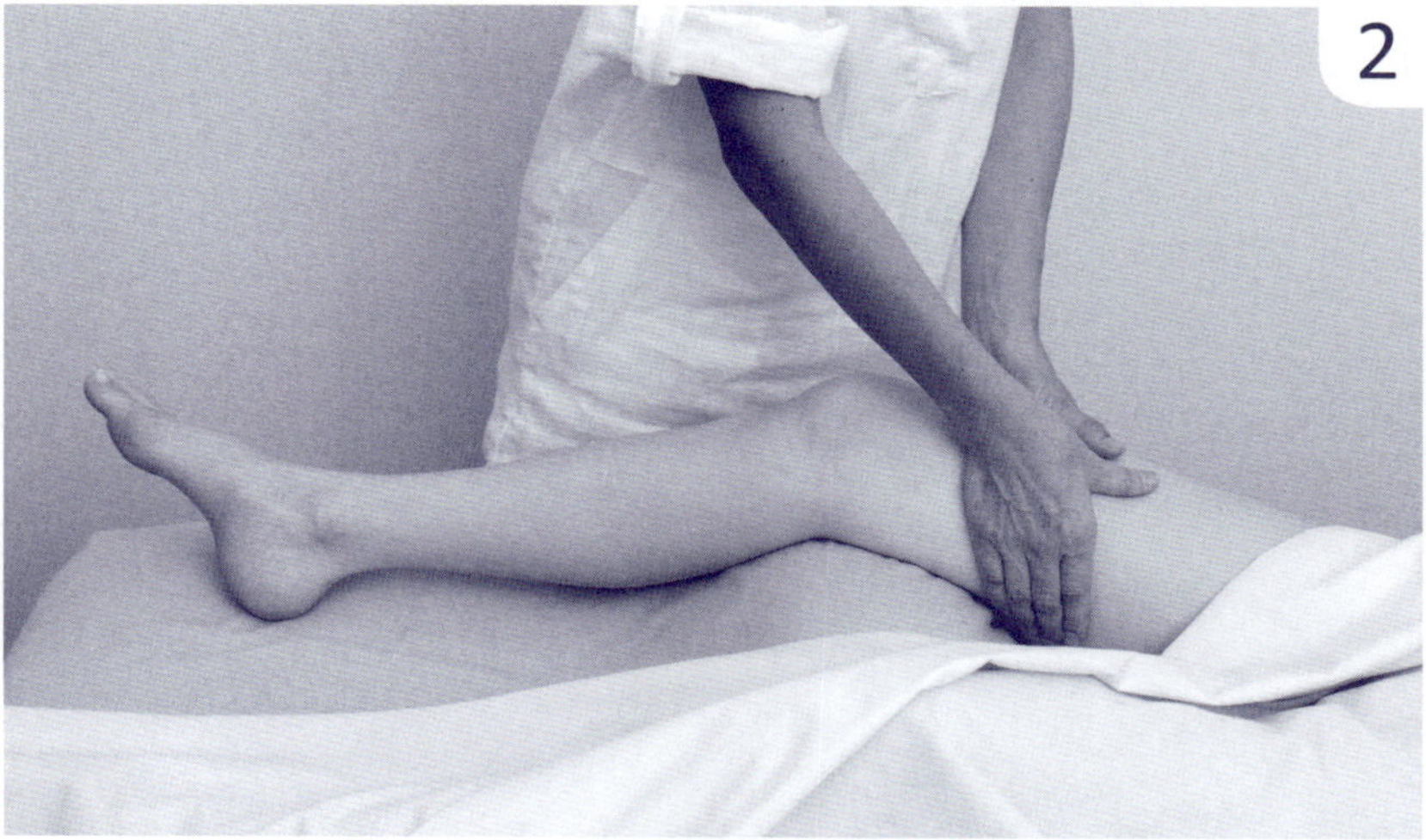

圧の加減に注意して、ゆっくりと鼡径部へ向かう

大腿部

＊フラットハンドテクニック…指をまっすぐにして揃える技術

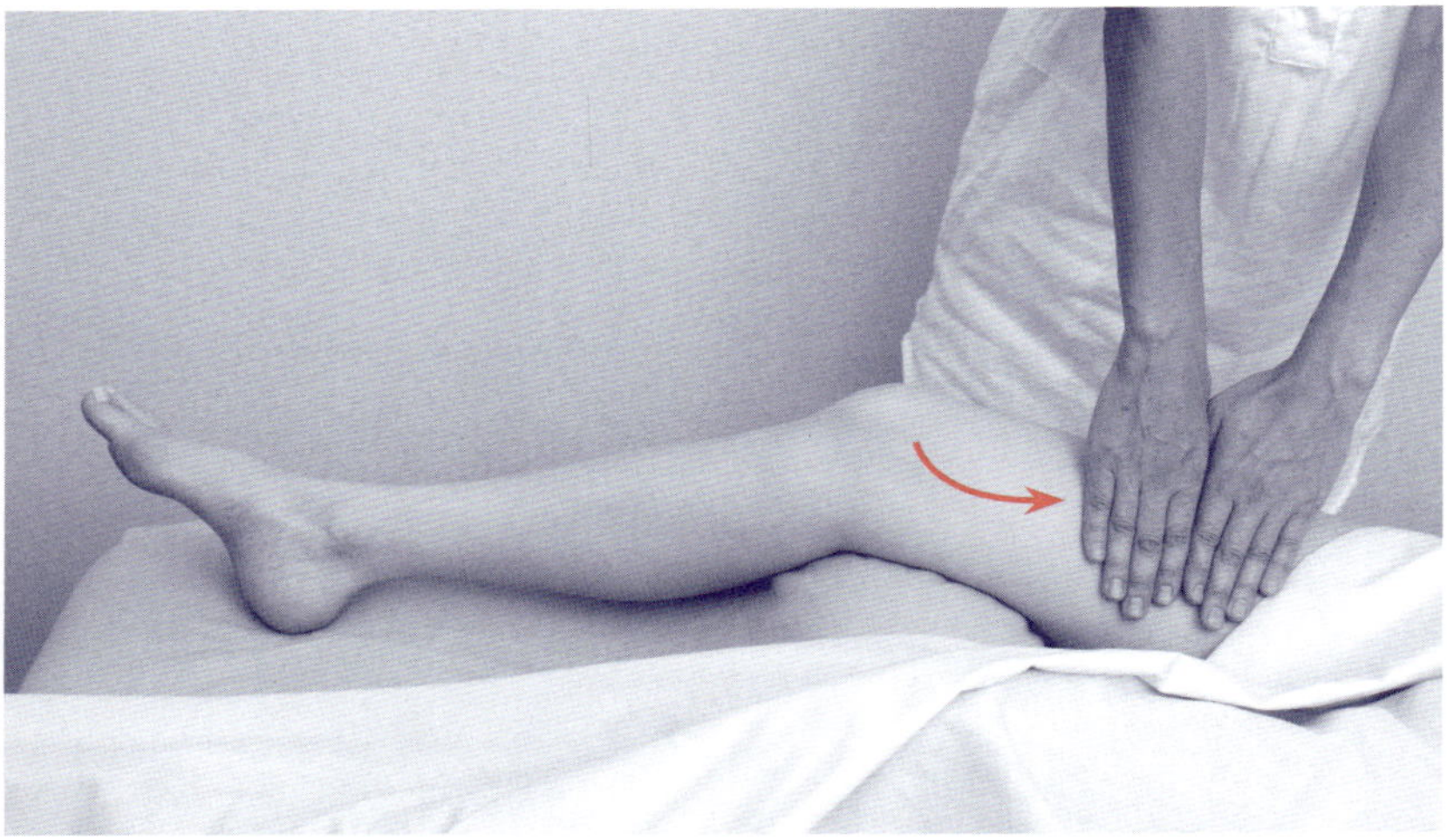

鼡径リンパ節に向けて流す

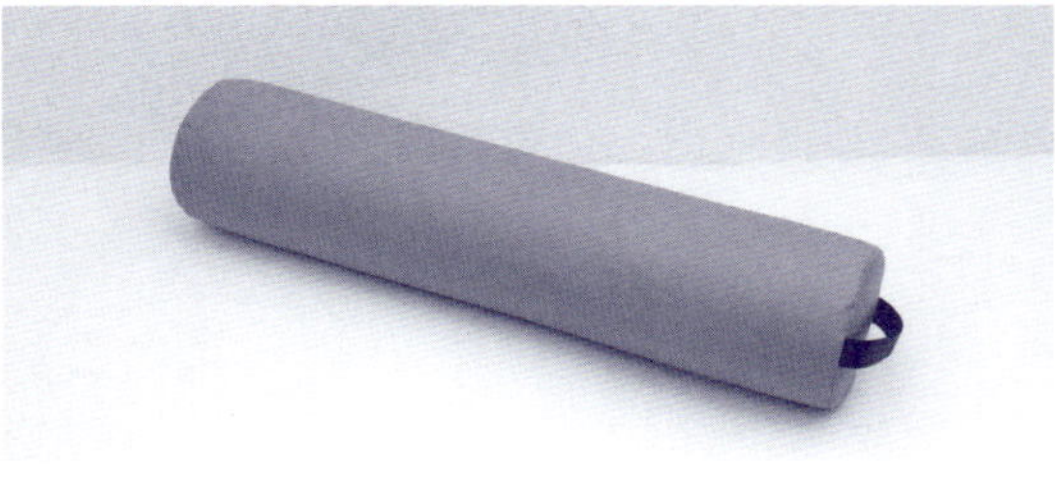

ボルスター
クッションとして使用。ひざ下に入れる。うつ伏せでは足首に入れる。バスタオルやクッションでも代用できますが、持っていると便利です。

＊ダブルポンプテクニック…リズミカルに腕を動かし水を上げていく技術

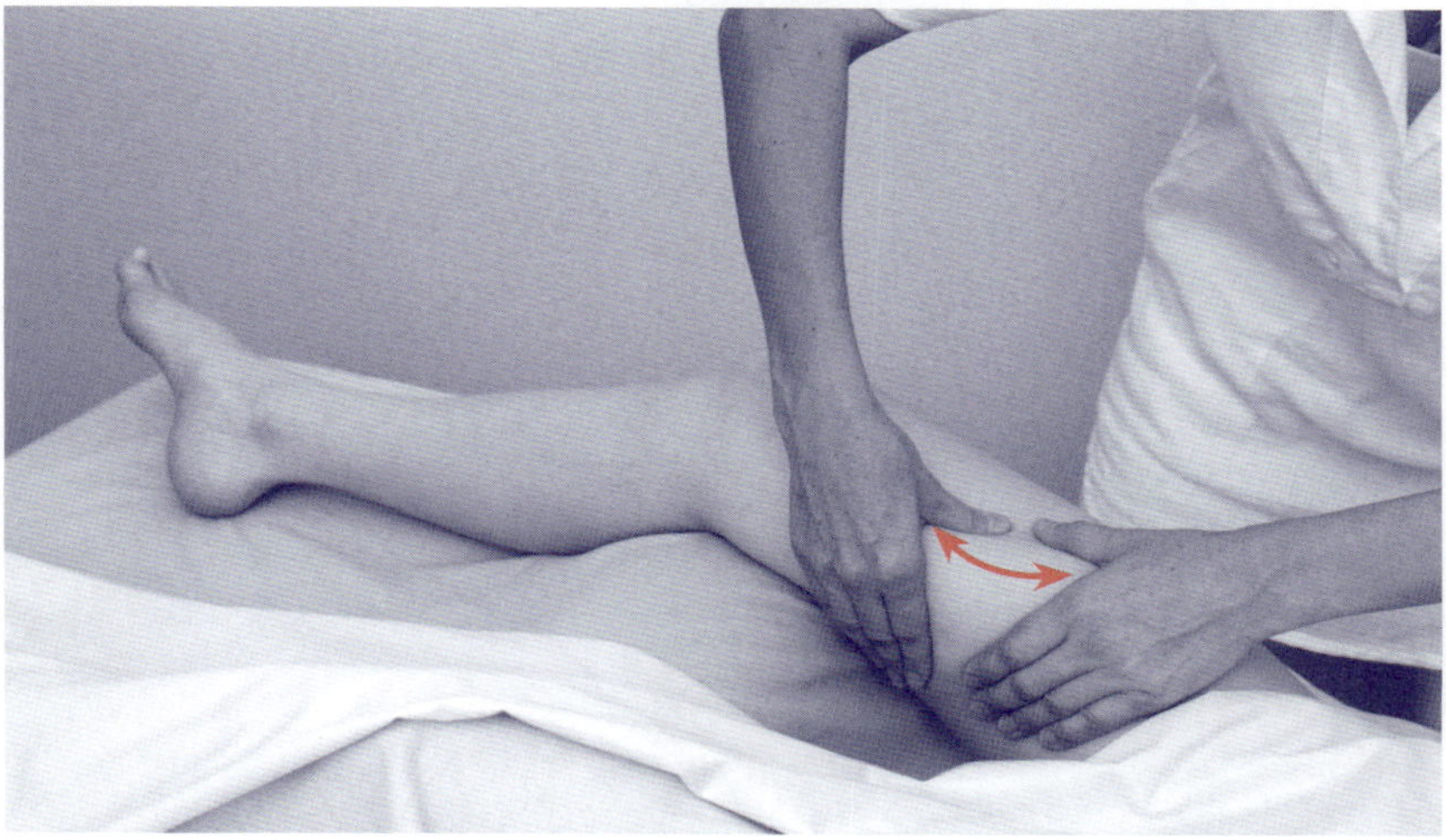

こちらも鼡径リンパ節に向けて流す

大腿部

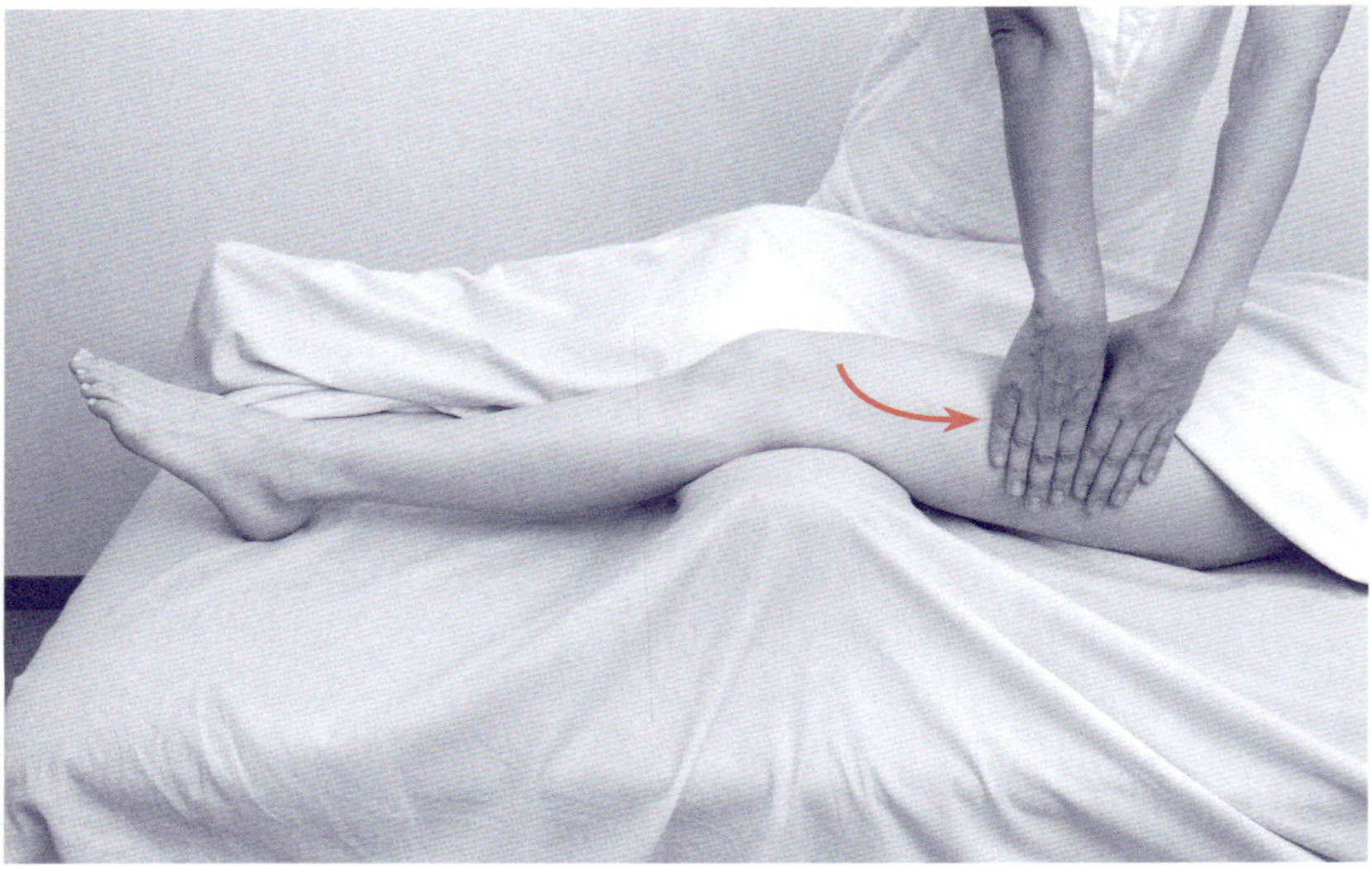

親指を交差させ両手を揃える

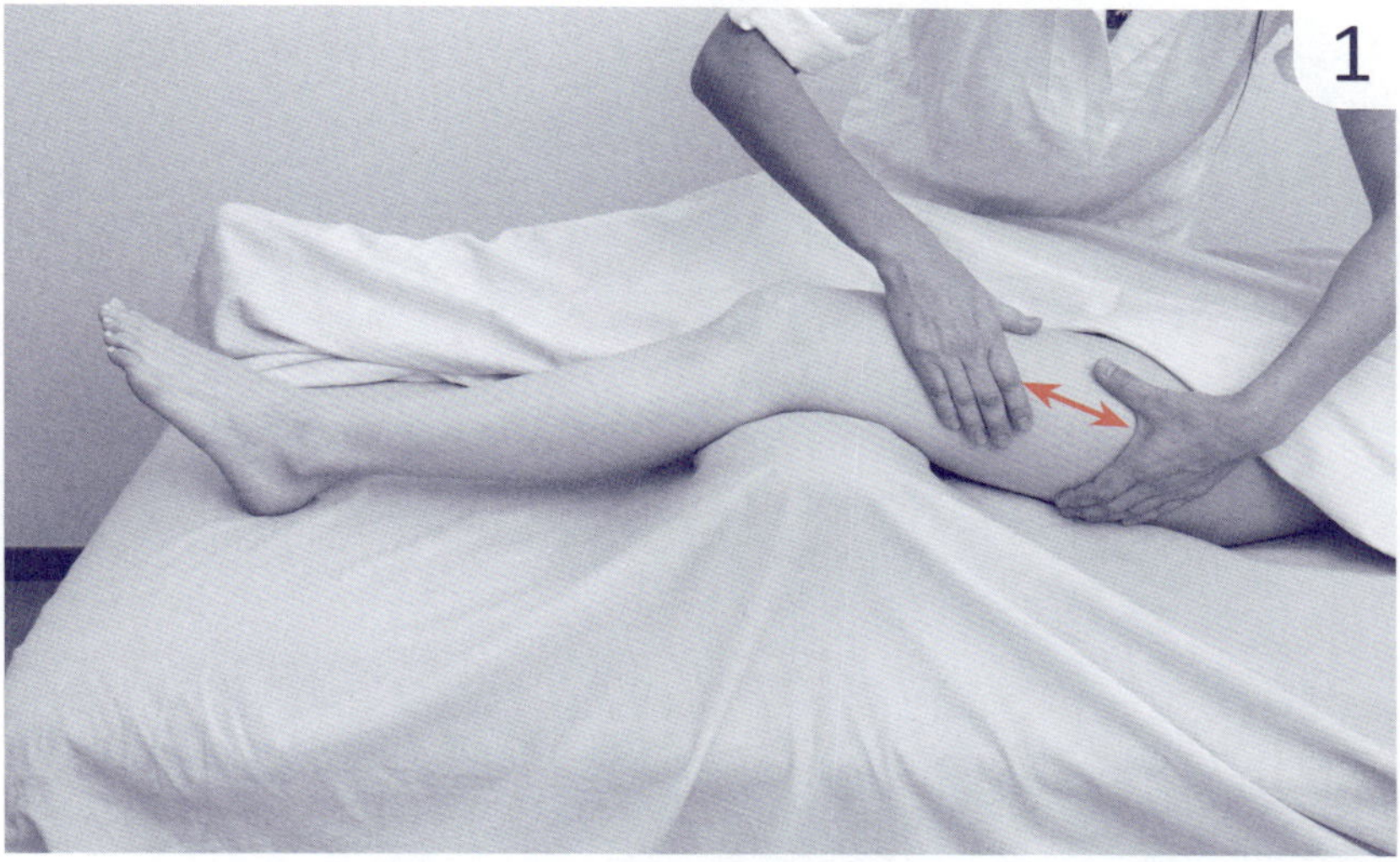

鼡径リンパ節に向けて流す

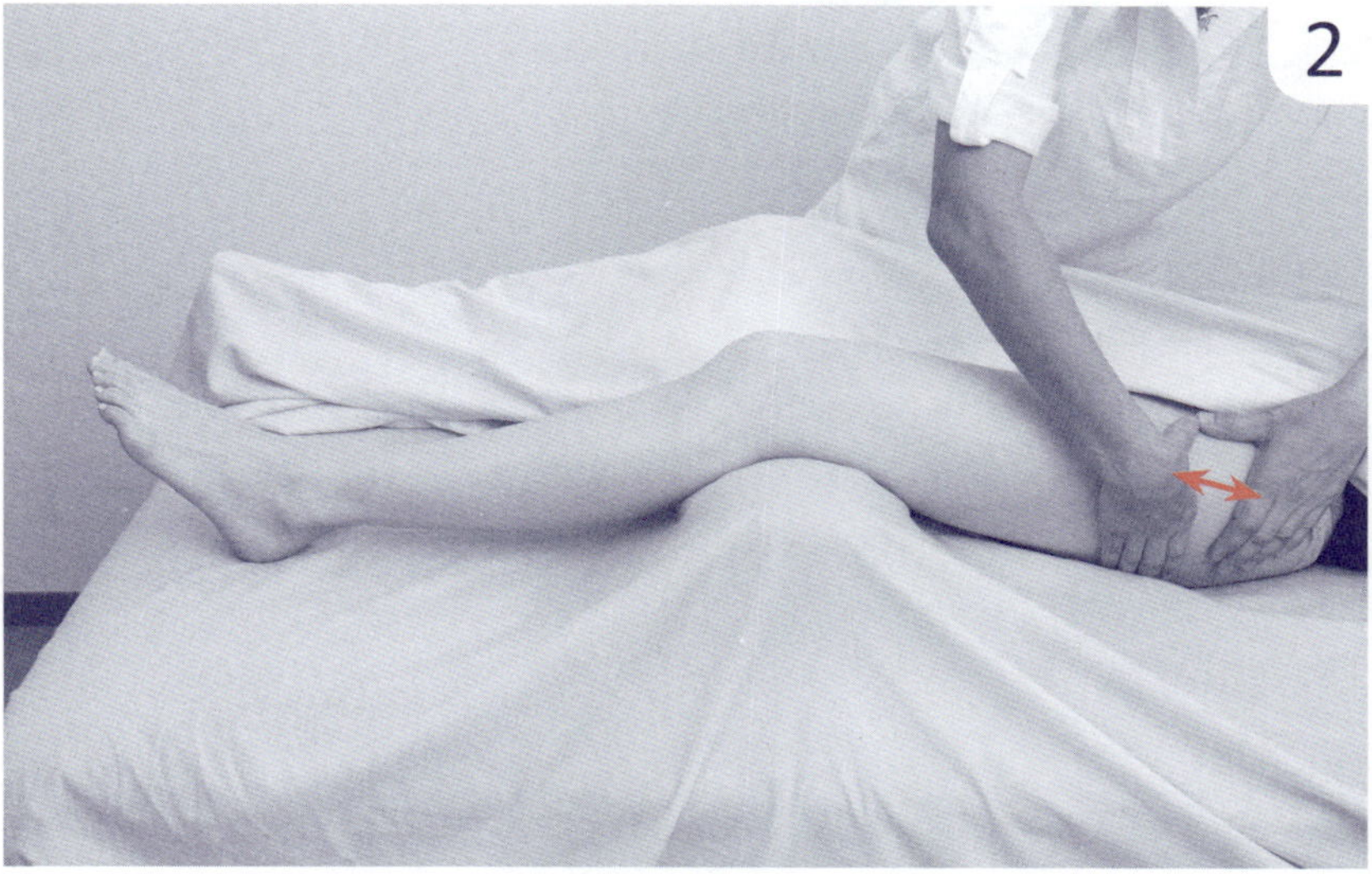

圧をかけすぎないように注意

膝窩リンパ節（ひざの後ろ）

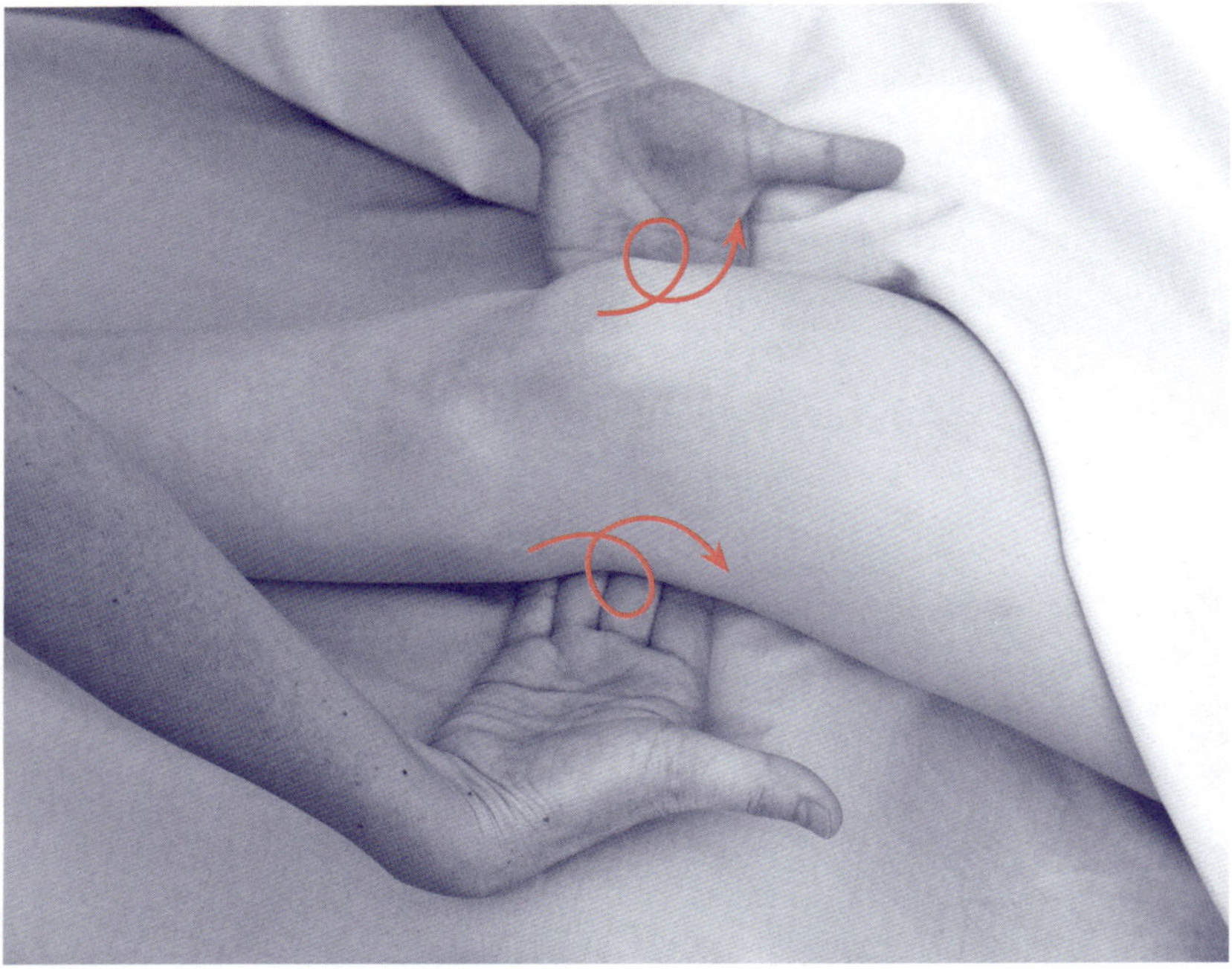

指先を使って膝窩リンパ節をドレナージュ

ひざ

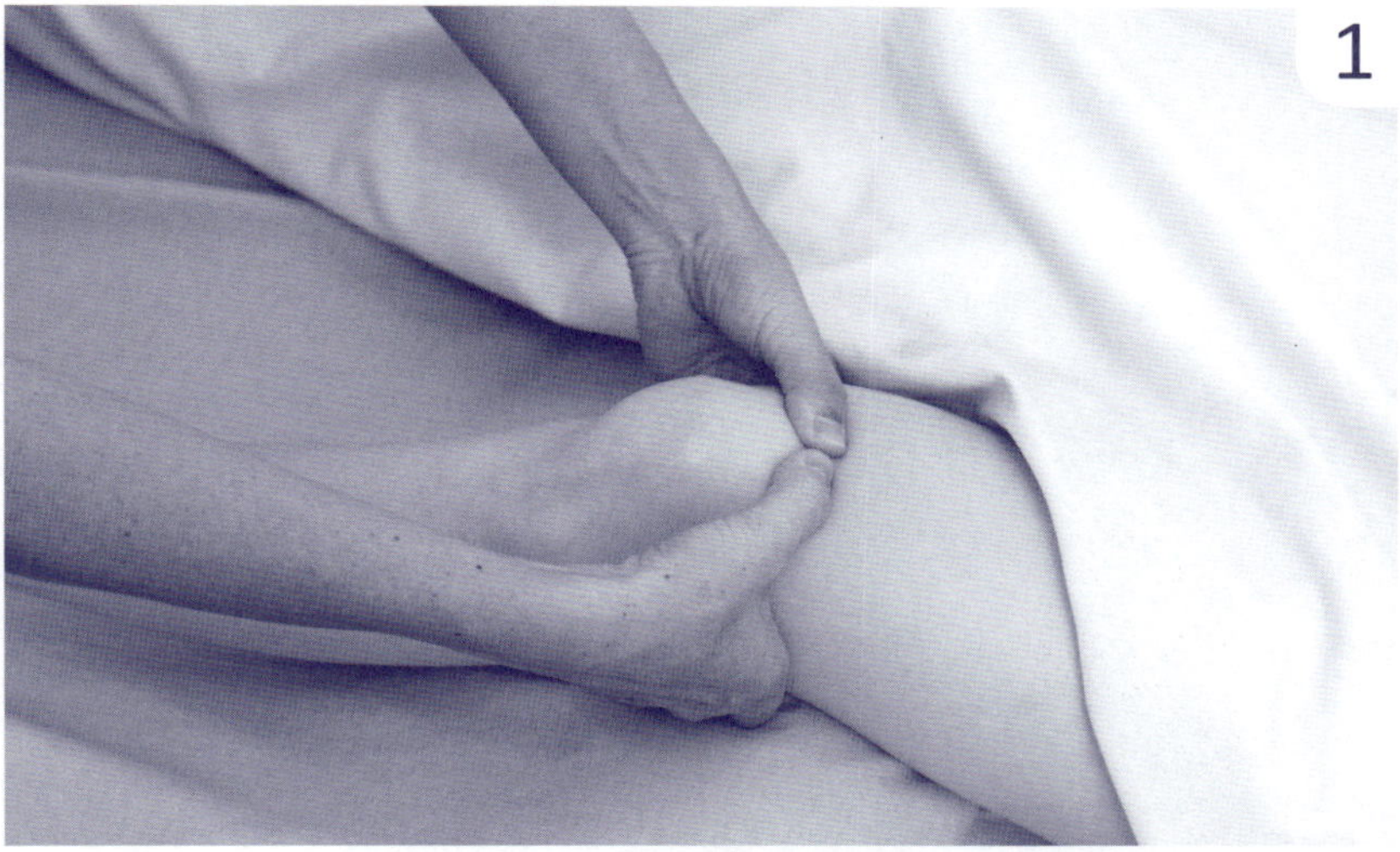

ひざの周りはセルライトができやすい所。むくみの水分や老廃物を溜めておかないように、しっかりドレナージュしましょう

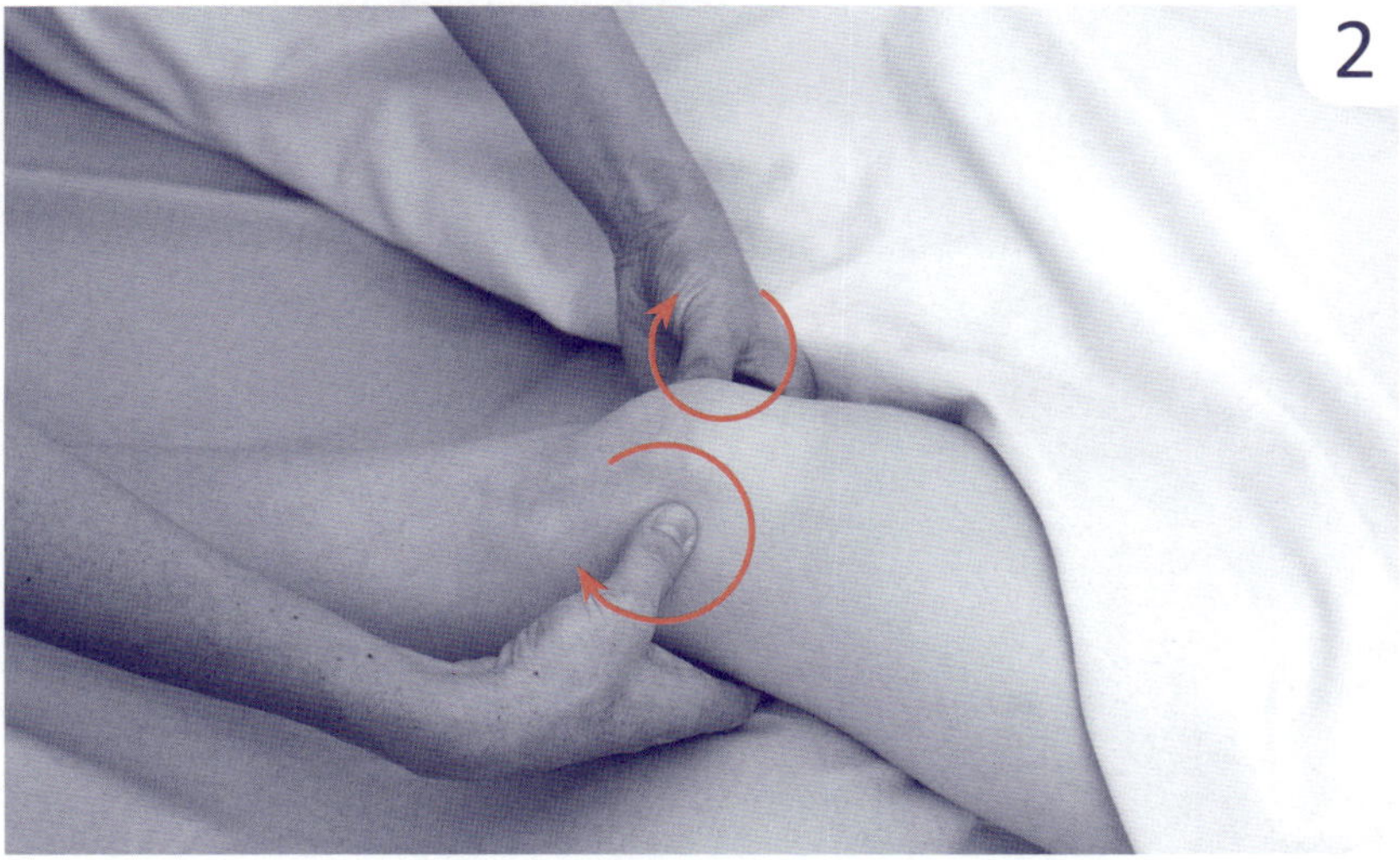

親指を骨の周りに沿って円を描く

くるぶし

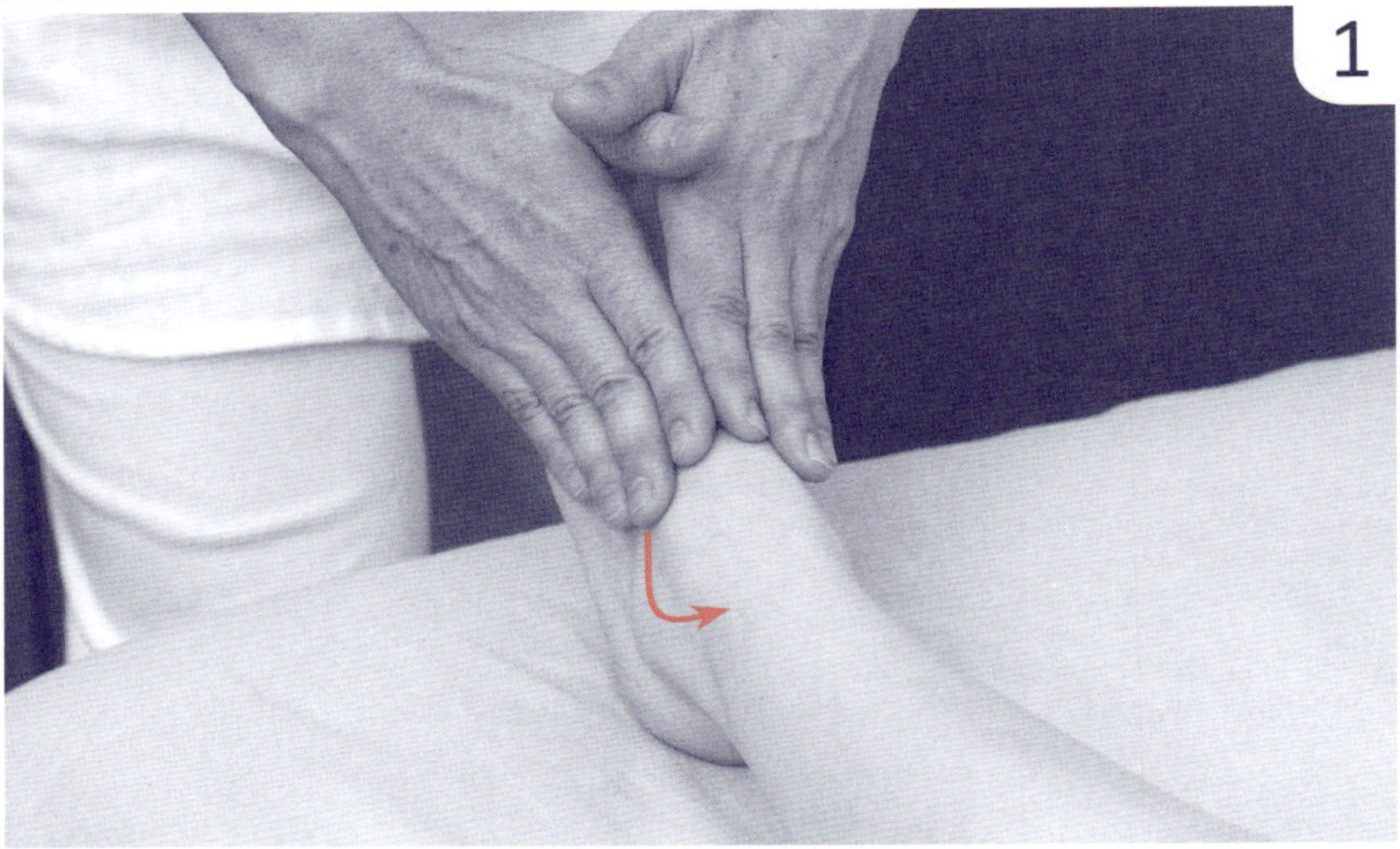

親指を交差、四指で均等に圧をかけていく

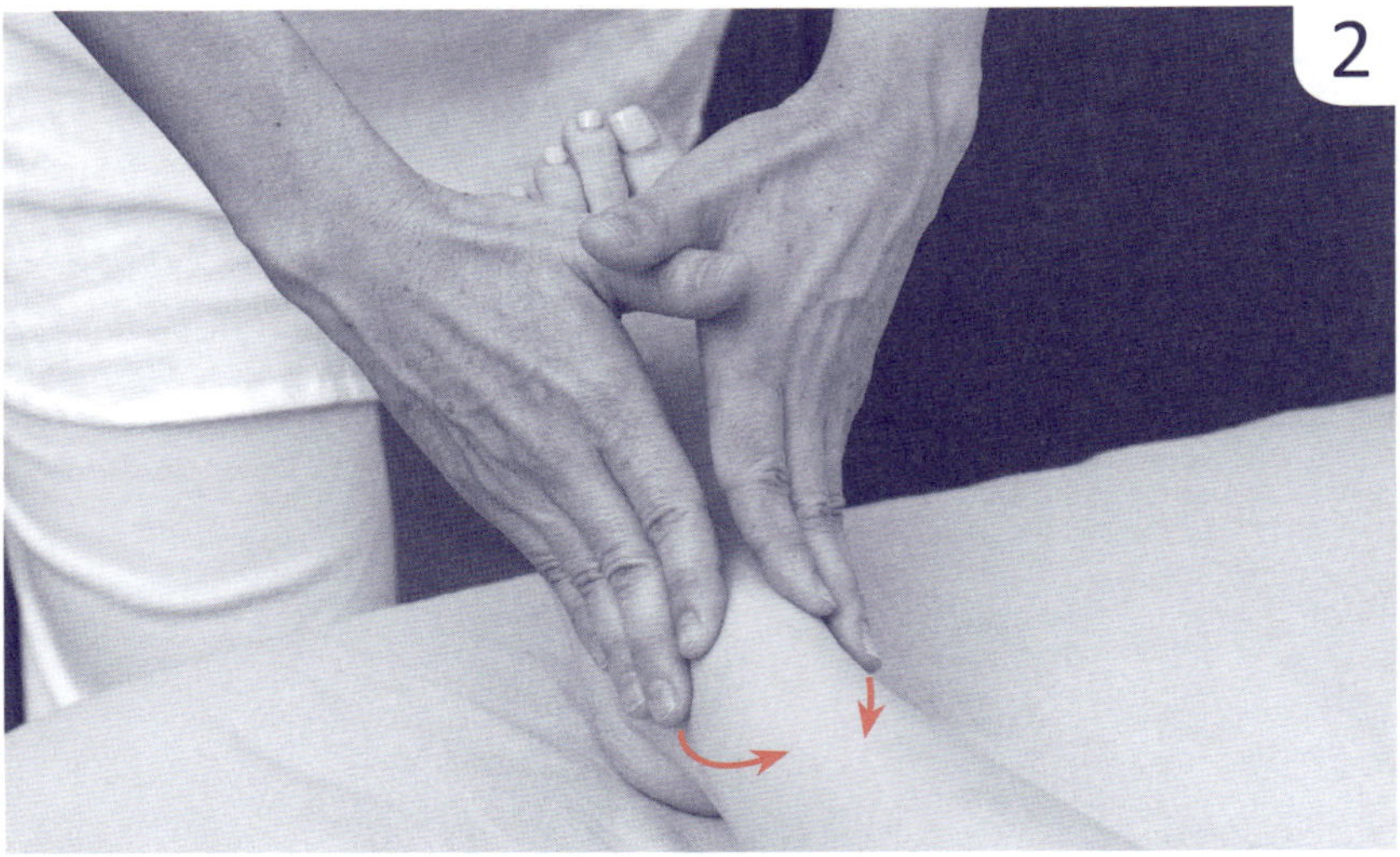

くるぶし周辺もむくみやすいところ。丁寧にドレナージュすることで隠れていた“くるぶし”が現れてきます

Column

誰でもスタート地点では初心者

「初心者ですが、セラピストになれるでしょうか？」と問い合わせがあると、「もちろん、大丈夫ですよ」とお答えします。

ホテルの研修では、初心者も経験者もスタートは同じ、理論も手技も基本からです。

モダンリンパドレナージュの手技は、経験者でもはじめての手技ばかりなので、実は、スタートは同じです。経験者が上手で初心者の覚えが遅いということはありません。

初心者は、覚えが早いこともあります。経験者はくせがあって苦戦する人もいます。でも、経験はお金では買えない素晴らしいもの。

今までの経験は必ず役に立ちます。

個人サロンのオーナーさんなど、新しい手技や効果がだせる技術を修得したいと模索している方もいます。このような場合、セミプライベートで教えることもあるのですが、向上心が高い方が多く、私も多くのことを学ばせていただきます。

授業は、今現在は、ダニエル先生と私が教えるので、フランス語、英語、日本語が飛び交います。頭の中は、とても忙しくなりますが、理論も技術も確認しながら進めます。

セラピストとして仕事をしたいという強い気持ちがあるなら、初心者でも、経験者でも、セラピストにはなれます。年齢は関係ないのです。

そして、セラピストの仕事についたら、興味を持ちつねに勉強し続けること。ステップアップが何より大切です。

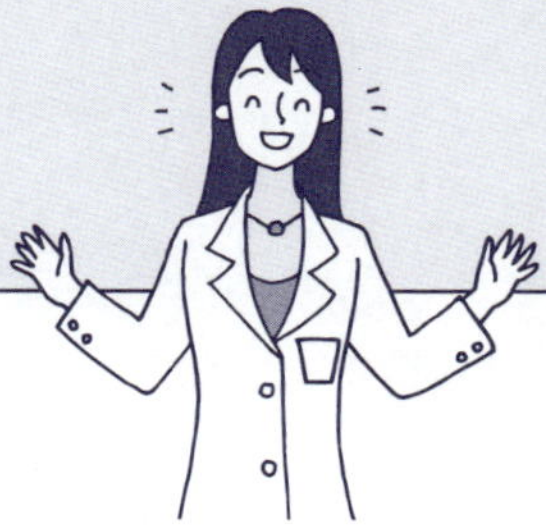

バックセッション
Back Session

＊エフルラージュ（オイル塗布）

※実際にトリートメントする時は、ヘッドレストに、タオルやペーパーを敷いてください

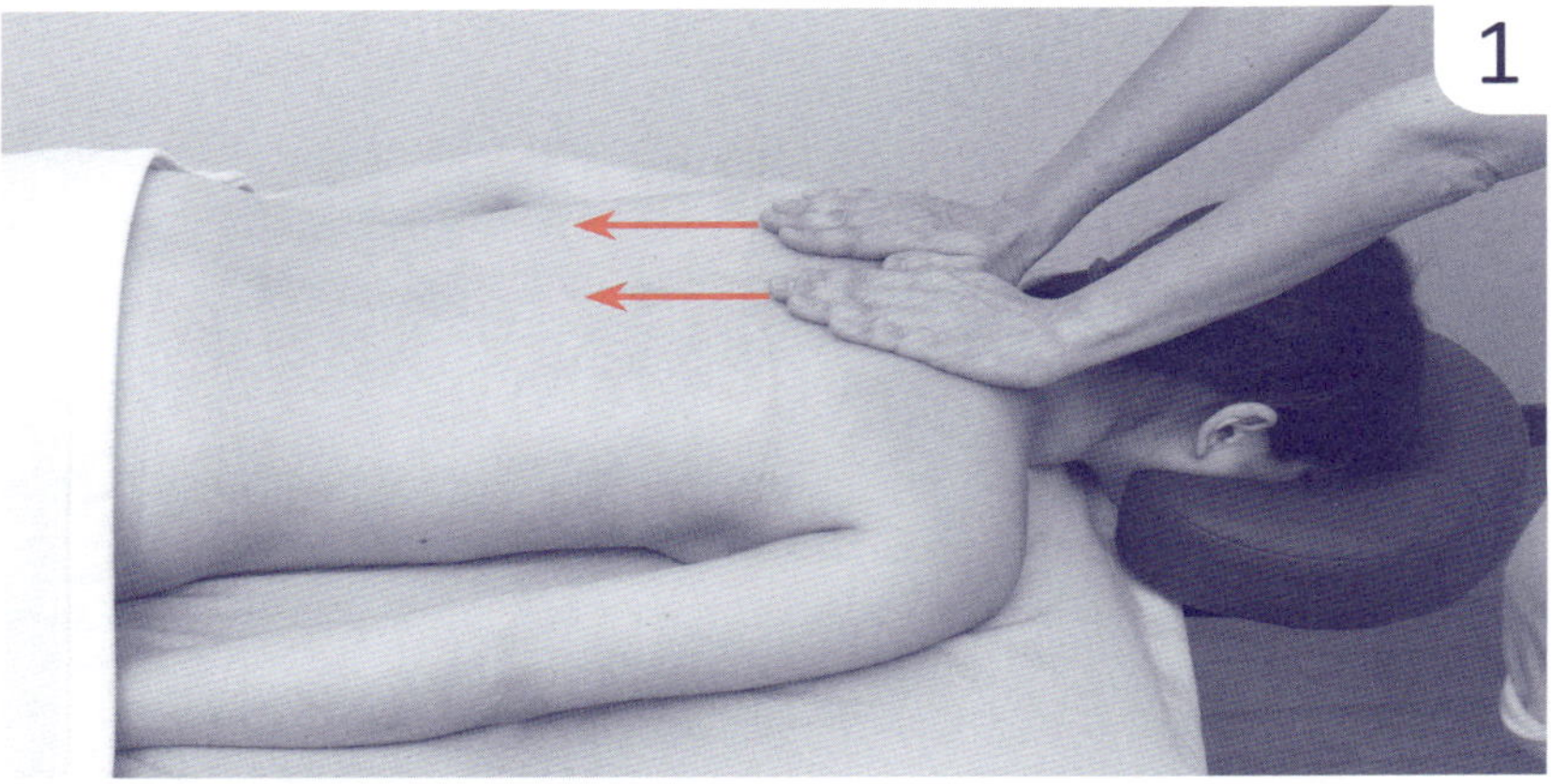

はじめから圧をかけず、少しずつ圧をかけつようにすると気持ちがよい

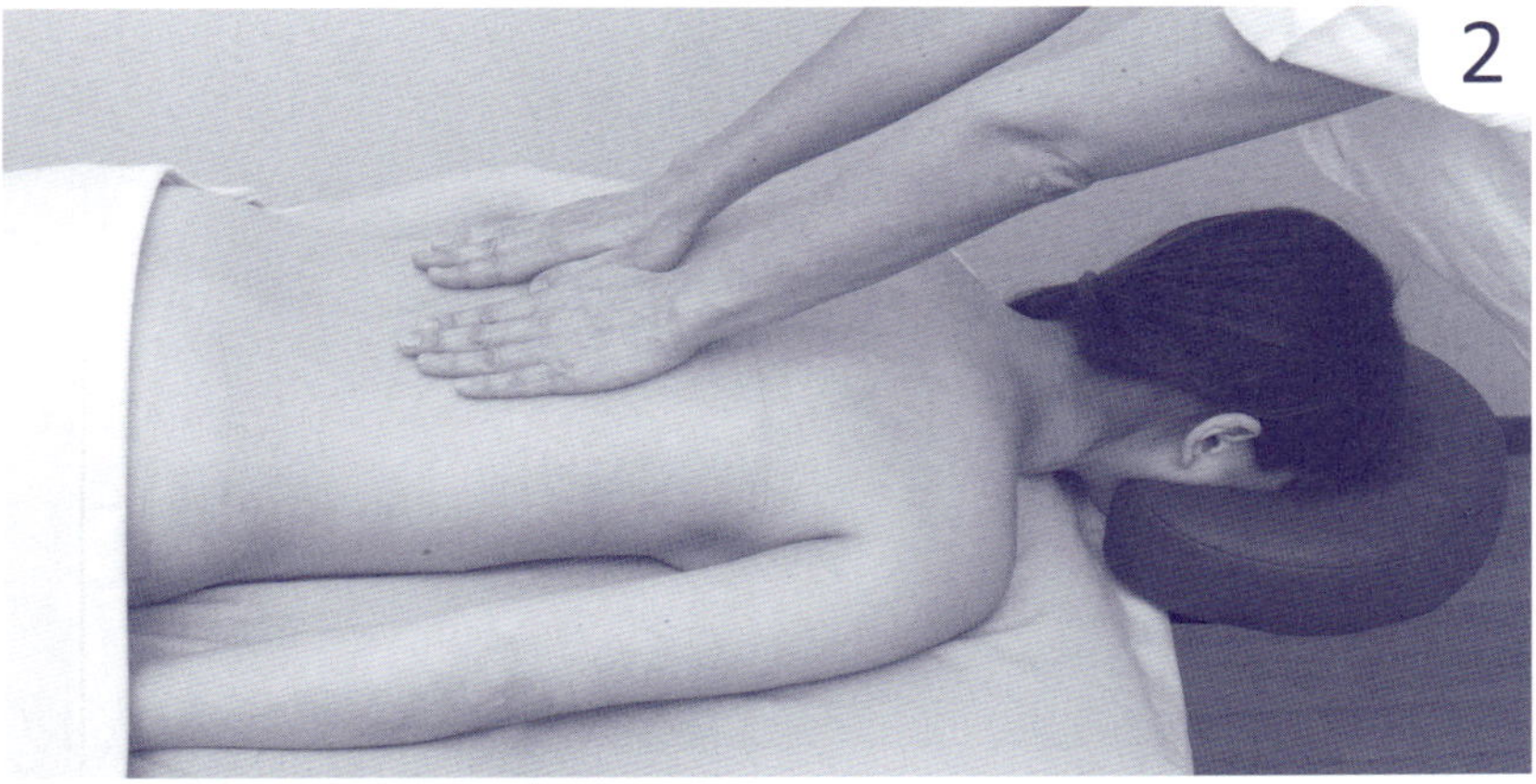

手は密着させたまま圧を安定させる

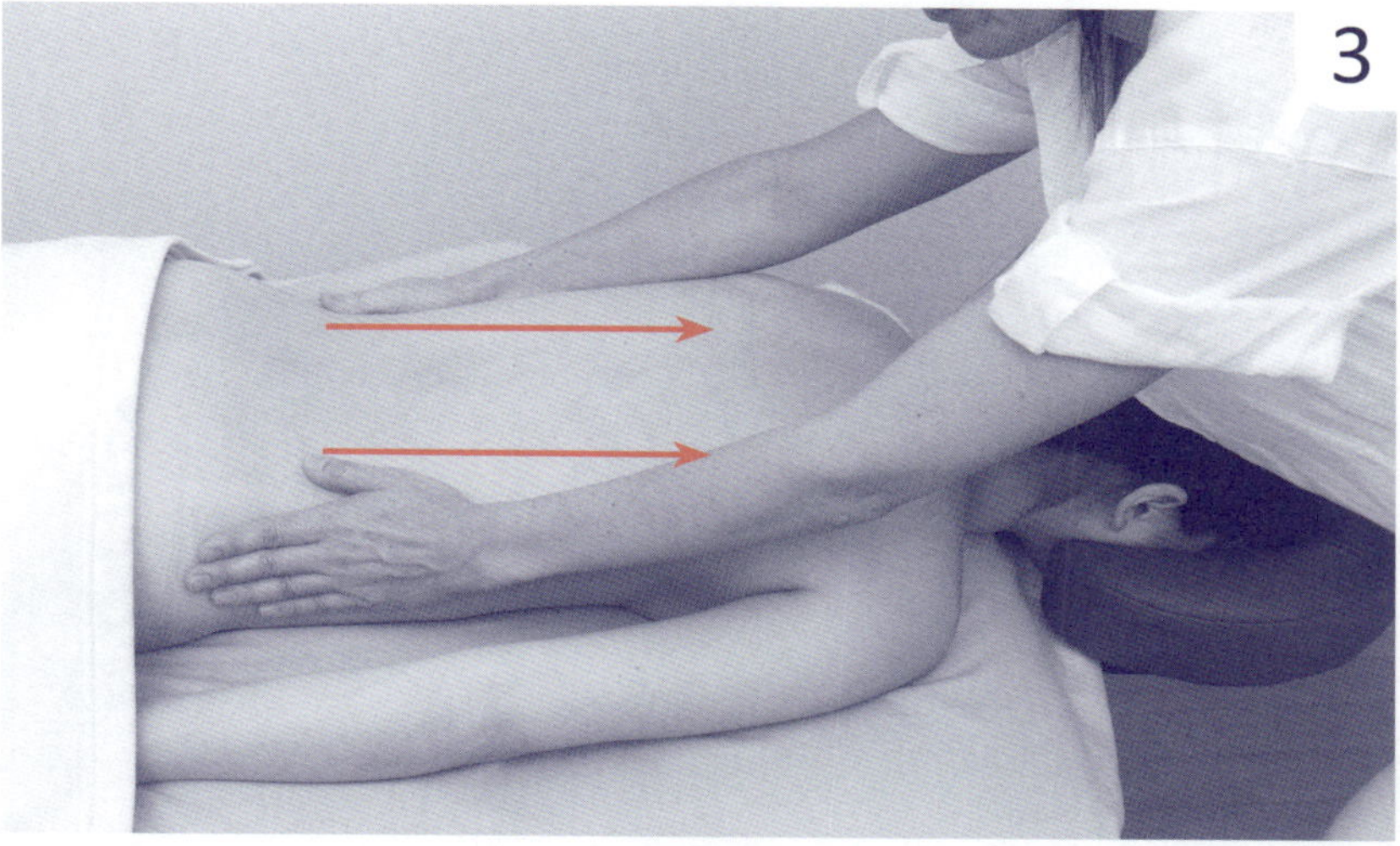

腰部から手前に戻る時、側面から戻ったり、バリエーションをつけると、上手にオイルが塗布できます

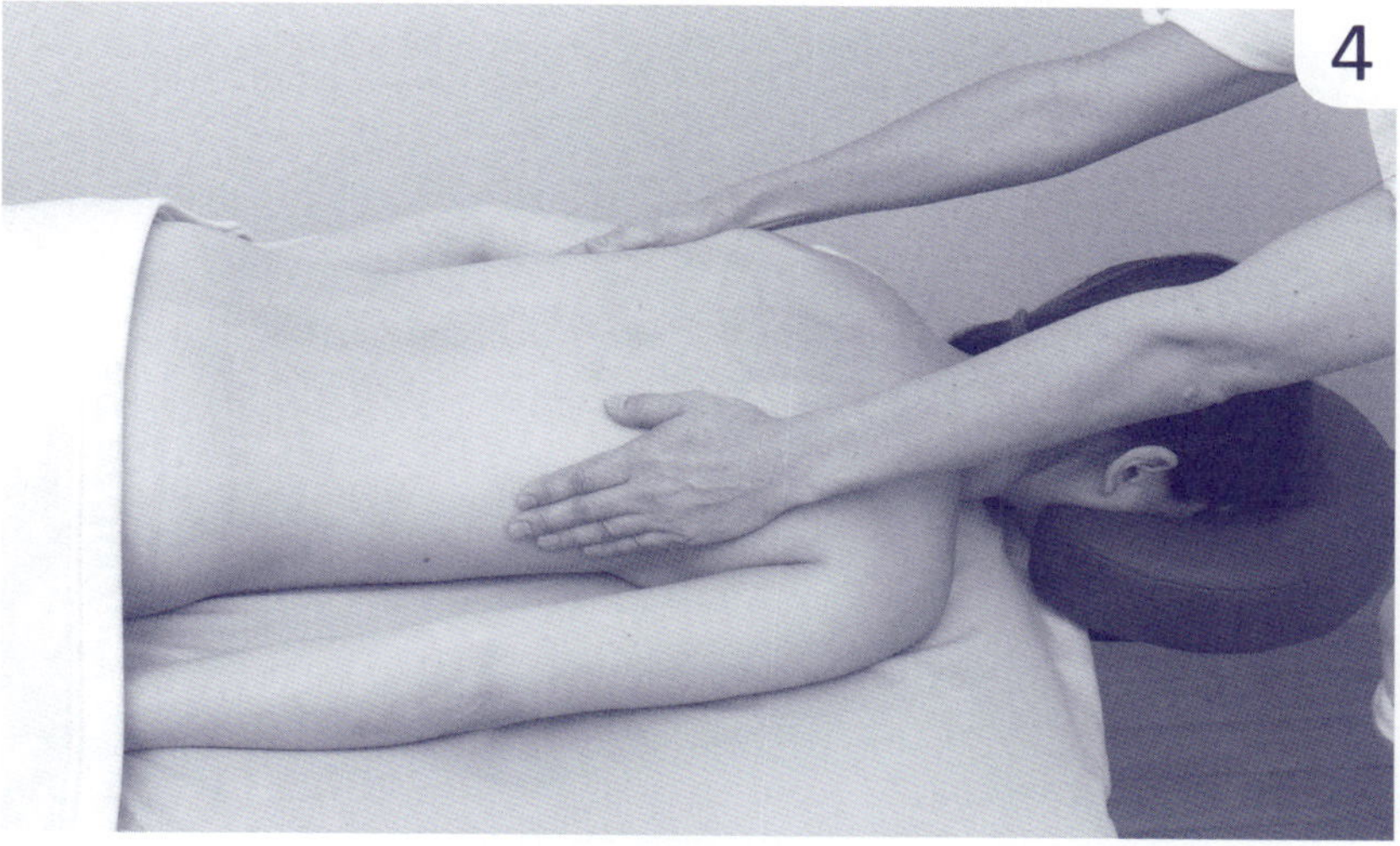

この時、腋窩リンパ節を意識できるとBETTER!

脊柱沿い　濾過と吸収

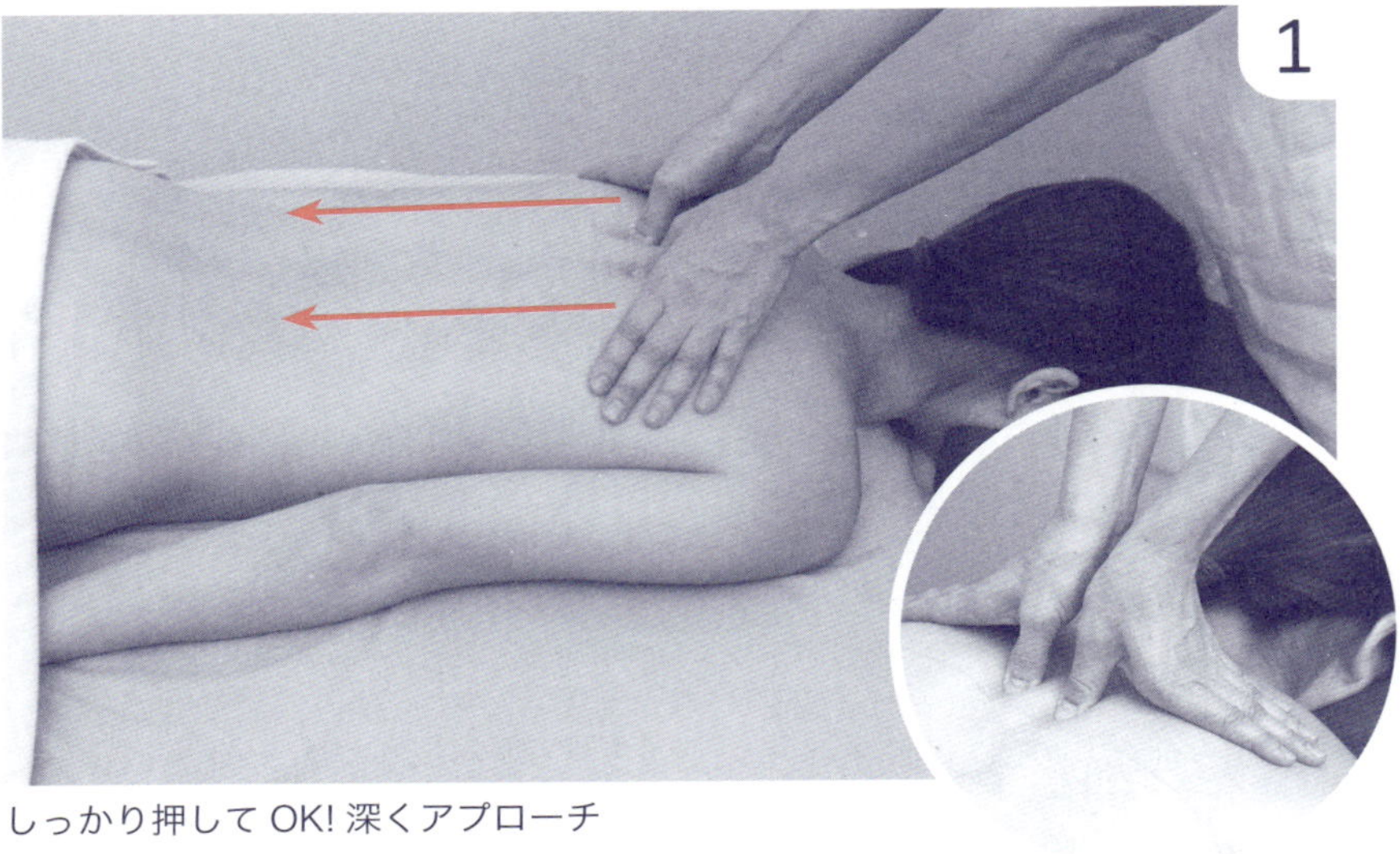

しっかり押して OK! 深くアプローチ

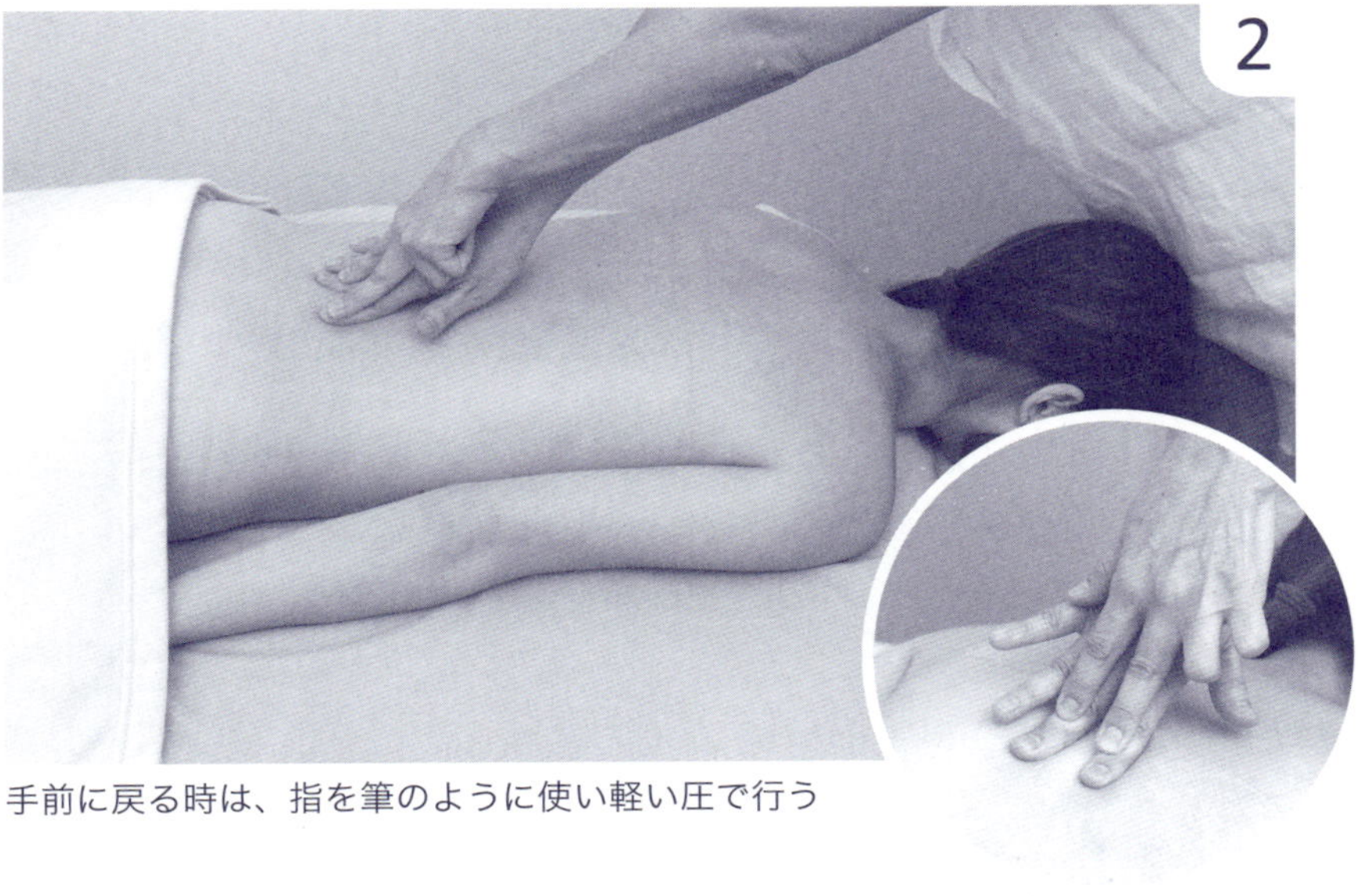

手前に戻る時は、指を筆のように使い軽い圧で行う

腋窩リンパ節に流す

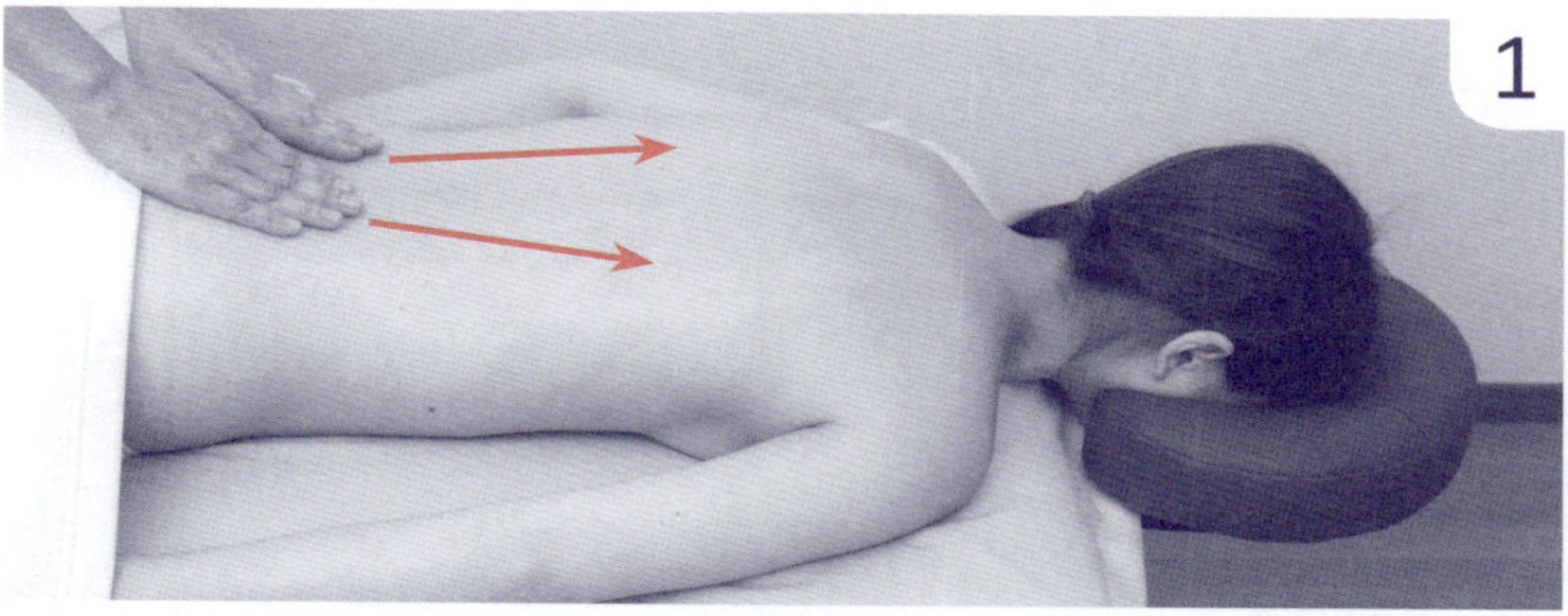

仙骨上に両手を置きゆっくり軽擦

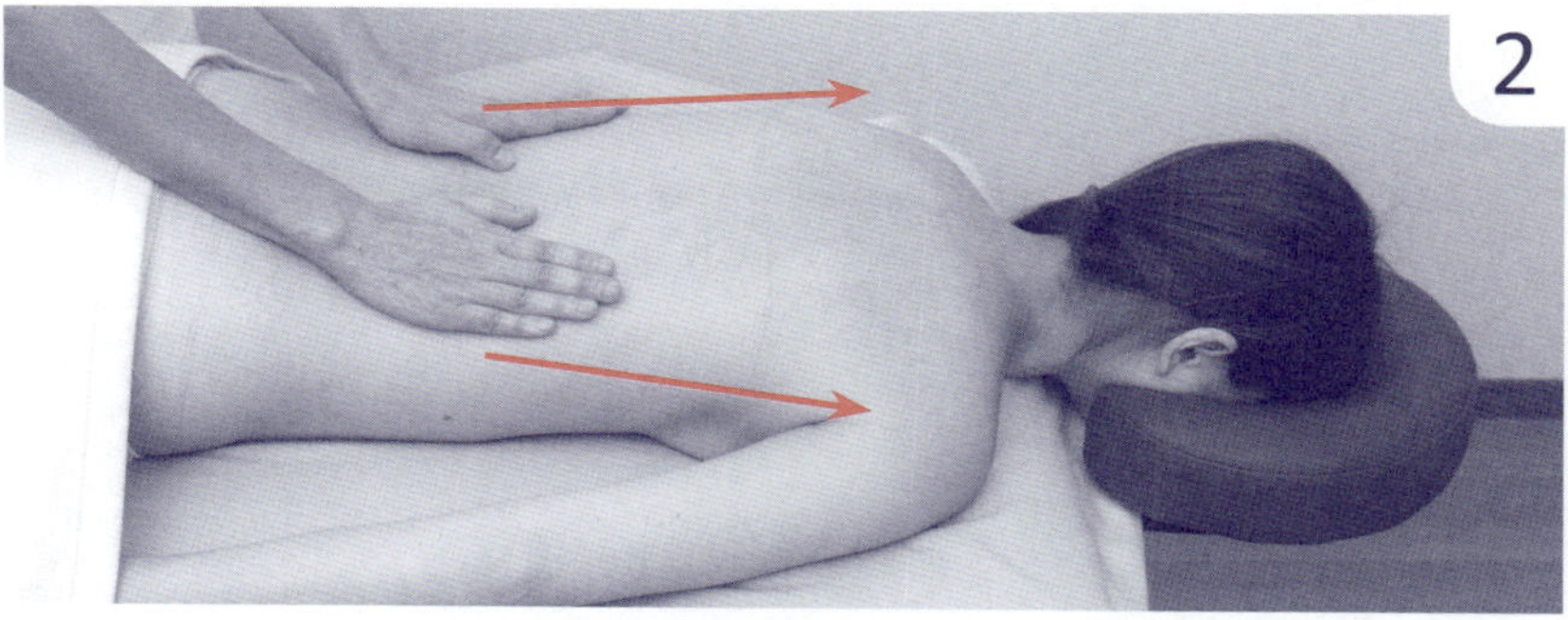

腋窩リンパ節に向けて流していく

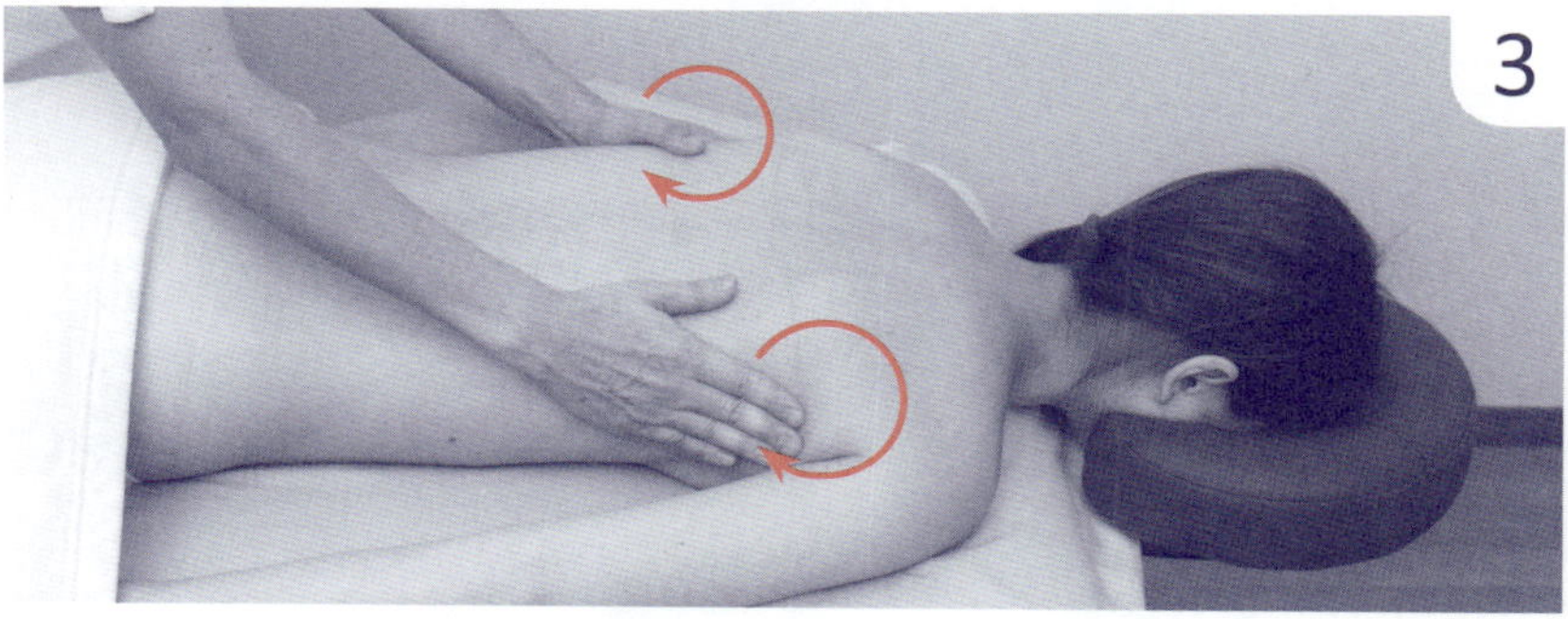

腋窩リンパ節の部位を５回転させる

体の側面を腋窩リンパ節に流す

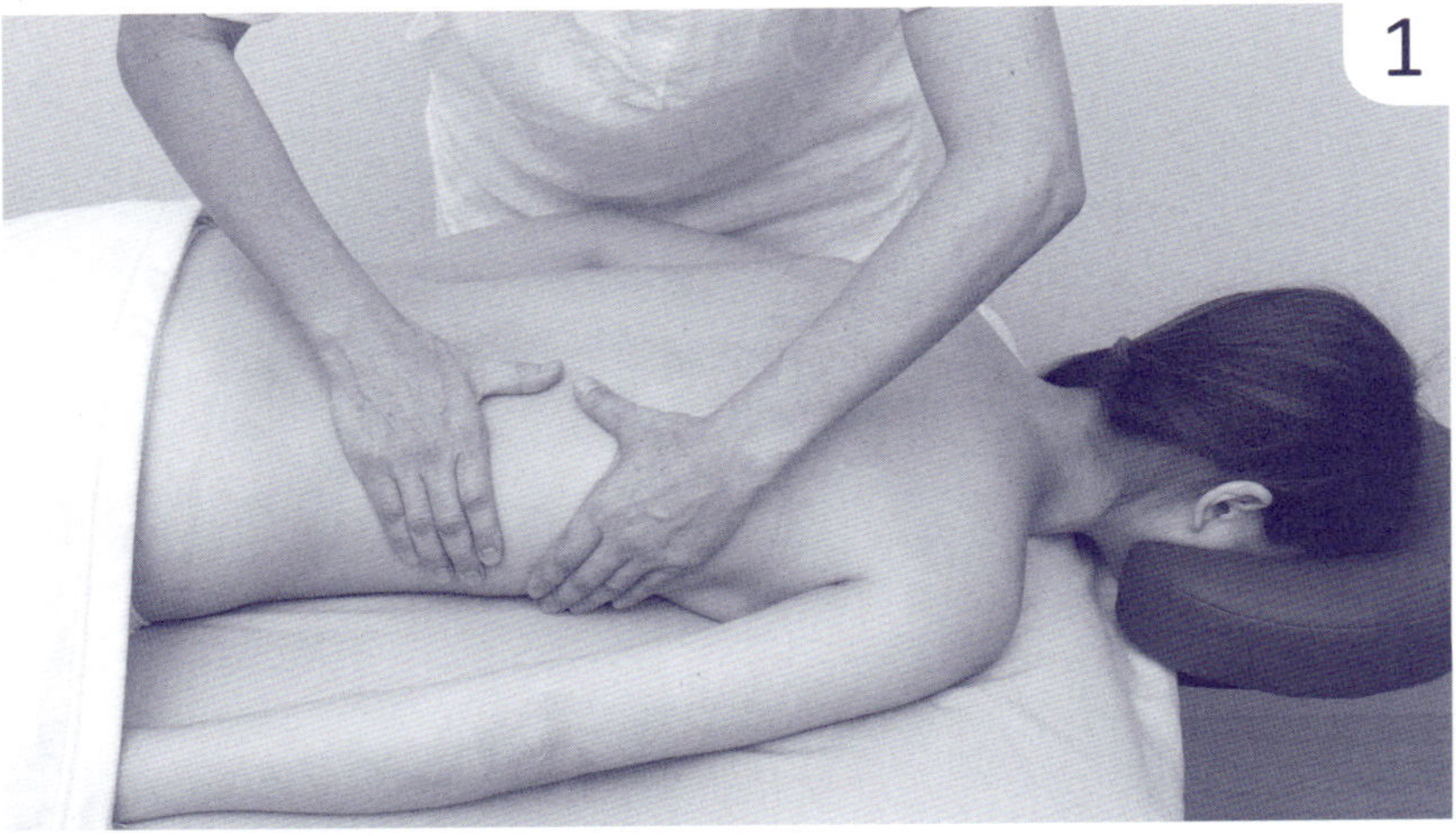

ウエストラインでスタート

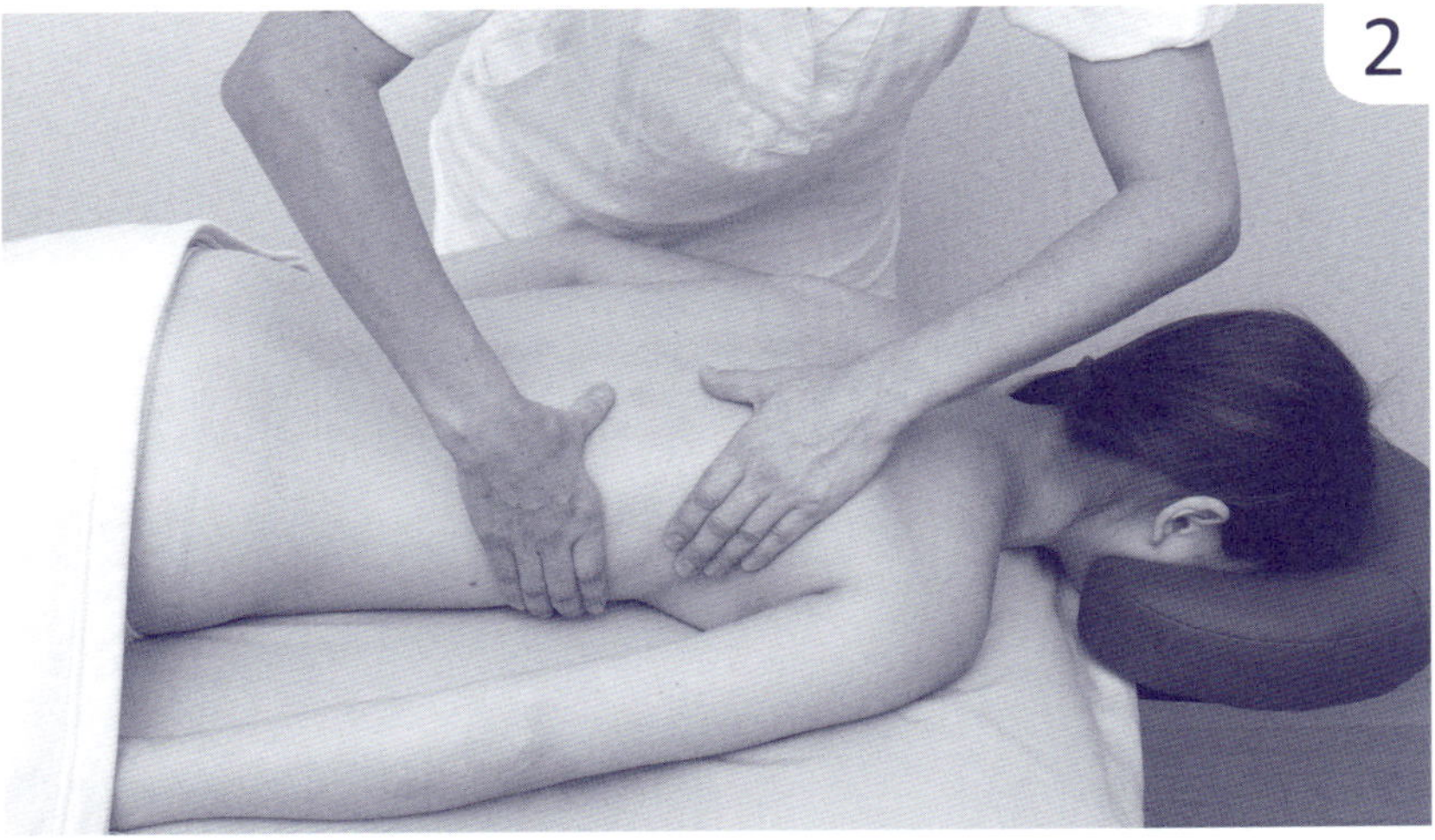

腋窩に水を流すことを意識して、腋窩まで移動していく

禁忌

トリートメントを行う上での禁忌とは、安全上の基準から、症状や体調を悪化させる（可能性がある）ため、トリートメントを行うべきではないということです。

・心臓の病気（とくに心臓浮腫）、活動性のがん、ウィルスなどによる感染症
・急性炎症、血栓症、塞栓症
・発熱時
・妊婦は禁忌の対象ではありませんが、施術には注意が必要です
・他、持病などの状況により、トリートメントの部位や時間の短縮に気をつける

※日本では、がんの患者さんに対しては禁忌で、トリートメントを行うべきではないという考え方があります。しかし、海外では、化学療法（抗がん剤治療）と並行して、リンパドレナージュを行う医療機関もあります。このように、国や医療機関により、治療に対して違う考え方が存在しますが、ここでは、日本での禁忌について説明しています。

おわりに

最後まで読んで下さった読者の皆様、ありがとうございました。

私は19歳の時に交通事故に遭い、頭を打ったことが原因で人生が変わりました。

当時は、頸椎と腰椎からくる全身の痛みの他に、起きることができず、立つと頭痛や耳鳴りしびれがはじまって、全身冷や汗でびっしょりになっていました。睡眠薬でどうにか眠りに入っても偏頭痛と耳鳴りで目をさまします。今は、これが脳髄液減少症からくる起立性頭痛でもあったと分かりますが、当時は、なまけ病とか、精神力が弱いとも言われたことがありました。

西洋医学だけでなくあらゆる民間療法やワークもためしても先が見えなかった時期は、「この先、10年このままだったらどうしよう」と思う日々でした。

このような状況が何年も続き、私の中では精神と身体が分離してしまったようでした。

そして、私の精神性が身体を直してあげようと必死になっていたのは、とても不思議なことと感じられます。セラピーを追及しているうちにこの道に入りましたが、今の私があるのは、大切に育ててくれた両親のおかげです。長い間、私の痛みを理解し、なまけ病でないと信じてくれていた両親に心から感謝しています。

私は、今、沖縄を拠点に活動しています。自然に近い環境でセラピーを深めたいと東京から移りました。ハワイに戻ることも考えたのですが、受講に来て下さる方が安全で、来やすい所として沖縄を選びました。
3.11の地震の後、ボランティアでマッサージをしていた時、多くの母親が子供を連れ訪ねてこられました。高齢化も進んでいます。私は、日本で暮らし、人々のために役立ちたいと考え、国内に留まることにしたのです。

いつもサポート、応援して下さる内科医の土井先生、認定施設のホテルスパ、サロン、ホームサロン、アンバサダー、医療関係の皆さん、私たちの活動を暖かく見守って下さっている友人たち、ありがとうございます。フランスから多くのアドバイスを下さるダニエル先生のお兄様ジョン・フランソワ・ドリドン博士、心から感謝しています。

そして最後に、ダニエル先生、この本のために多くのアドバイス、力を貸して下さったことに感謝します。理論の説明にダニエル先生が描かれた数多くのサメ・ブタ・細胞などのかわいいイラストの使用も許可して頂きました。本書を書き進める中でも、質問すれば何回も熱心に教えてくれました。その温かい心とセラピーへの情熱には、心から尊敬します。

ＢＡＢの東口敏郎さん、「千里の道も一歩から」と最後まで私を励ましてくれた担当編集者の佐藤友香さん、丁寧に文章を校正してくださった横山真子さん、感謝します。

これからも、モダンリンパドレナージュをより多くの人に受けてもらえるように、セラピストの方々へ技術を伝えていきたいと思います。

この状態で10年生きていたら…と思っていた私ですが、10年を軽く過ぎて、今は、あの頃よりもずっと元気に生きています。みなさん、これからもよろしくお願い致します！

２０１３年1月9日　高橋結子　Yuko O'hia Takahashi

オリジナル

クリニカルアロマセラピーオイル紹介

＊＊＊

モダンリンパドレナージュのトリートメント効果を上げるクリニカルアロマセラピーオイルをご紹介します。このオイルは、モダンリンパドレナージュ考案者であるダニエル・マードン先生がプロデュースしました。エッセンシャルオイルの薬理的、心理的作用といった効果に着目し、メディカルな考えに基づいてブレンドされているためクリニカルアロマセラピーと呼ばれています。

オイルの特徴は、原料にこだわり、エッセンシャルオイルについては稀少なワイルド（野生種）を使用。入手できないものはオーガニック（有機栽培）製品を用いています。ワイルド（野生種）には、その地域特有の気候により土壌の成分からなる自然のパワーが秘められています。ダニエル先生は野生種使用の先駆的存在であり、１９８０年代より使い続けています。

現在、アロマプレッシャーで製造している商材は 21 種類あり、心身の状態など目的に合わせて選べるようになっています。

各オイルは、業務用（１リットル etc）もあります。

スクールの受講生は、特別価格で業務用クリニカルアロマセラピーオイルの購入が可能です。

TOP　SHAPE／トップシェイプ
～セルライト・むくみのためのデトックス&スリミングオイル～

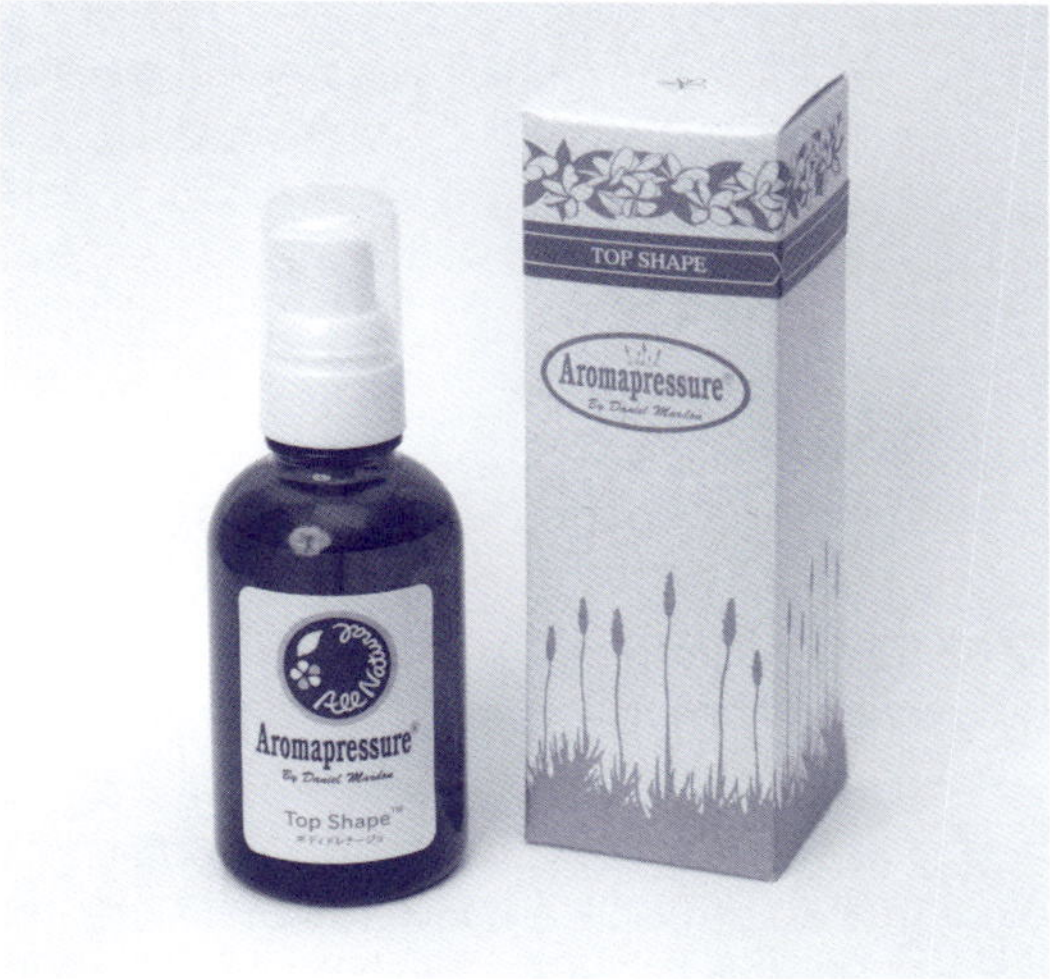

脂肪分解、老廃物を流す働きや、代謝促進といった効果があるジュニパーベリーやフェンネルなどをブレンド。スッキリしたハーブ調の香りで、経産婦のバストケアなどにもおすすめのオイル。

○おすすめ使用部位
全身に。特に脚部・腹部
65ml　4,935円

PEACEFUL　SLEEP／ピースフルスリープ
～ストレスフルな毎日をケアし、心地よい睡眠に誘うオイル～

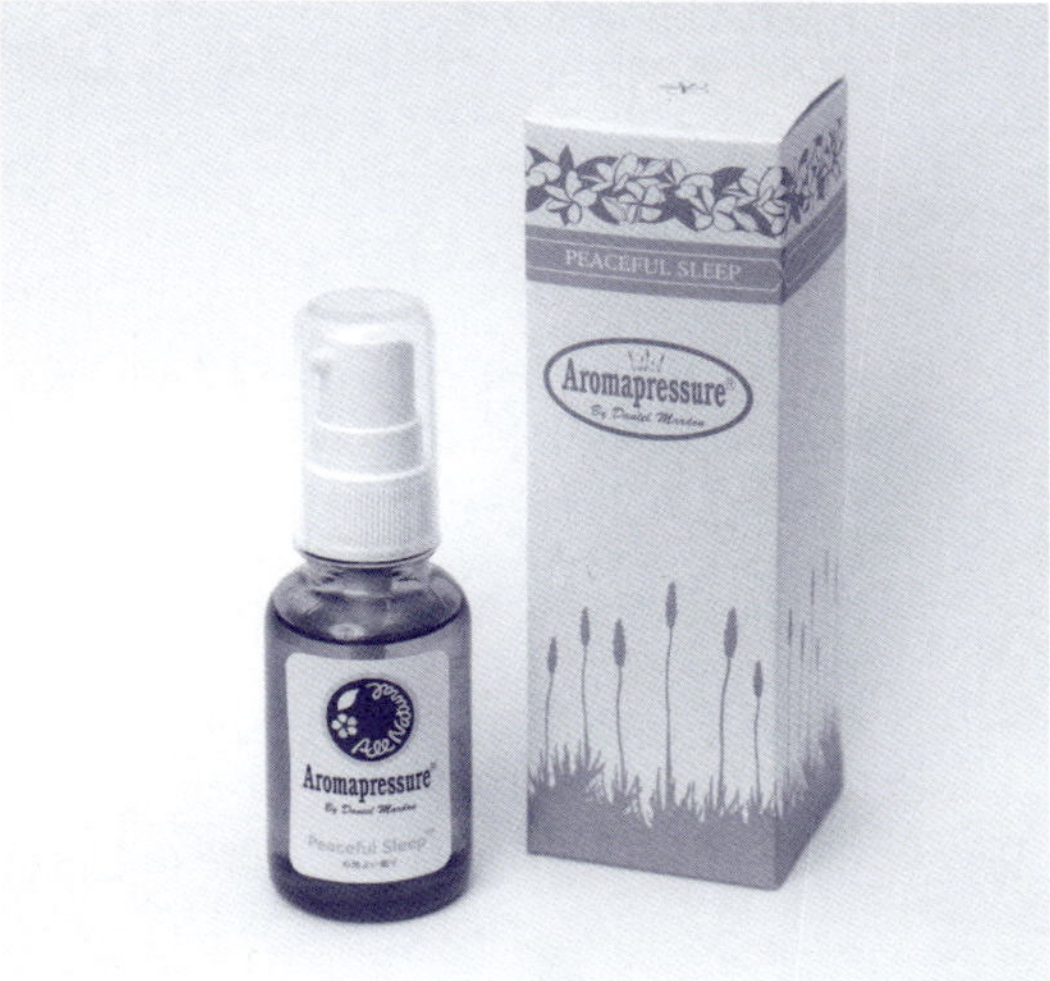

ローマンカモミール、クラリセージ、ラベンダーなどで構成。神経的な疲れ（緊張）や不安、怒りなどを和らげ、感情面のバランスを取るホルモンの放出を促し、ゆったりとしたリズムに導きます。

○おすすめ使用部位
フェイス・デコルテ・腕
33ml　4,935円

COOL　SHAPE／クールシェイプ
〜むくみ、ストレッチマークにクールな使用感の全身用乳液〜

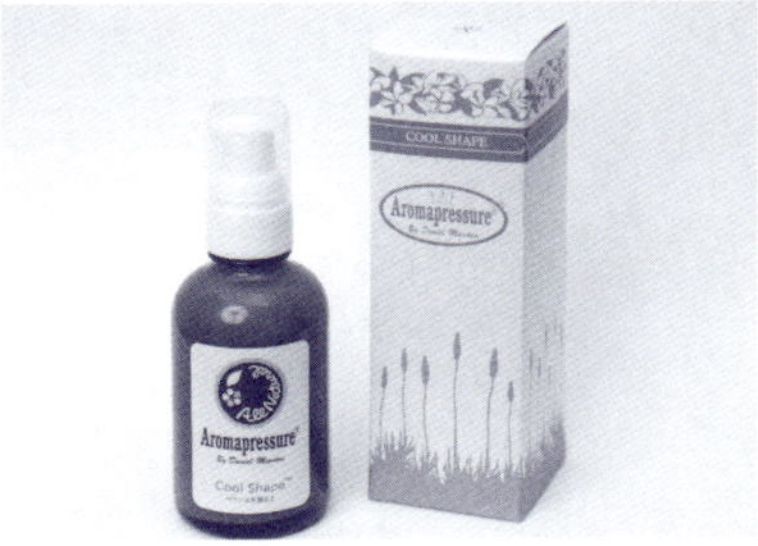

サイプレス、ラベンダー、セージなどが滞った水分の排出を促し、筋肉の痛みや疲れを緩和します。夕方、むくみや痛みを感じる、静脈の腫れが生じるといった場合などは、就寝前の使用が効果的。オイルが苦手な人にもおすすめです。

○おすすめ使用部位
脚部・フット
65ml　4,410 円

MAMALOHA／ママロハ
〜妊娠線ケア、ストレッチマーク予防オイル〜

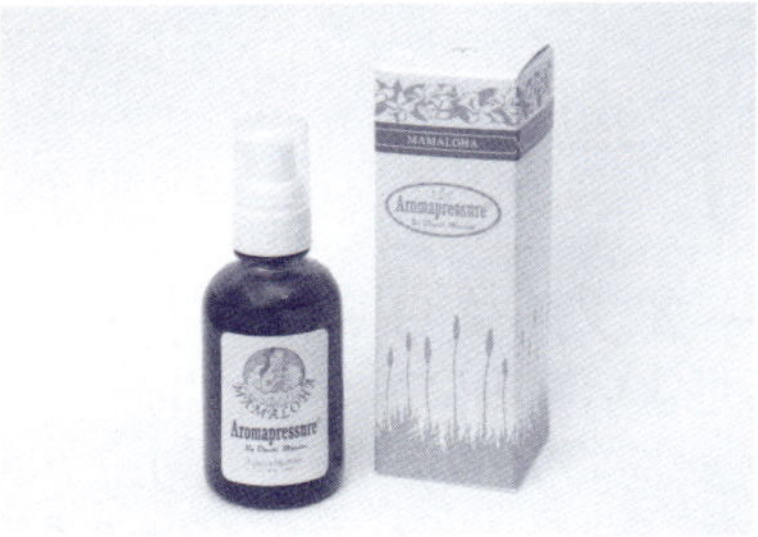

MAMALOHA は、妊娠中、ホルモン変化などでデリケートになるお肌や心の状態をケアするために開発されたオイルで、浸透性・保湿性に優れています。のびやかでべたつきのない質感で、傷つきやすい肌の潤いを保ち、妊娠線の予防に効果的。

※妊娠線ケア以外にも微香を好むクライアントや乾燥肌におすすめです。
65ml　3,940 円

BEBE AMOUR／ベベアムー
〜赤ちゃんのためのマッサージオイル〜

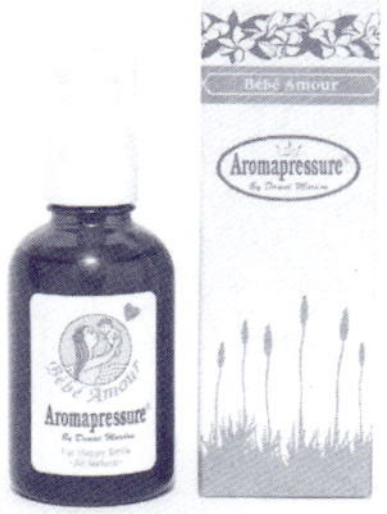

日々、新しい筋肉を使う赤ちゃんの成長を促進し、情緒の安定をはかることや、両親と赤ちゃんとのコミュニケーションサポートを目的に考案されました。全てに渡り、天然・植物成分を使用しています。

※高齢者、病後の回復期にも使用可能な微香、刺激の少ないオイルです。
65ml　3,564 円

REGEN' HAIR ／リジェンヘア

～ヘッドスパ＆スカルプケアのためのマッサージオイル～

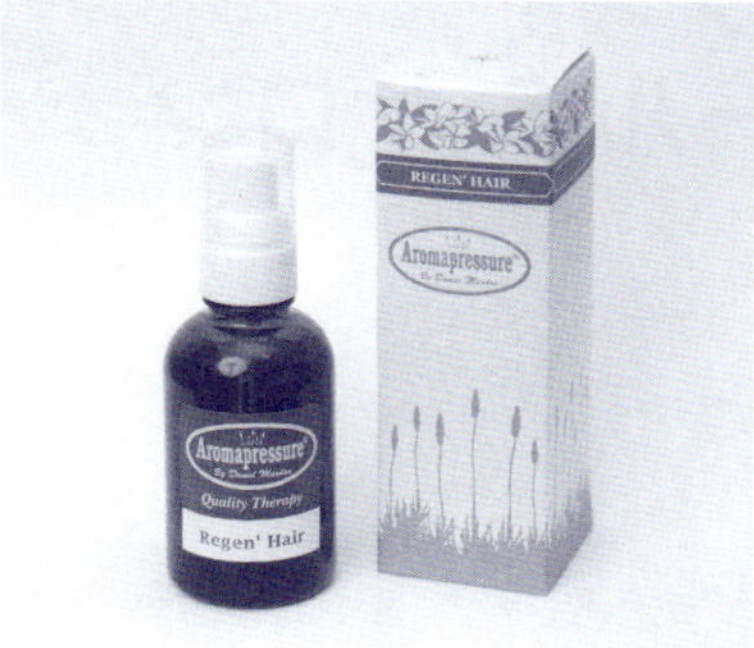

毛穴に詰まった皮脂をクレンジングし清潔な頭皮をキープ。毛髪が生えるサイクルを呼び起すことを目的にエッセンシャルオイルを調合しています。頭皮に塗布し、指先でマッサージしてから洗い流します。

○おすすめ使用部位
頭皮

65ml　4,725 円

GERM BLOCKER ／ジャムブロッカー

～花粉の季節、風邪がはやる季節、閉め切った室内や、汚れた外気の循環が気になる方へ～

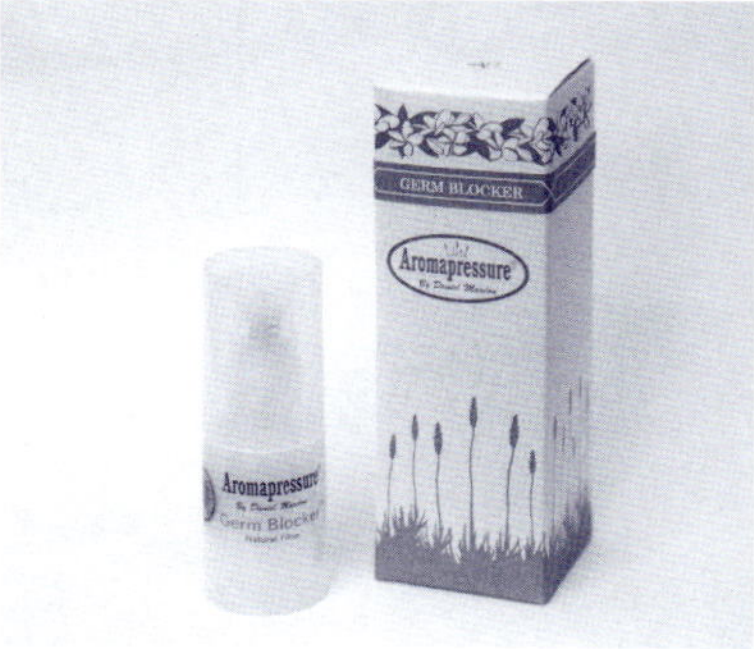

花粉が飛ぶ季節、空気が乾燥して風邪がはやる季節のための鼻の抗菌／フィルタージェルです。ティートリー・ニアウリ・真正ラベンダー・ミルラなど、殺菌・抗菌作用、気持ちを落ち着かせるエッセンシャルオイルを配合。原料は全てワイルド（野生種）またはオーガニックを使用しています。

いつもベストの体調をキープする必要があるセラピストにおすすめ。私の愛用品です！

20ml　3,150 円

＊クリニカルアロマセラピーオイルについては
http://www.aromapressure.jp/products.html
http://aromapressure.my-store.jp/
をご覧下さい！

Aromapressure School of Massage and Salon

アロマプレッシャー マッサージスクール＆サロン

＊ ＊ ＊

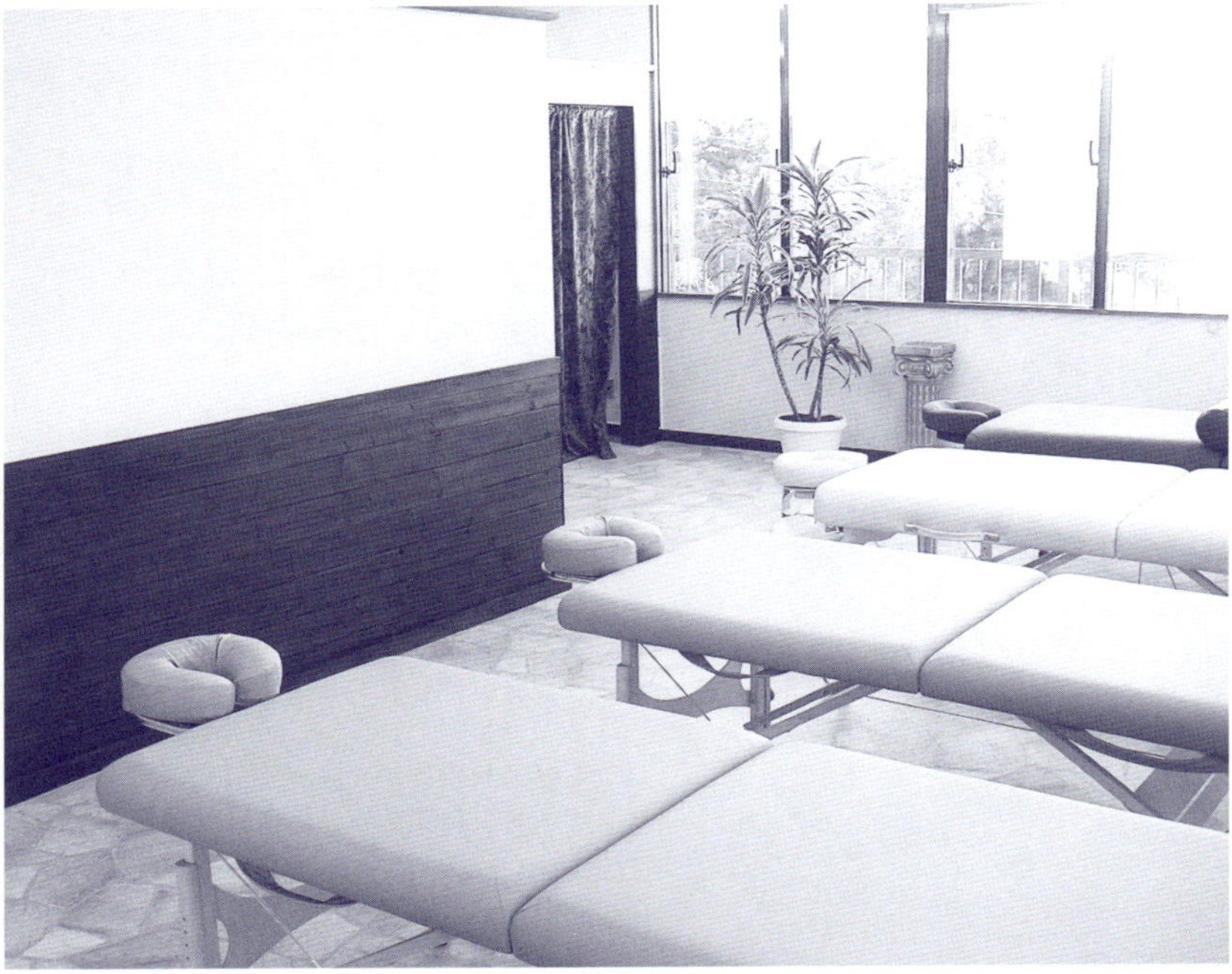

気候の温暖な沖縄県で、スクールを開催しています。
コースは定期的に開催していますが
個人サロン等でスケジュール調整が難しい方には、
日程調整して開催することも可能ですので、
お気軽にお問い合わせ下さい。

各コースのご案内

＊モダンリンパドレナージュ

初級コース／中級コース／上級コース／
部分別コース：フェイス＆デコルテ／スカルプ／腹部／脚部／頭痛ケア

＊アロマプレッシャーロミロミ（ハワイスタイル）

＊マタニティマッサージ、ベビーマッサージ

＊フィトセラピー基本コース／クリニカルアロマセラピークラス

＊海外セミナー（フランス・ハワイ）

＊詳しい内容等は、ウエブサイドにてご確認下さい。
http://www.aromapressure.jp/

- ホテルスパ、個人サロンへのコンサルタント・研修のご依頼なども承っております。
- ワークショップ・初心者向けセミナーも、お問い合わせ下さい。
- その他、ご意見ご感想など、お寄せいただければ幸いです。
info@aromapressure.jp

アロマプレッシャーブログ
沖縄ライフやスクールの様子などを気ままに書いています。
http://ameblo.jp/aromapressure-newsletter/

BOOK Collection

ダニエル・マードン式メディカルリンパドレナージュ
リンパとホルモンの解剖生理

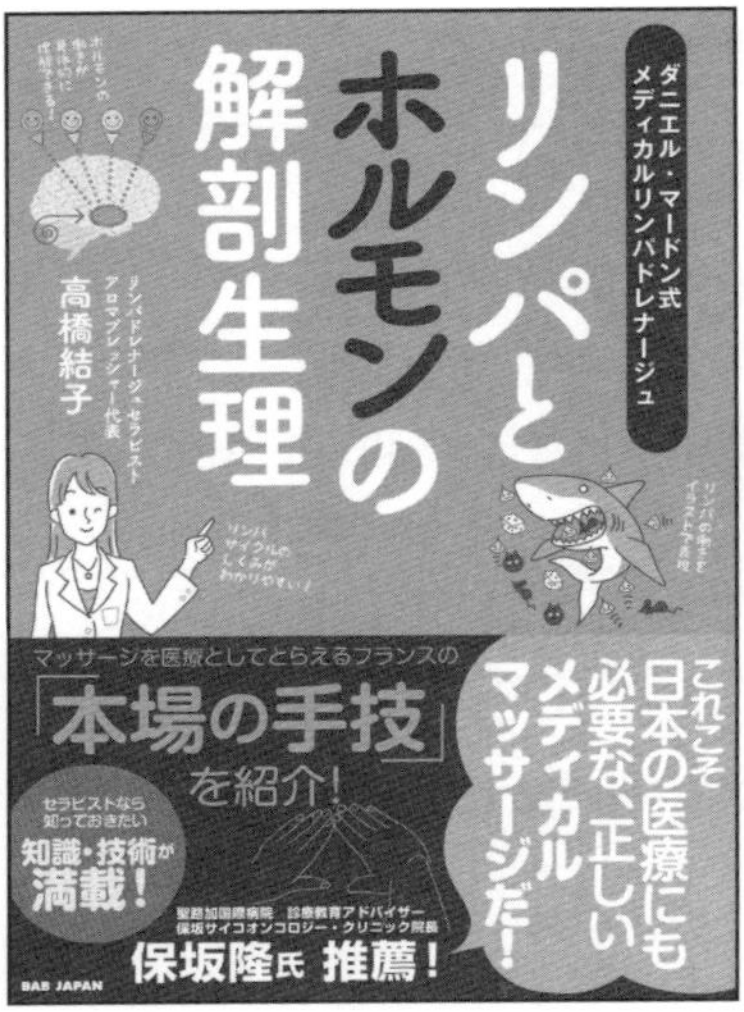

- マッサージを医療としてとらえる
フランスの「本場の手技」を紹介!
- セラピストなら知っておきたい
知識・技術が満載!
- ほかでは学べない「医療目線」を
大切にしたリンパドレナージュ!!

CONTENTS

- はじめに　身体は心の入り口
(Body is the gate of mind)
- 第1章　メディカルマッサージのメソッド
- 第2章　リンパサイクルの解剖生理
- 第3章　症状を改善する最適な技術
- 第4章　皮膚へのコンタクト
- 第5章　リンパ浮腫の施術
- 第6章　リンパサイクルをスムーズに整える
アロマプレッシャーの実践

高橋結子 著　A5 判　256 頁　本体 1,800 円＋税

ダニエル・マードン式フィジオセラピーメソッド
身体療法の生理学とボディワーク

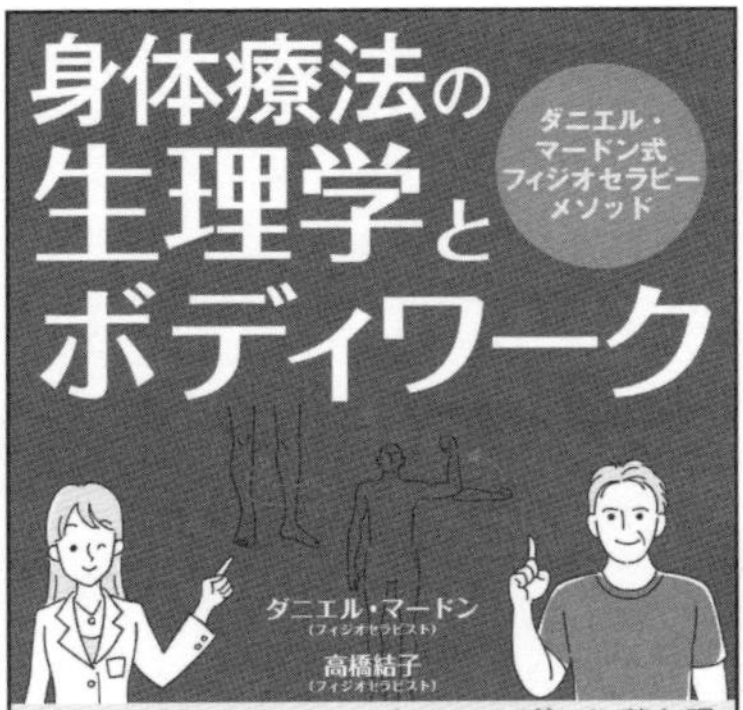

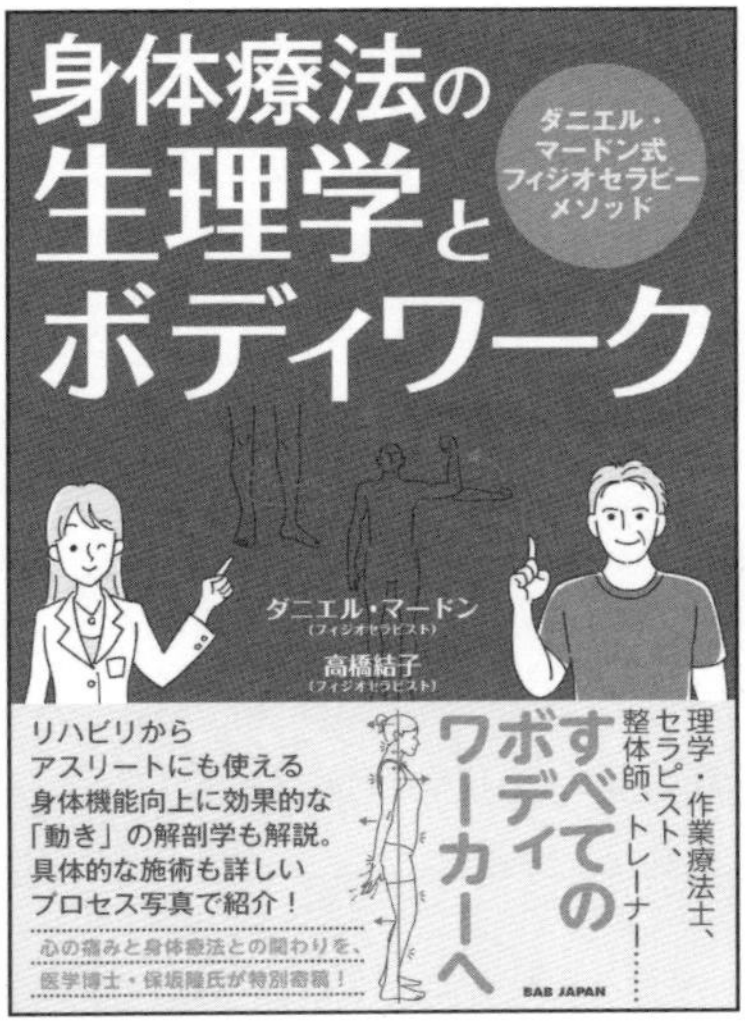

- イラストをふんだんに入れ、
解剖生理とメディカルマッサージを詳細に解説。
- リハビリからアスリートにも使える身体機能向上に
効果的な「動き」の解剖学を解説し、具体的な施術
も詳しいプロセス写真で紹介!
- 心の痛みと身体療法との関わりについて、聖路加
国際病院の診療教育アドバイザーで保坂サイコ
オンコロジー・クリニック院長の保坂隆氏が特別寄稿。

CONTENTS

- CHAPTER 1　フィジオセラピーとは?
- CHAPTER 2　マッサージセラピー
- CHAPTER 3　「動き」の解剖学
- CHAPTER 4　エクササイズのパワー
- CHAPTER 5　ハイドロセラピーと治癒
- 特別寄稿　心の痛みとフィジオセラピー（保坂隆）
- CHAPTER 6　フィジオセラピーの実践

ダニエル・マードン　高橋結子 著
A5 判　264 頁　本体 1,800 円＋税

参考図書

『目でみるからだのメカニズム』　堺 章著（医学書院）

『カラースケッチ解剖学』　嶋井 和世 監訳（廣川書店）

『ダニエル・マードン式アロマプレッシャー　脚・ヒップ・腕編』

『ダニエル・マードン式アロマプレッシャー　顔・頭皮・お腹編』

ダニエル・マードン著（扶桑社）

『Massage et drainage lymphatique F.Gazzola』（EDITIONS DE VECCHI）

『からだの辞典』　浅野伍朗　直江史郎／監修（成美堂出版）

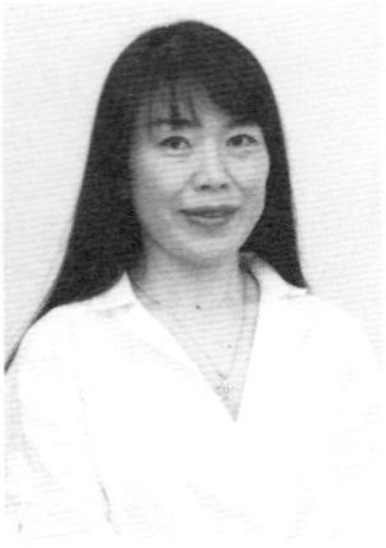

著者
高橋結子

Aromapressure 代表
リンパドレナージュ専門家・セラピスト。フランスとハワイでリンパドレナージュ／モダンリンパドレナージュを修得。
Aromapressure® 認定施設のホテルスパ・サロン他においてコンサルタント・研修指導を行う。
現在、沖縄を拠点に、初級～上級コースのモダンリンパドレナージュの解剖生理学・技術、ロミロミマッサージ、クリニカルアロマセラピー™ 等を教えている。
ハワイに顧客を持ち、不定期でセミナーを開催。ハワイ州ライセンスセラピスト。ハワイアンネーム Yuko O'hia Takahashi
共著「ダニエル・マードン式 アロマプレッシャー脚・ヒップ・腕編」／「ダニエル・マードン式 アロマプレッシャー顔・頭皮・お腹編」（扶桑社）DVD 翻訳・監修「ダニエル・マードン式 アロマプレッシャー」（ポニーキャニオン）
雑誌、外部セミナー、テレビ・ラジオ多数出演

ダニエル・マードン式 モダンリンパドレナージュ

リンパの解剖生理学

2013 年 2 月 5 日　初版第 1 刷発行
2025 年 3 月15日　初版第11刷発行

著　者　高橋結子　　発行者　東口 敏郎
発行所　株式会社ＢＡＢジャパン
〒 151-0073 東京都渋谷区笹塚 1-30-11 中村ビル
TEL　03-3469-0135　　FAX　03-3469-0162
URL　http://www.bab.co.jp/　E-mail　shop@bab.co.jp
郵便振替 00140-7-116767
印刷・製本　中央精版印刷株式会社
 ISBN978-4-86220-712-8 C2077

■ Cover Designer ／中野岳人
■ Design ／ japan style design
■ Illustration ／サン企画／ギールプロ
■ Photographer ／斎藤誠一
■ Model ／浅見明日香
■ Special Thanks ／横山真子／ yuu-akatuki
■ Original Illustration ／ダニエル・マードン